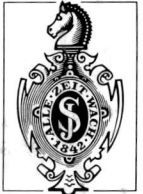

Margrit List

Kranken-gymnastische Behandlungen in der Traumatologie

Mit einem Geleitwort von S. Weller

Mit 177 Abbildungen

Zweite, überarbeitete und erweiterte Auflage

Springer-Verlag
Berlin Heidelberg New York Tokyo

Margrit List
Staatliche Berufsfachschule für
Krankengymnastik an der Universität München
Marchioninistr. 15
81377 München

Umschlagbild von A. Dürer
„Händestudien zum Rosenkranzfestbild".
Mit Genehmigung der Albertina, Wien.

ISBN 3-540-15847-2
2. Auflage   Springer-Verlag Berlin Heidelberg New York Tokyo

ISBN 3-540-08802-4 1. Auflage Springer-Verlag Berlin Heidelberg New York
ISBN 0-387-08802-4 1st edition Springer-Verlag New York Heidelberg Berlin

CIP-Kurztitelaufnahme der Deutschen Bibliothek
List, Margrit: Krankengymnastische Behandlung in der Traumatologie / Margrit List.
Mit e. Geleitw. von S. Weller. – 2., überarb. u. erw. Aufl. – Berlin ; Heidelberg ; New
York ; Tokyo : Springer, 1986.
ISBN 3-540-15847-2 (Berlin . . .)

Gesamtherstellung: Konrad Triltsch GmbH, Graphischer Betrieb, Würzburg
SPIN: 10471295   21/3130 - 5 – Gedruckt auf säurefreiem Papier

Geleitwort

Seit seinem Erscheinen im Jahre 1978 hat der Leitfaden für die krankengymnastische Behandlung in der Traumatologie breite Beachtung gefunden, so daß eine Neuauflage erforderlich wurde.

Die Bedeutung und der Einsatz einer krankengymnastischen Begleit- und Nachbehandlung hat in den vergangenen Jahren immer mehr zugenommen und man kann sich eine erfolgreiche Behandlung von Verletzungen ohne die Mitarbeit des Krankengymnasten heute kaum mehr vorstellen.

Parallel zu den Fortschritten in der Unfallchirurgie haben sich auch die krankengymnastischen Behandlungsmethoden weiterentwickelt und zum Teil verändert. Die Krankengymnastik in der Traumatologie ist heute zu einem wichtigen Arbeitsgebiet innerhalb der Krankengymnastik geworden. Dieser Tatsache muß nicht zuletzt bei der Ausbildung in unseren Krankengymnastikschulen, aber auch im Rahmen der Weiter- und Fortbildung aller Krankengymnasten Rechnung getragen werden.

Das neu überarbeitete und dem derzeitigen Stand der Kenntnisse und Erfahrungen angepaßte Buch wird sicher dazu beitragen den Stellenwert der Krankengymnastik in der Traumatologie neuerlich zu betonen.

Nicht nur den in Klinik und Praxis tätigen Krankengymnasten und den Schülern der KG-Schulen sondern auch den Ärzten und all denen, die sich mit der Behandlung von Verletzten befassen, darf, ja muß die Neuauflage des Büchleins nachdrücklich ans Herz gelegt werden.

S. Weller, Tübingen

Inhaltsverzeichnis

I. Einführung

Sieben Jahre nach Erscheinen des Lehrbuches „Krankengymnastik in der Traumatologie" wurde eine Überarbeitung und teilweise Neufassung dringend erforderlich.

Der Grund dafür liegt in der raschen Veränderung bei der Versorgung von Gelenkverletzungen in diesen vergangenen Jahren.

Die Form und Strukturierung der zweiten Fassung des Lehrbuches ist in wesentlichen Zügen die gleiche wie die der Erstfassung. Damit komme ich dem Wunsch der Krankengymnastik-Schüler nach, die das Lehrbuch übersichtlich und zum Lernen und Nachschlagen geeignet fanden.

Deutlicher herausstellen möchte ich in dieser zweiten Fassung die Beziehungen zwischen Befund–Symptomatik–ärztlichen Maßnahmen einerseits und krankengymnastischen Behandlungsmöglichkeiten andererseits. Der Veranschaulichung ärztlichen Vorgehens dienen die Ablichtungen von Röntgenbildern.

Die Kapitel „Allgemeine Richtlinien, Symptome und ärztliche Maßnahmen" wurden erweitert. Hinzugefügt wurde in dieser Neuauflage ein Kapitel, das die Beschreibung der von uns in der Traumatologie verwendeten PNF-Techniken zum Inhalt hat. Diese Techniken werden von mir deshalb bewußt eingesetzt, weil ich nach wie vor den manuellen Techniken den Vorzug vor Geräten gebe. Kein genormtes Gerät kann m.E. die Hand des Krankengymnasten ersetzen, wenn es darum geht, eine Bewegung zu facilitieren, den Widerstand den Möglichkeiten des Patienten anzupassen oder die Traktion exakt abgestuft einzusetzen. In dem allgemeinen Teil stelle ich Richtlinien zur Entlastung von Verletzungen des Bewegungsapparates vor.

Dabei bin ich mir der Problematik dieses Vorgehens bewußt: Schüler neigen dazu, solche Richtlinien ganz wörtlich zu nehmen und sie wie „Kochrezepte" zu handhaben. Dennoch bin ich der Überzeugung – und diese Haltung konnte ich bei vielen Gesprächen mit Traumatologen bestätigt finden – daß Lernende ein Gerüst zum Lernen und beim Sammeln von Erfahrungen brauchen.

Die angeführten Entlastungszeiten sind nicht als absolut gültige Werte anzusehen. Gerade im Bereich der Traumatologie sind die Dinge im Fluß.

Das krankengymnastische Vorgehen orientiert sich am krankengymnastischen Befund und der operativen Versorgung. Die krankengymnastischen Techniken sind u.U. zu variieren und immer genau zu dosieren entsprechend der Stabilität von Osteosynthesen. Eine schematische Zeitbegrenzung für die Entlastung oder den Zeitpunkt der Belastung kann es im Einzelfall nicht geben.

In dieser zweiten Auflage habe ich versucht, vermehrt biomechanische Zusammenhänge aufzuzeigen, um das Verständnis für das Vorgehen bei der funktionellen Frühbehandlung zu vertiefen. Das Literaturverzeichnis wurde erweitert.

Viele Forschungsarbeiten haben in den letzten Jahren der Biomechanik von Kniegelenk und Schultergelenk gegolten. So war es erforderlich, krankengymnastische Techniken auf dem Boden neuer Erkenntnisse kritisch zu beleuchten, zu differenzieren, um die Effektivität krankengymnastischen Vorgehens auch zukünftig sicherzustellen.

In exemplarischer Weise habe ich versucht, die Behandlung polytraumatisierter Patienten darzustellen. Dabei wurde die übliche Systematik verlassen und die Problematik anhand von Patientenbeispielen vorgestellt. Ich bin mir der Tatsache bewußt, daß eine umfassende Darstellung dieses Themas im Rahmen dieses Lehrbuches nicht möglich ist. Ohne die Anregungen und kritischen Fragen meiner Schüler wäre diese Neufassung sicherlich nicht entstanden. So möchte ich mich bei ihnen allen herzlich für diese „vis a tergo" bedanken. Mein Dank gilt auch Herrn Professor Dr. B. Claudi, Herrn Priv. Doz. Dr. H. Dittmer und Herrn Dr. W.-D. Werber, die mir durch wertvolle Anregungen und viele Hinweise bei der Überarbeitung und teilweisen Neufassung sehr geholfen haben.

Die mühsame Arbeit der Erstellung der Reproduktionen nahm Herr W. Brummer, der Photograph des Balneologischen Institutes der Universität München auf sich. Ich möchte mich an dieser Stelle hierfür herzlich bedanken.

II. Allgemeine Richtlinien krankengymnastischer Behandlungen in der Unfallchirurgie

Die Behandlung Unfallverletzter gehört zu einem der wichtigsten Aufgabengebiete eines Krankengymnasten. Dieser ist dabei Teil eines Teams, das aus Arzt, Schwester, Pfleger, Beschäftigungstherapeut, medizinisch-technischer Assistentin, Diätassistentin, Sozialberater und Orthopädiemechaniker besteht. Eine enge Zusammenarbeit zwischen Arzt und Krankengymnasten bei der Behandlung der Patienten ist unbedingt erforderlich. Verantwortlich eingesetzt wird der Krankengymnast auf Intensivstationen, bei Frühbehandlungen, in der Rehabilitation von Verletzten und nach traumatologischen Operationen. Das Aufgabengebiet ist so umfangreich, daß eine Spezialisierung heute unumgänglich geworden ist. In der Ausbildung kann deshalb nur eine Grundlage seines Betätigungsfeldes vermittelt werden. Ziel krankengymnastischer Bemühungen wird stets die Wiederherstellung bestmöglicher Funktionen aller Strukturen des menschlichen Körpers sein. Symptomatische Behandlungen betreffen in erster Linie den aktiven Bewegungsapparat und die dazugehörende nervale Steuerung. Entsprechende passive Maßnahmen dienen der Vorbereitung zu aktiven Leistungen des Verletzten.

Voraussetzungen zur Erstellung eines Behandlungsplanes sind

1. Genaue **Vorstellungen** über den *Bau* und die *Funktion* des menschlichen Körpers [Anatomie]
2. **Kenntnisse** über die *Funktion des Herz-Kreislaufsystems, des Muskelstoffwechsels, der peripheren und zentralen nervösen Steuerung*
3. **Kenntnisse** der *physikalischen Gesetzmäßigkeit*, wie *Mechanik, Elektro-, Kryo- und Wärmetherapie*
4. **Kenntnisse** der *Wirkung physikalisch-medizinischer Behandlungsmethoden,* soweit sie bereits objektiviert sind
5. **Erstellung** eines *Befundbogens*, der im weiteren Verlauf der Behandlung zu einem Beobachtungsprotokoll erweitert werden soll

Die Aufzeichnungen, die ein Krankengymnast zu *Kontrollzwecken* und zur *Objektivierung* seiner Behandlung vornimmt, steht nicht in Konkurrenz zur ärztlichen Anamnese und Diagnose. Diese stellt vielmehr die Grundlage dar und wird nur durch spezielle funktionelle Beobachtungen erweitert. Es kann keinen genormten Befundbogen für alle in der Krankengymnastik vorkommenden Krankheits- und Verletzungsbilder geben. Bei der Vielzahl von Bewegungsmustern und der ungleichen Bedeutung endgradiger Bewegungen einzelner Gelenke müssen die Befunderhebungen jeweils einzeln und gezielt vorgenommen werden. Das heißt, daß ein Kniegelenksbefund z.B. der Funktion des Kniegelenkes gerecht werden muß und nicht einer schematischen Ausführung eines Ellenbogenbefundes ähneln kann. Systematische Beobachtungen und Aufzeichnungen sind jedoch immer notwendig. Der damit verbundene Zeitaufwand kann durch zielgerichtetes Behandeln wieder eingespart werden. Durch dieses **differenzierte Befunden, Interpretieren, Planen** und **Behandeln unterscheidet sich** das krankengymnastische Übungsprogramm eindeutig von dem anderer, allgemeiner Gymnastikmethoden.

3

Befunderhebung

Folgendes Schema einer krankengymnasti-schen Befunderhebung bei Unfallverletzten hat sich bewährt:

1. Personengebundene Daten
2. Unfallgebundene Daten
3. Ärztliche Anamnese in Stichworten, Diagnose, Röntgenbefund, Behandlungsanordnung (Grobform)
4. Krankengymnastischer Befund (Datum ist wichtig für nachfolgende Kontrollen)
Alle Beobachtungen müssen im Seitenvergleich zur nicht betroffenen Körperhälfte oder zu Normwerten vorgenommen werden (Abb. 1).

4a. Sichtbefund (Abb. 2)
Ausgangsposition, Gesichtsausdruck, Atmung, Haltung, Konstitutionstyp, AZ, EZ, Besonderheiten der Haut, der Muskulatur, der Gelenke, der Knochenkonturen, der Gesamthaltung, der groben Funktionen wie Gehen, Greifen etc.

4b. Tastbefund
Hautverschieblichkeit, Temperatur, Feuchtigkeit, Narben, Muskelspannungslage, Atro-

Name:... geb.:........................... Zimmer ...

Diagnose:..

Bisherige Behandlung: ....

Gelenk: .... Ebene: ....

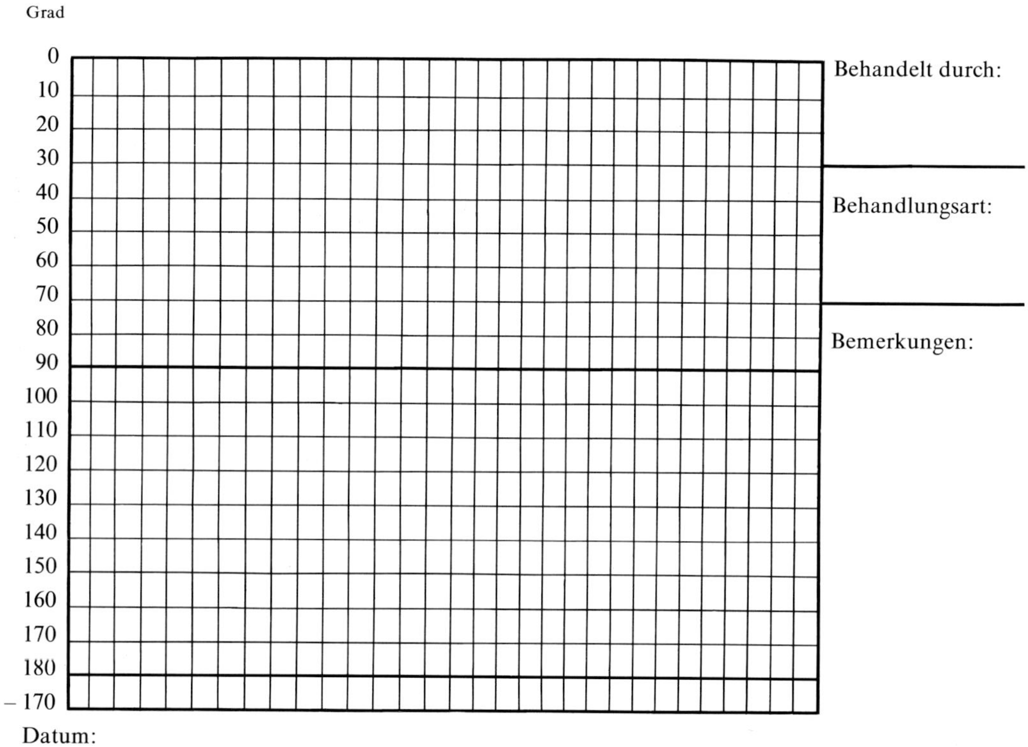

Grad

	Behandelt durch:
0	
10	
20	
30	
40	Behandlungsart:
50	
60	
70	
80	Bemerkungen:
90	
100	
110	
120	
130	
140	
150	
160	
170	
180	
−170	

Datum:

Abb. 1. Formular zur Kontrolle aktiver Meßbefunde

4

Patient: . . . .   untere Extremität   rechts ☐

Datum: . . . .   links ☐

Sicht- und Tastbefund

wo?   wo?

Hautfärbung:
- ☐ livide . . . .
- ☐ blaß . . . .
- ☐ rot . . . .
- ☐ normal . . . .

Hauttemperatur:
- ☐ kühl . . . .
- ☐ erhöht . . . .
- ☐ stark erhöht . . . .
- ☐ seitengleich . . . .

Schwellungen:
- ☐ leicht . . . .
- ☐ stark . . . .

Schwellungen:
- ☐ teigig . . . .
- ☐ fest . . . .
- ☐ tanzende Patella

Hämatome:

Schweißsekretion:
- ☐ erhöht . . . .
- ☐ aufgehoben . . . .
- ☐ seitengleich . . . .

Hautbeschaffenheit:
- ☐ gespannt . . . .
- ☐ faltig . . . .
- ☐ schilfrig . . . .
- ☐ normal . . . .

Pulse:
A. femoralis ☐   A. poplitea ☐
A. tib. post. ☐   A. dors. pedis ☐

Thrombosedruckpunkte:
Leistenbeuge ☐
hiatus add. ☐
poplitea ☐
Mitte Wade ☐
hinter Mall. med. ☐
unter D_1 ☐

Behaarung:
- ☐ vermehrt . . . .
- ☐ vermindert . . . .
- ☐ seitengleich . . . .

Ulcus off. ☐ . . . .
     zu ☐
Varicen ☐ . . . .

Lage/Verlauf: . . . . cm

Zustand:
- ☐ frisch
- ☐ in Abheilung
- ☐ Fäden
- ☐ entzündlich

Abheilung:
- ☐ primär
- ☐ sekundär
- ☐ reizlos

Verschieblichkeit:
Narbe   *übriges BG*
- ☐ verschieblich ☐
- ☐ unverschieblich ☐
- ☐ gespannt ☐

Atrophien/Konturen:

Verspannungen

Durchblutung/vegetativ

Narbe/Verletzungsber.

Muskulatur

Abb. 2. Befundbogen für Sicht- und Tastbefund

Sensibilität

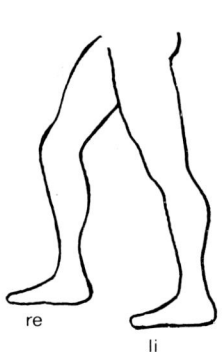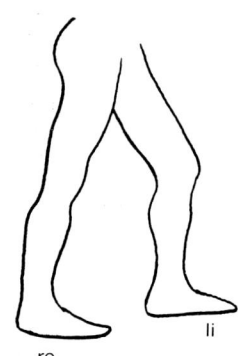

re   li

li   re

Schlüssel:	*Aesthesien:*	*beeinträchtigt:*
	△ Par ~	∿ kalt/warm
	◯ Hyp ~	☐ spitz/stumpf
	⧉ Hyper ~	⦂⦂⦂ 2-Punkte-Diskriminierung
	≡ Schmerz	‖‖ Temperatur erhöht

Valleix'sche Druckpunkte:

N. ischiadicus	☐	zwischen Trochanter major u. Tuber ossis ischii
N. tibialis	☐	zwischen den Köpfen des Biceps femoris u. der
	☐	Semigruppe; in der Mitte d. Oberschenkels
	☐	Kniekehle
	☐	hinter dem Malleolus medialis
N. fibularis	☐	hinter dem Caput fibulae

Abb. 3. Befundbogen zur Sensibilitätsprüfung

phie, Schwellungen, Ödeme, Pulse, Endgefühl der Gelenke.

4c. Sensibilitätsbefund (Abb. 3)
Grob-, Feinsensibilität, 2-Punkte-Diskrimi-
nierung, Temperaturempfinden, Tiefensensi-
bilität

4d. Funktionsbefund (Abb. 4, 5a u. b)
– aktiver Meßbefund mit Winkelmesser
– passiver Meßbefund (wenn erlaubt)
– Ermitteln des Endgefühls einer Gelenkbewegung
– Prüfen der Gebrauchsbewegung (Belastbarkeit auf Waage, Gehen, Hand-, Arm-
  funktionen)

6

Rechts	Nerv	Muskel	Segment	Links
	Femoralis	Iliopsoas	Th$_{12}$–L$_3$	
		Sartorius	L$_2$–L$_3$	
		Quadriceps femoris	L$_2$–L$_4$	
	Tibialis	Semimembranosus	L$_5$–S$_2$	
		Semitendinosus		
		Biceps femoris caput long.		
		Triceps surae	S$_1$–S$_2$	
		Tibialis posterior	L$_4$–S$_1$	
		Flexor digitorum long.	S$_1$–S$_2$	
		Flexor hallucis long.		
	Fibularis	Biceps femoris caput breve	L$_4$–L$_5$	
		Tibialis anterior		
		Fibularis longus	L$_5$–S$_1$	
		Fibularis brevis		
		Extensor digitorum long.		
		Extensor hallucis long.		
		Extensor digitorum brev.		
		Extensor hallucis brev.		
	Plantaris medialis	Flexor digitorum brevis	S$_1$–S$_2$	
		Flexor hallucis brevis		
		Abductor hallucis		
	Plantaris lateralis	Abductor hallucis	S$_1$–S$_2$	
		Interossei dorsales		
		Interossei plantares		
		Abductor digiti quinti		
		Flexor digiti quinti		

Abb. 4. Befundbogen für Muskeltest an der unteren Extremität

– Muskeltest
– Umfangmessung
– Längenmaße (Beinlängendifferenz im Stand mit Brettchenunterlegung)
– Atemmaße, Vitalkapazität
– Durchblutungstest (Ratschow, Gehtest mit Metronom)
– evtl. Prüfung der Tonusqualität (Spastik)

– evtl. Reflexprüfung
– obere Extremität siehe Kapitel XI

4 e. Subjektive Angaben des Patienten
Schmerzen: (wann–wo–wie?)
Individuelle Behinderung im Beruf, Privatleben, Körperpflege etc.
Übungsbereitschaft, Kontaktbereitschaft.

7

Patient: . . . . Untere Extremität   rechts ☐
Datum: . . . .   links ☐

Gelenk-Meßbefund

0 – Meßmethode

aktives Bewegungsausmaß [°]

Sprunggelenke   rechts   links   AST:

DFL
Supination

Kniegelenke
Flexion

Hüftgelenke
Flexion
Abduktion
Innenrotation

Beinlängenmeßbefund [cm]

funktionell:

anatomisch: gesamtes Bein
              Oberschenkel
              Unterschenkel

a   **Muskelbefund**

Abb. 5. a Befundbogen für Gelenk- und Längenmessung. **b** Bogen für Funktionsbefunde

Für den Lernenden ist es günstig, auffällige Befunde optisch übersichtlich zu markieren, so daß in Abständen von 2–3 Wochen ohne Schwierigkeiten Vergleiche gezogen werden können. Viele Kliniken besitzen Formblätter für graphische Darstellungen von Funktionsänderungen (Abb. 1–5 b, s.a. Abb. 66–69). Für eine wissenschaftliche Auswertung müßten solche Bögen jedoch Lochkartencharakter haben.

Schüleraufgabe

Entwerfen Sie einen Beobachtungsbogen zur Notierung der aktiven Schultergelenksbewegungen, der Muskelteststufen für die entsprechende Muskulatur und der Umfangmessungen am Arm.

Allgemeine Richtlinien

Ist die Sammlung der Symptome abgeschlossen, können die einzelnen Behandlungsschritte und die Zielsetzung festgelegt werden. Bei jeder Verletzung spielt sich in etwa der gleiche Vorgang ab: Der Krankengymnast behandelt die **Symptome der Funktionseinschränkung.** (Siehe dazu das vereinfachte Schema S. 10 oben.)

8

Funktionsbefund

+ = möglich
− = unmöglich
(−) = mit Hilfe mög-
lich

Gebrauchsbewegungen:

Lagewechsel − Rl . . . Sl . . . (Bl) . . . Sitz . . . .
               − Sitz . . . Stand . . . .

Schüsselübung		☐	. . . .
Anziehen	Hose	☐	. . . .
	Strümpfe	☐	. . . .
	Schuhe	☐	. . . .
Sitzen		☐	. . . .
Bücken		☐	. . . .
Treppensteigen		☐	. . . .
Stand		☐	. . . .
Einbeinstand		☐	. . . .
Zehenstand		☐	. . . .

< = kleiner
> = größer
= = seitengleich

Gang:
Gewichtsverteilung   re   li
Schrittlänge   re   li
Rhythmus . . . .
Fußabwicklung . . . .

Hüfte: Trendelenburg?   re/li

Knie:

Fuß:

Belastung auf der Waage:

Hilfsmittel

Stock	☐	re/li/bd.	. . . .
Peronäus-Schiene	☐	re/li	. . . .
Schuheinlagen	☐	re/li/bd.	. . . .
Schuhausgleich	☐	re/li/bd. Höhe: cm	. . . .
Stützstrümpfe	☐	re/li/bd.	. . . .
Prothese	☐	re/li	. . . .

Abb. 5b   *Sonstiges:*

Natürlich ist je nach Art der Verletzung ein individuelles Behandeln der Hauptsymptome notwendig. Allgemeine Richtlinien und Methoden, die wahlweise zur Verfügung stehen, können aus den sogenannten Grundtechniken der Krankengymnastik abgeleitet werden. In Absprache mit dem verantwortlichen Arzt sind Variationen immer möglich.

Die moderne operative Frakturversorgung im Sinne der Arbeitsgemeinschaft für Osteosynthesefragen (AO) hat für den Beginn und die methodische Anwendung der aktiven Übungsbehandlung neue Richtlinien gesetzt. Diese fordert ein möglichst umgehendes aktives Bewegen nach übungsstabiler Osteosynthese. Bestimmte Kriterien, wie Plattenla-

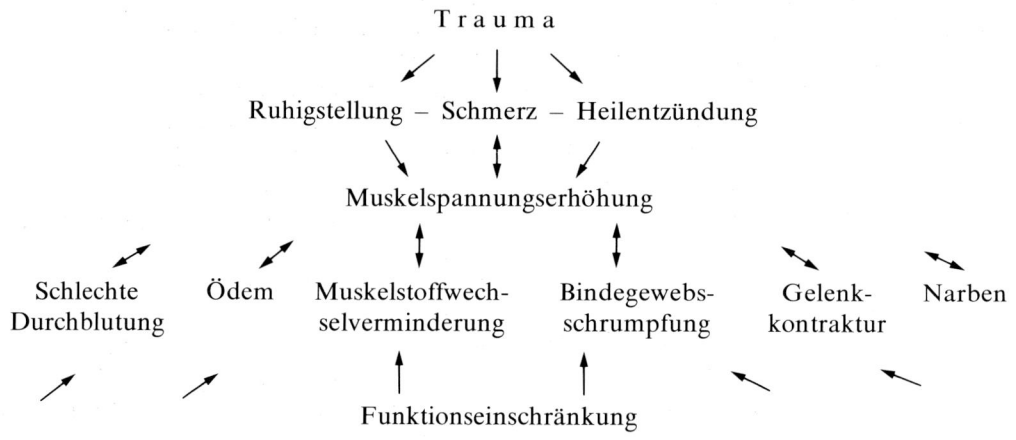

Trauma

Ruhigstellung – Schmerz – Heilentzündung

Muskelspannungserhöhung

Schlechte   Ödem   Muskelstoffwech-   Bindegewebs-   Gelenk-   Narben
Durchblutung   selverminderung   schrumpfung   kontraktur

Funktionseinschränkung

ge auf der konvexen Seite eines Röhrenknochens, senkrechte Schraubenlage zur Frakturlinie, genügende Anzahl von Schrauben in jedem Fragment, entsprechende Plattenlänge, markschlüssiger Nagelsitz etc. sind jedoch immer Voraussetzung, um eine wirkliche Übungsstabilität zu garantieren. Krankengymnasten müssen deshalb in der Lage sein, Röntgenbilder im Hinblick auf diese Kriterien zu beurteilen. Erst dann entscheiden sie über die Dosierung ihres Übungsprogrammes. An dieser Stelle sei dringend darauf hingewiesen, daß eine mit Druckosteosynthese versorgte Fraktur **nicht belastungsstabil** ist. Bewegungen gegen äußere Widerstände, das Gesamtkörpergewicht oder Geräte sind deshalb nicht erlaubt.

Geübt werden aktive Bewegungen im freien Raum innerhalb der möglichen Bewegungsgrenze. In der Praxis hat sich der Beginn der Übungsbehandlung etwa nach Entfernung der Redondrainagen bewährt, wenn keinerlei Anzeichen einer Wundheilungsstörung oder sonstiger Komplikationen bestehen. Auf einen ungestörten Wundheilungsverlauf ist unbedingt Rücksicht zu nehmen. Deshalb dürfen sterile Verbände nicht abgenommen werden (Arzt fragen!).

Nicht empfehlenswert sind außerdem vor dem Entfernen der Fäden feuchte *Eistücher* oder *Packungen* im Operationsgebiet. Eiswürfel in Plastikbeuteln (Gummibeutel) sind jedoch außerhalb des Wundbereiches oft erfolgreich.

Die frühe aktive Übungsbehandlung soll die sogenannte „**Frakturkrankheit**" wie Durchblutungsstörung (Sudeck), Kontraktur, Verlust des Bewegungsmusters und Funktionseinschränkung verhindern.

Heute besteht von seiten der AO die Lehrmeinung, daß die vollständige Entlastung der unteren Extremitäten nach stabiler Osteosynthese von Frakturen ungünstig ist. Deshalb wird heute dem intelligenten Patienten nach wenigen Tagen Aufstehen mit Sohlenkontakt erlaubt, was einer Belastung von 5–10 kg entspricht. Schematische Angaben sind Richtwerte; exakte Verordnungen sollen vom Operateur ausgehen und individuell differenziert sein. Bei dem heute notwendigerweise kurzen Klinikaufenthalt müssen dem Patienten auch Verhaltensregeln bei seiner Entlassung mitgegeben werden. Der Patient muß wissen, wieviel und wie lange er belasten darf, muß die Belastung auf der Waage regelmäßig kontrollieren und bei Auftreten von Warnzeichen sofort den Arzt aufsuchen. Solche Warnzeichen sind: Schmerz an der Bruchstelle, Schwellung, Rötung und Temperaturanstieg im Frakturbereich. In der Regel bedeuten sie nicht einen Abbruch der krankengymnastischen Behandlung aber eine Veränderung der Dosierung (z. B. Entlastung, Tragen von Antithrombosestrümpfen, medikamentöse Behandlung, Eistherapie).

Die frühzeitige Übungsbehandlung und Mobilisation ist nicht erlaubt, wenn eine Spongiosaplastik vorgenommen wurde, die im Bereich der zu übenden Muskulatur liegt. Dann wird 8–10 Tage lang Ruhe eingehalten. Dasselbe gilt für frische Hauttransplantationen.

Allgemeine Richtlinien zur Entlastung der verschiedenen Frakturen und Luxationen, nach speziellen Osteosyntheseverfahren oder nach Bandverletzungen

Untere Extremität

Kalkaneusfraktur und Talusfraktur
– operative Versorgung mit einer Kleinfragmentschraube
anschließend Allgöwer-Entlastungsapparat für 4–6 Monate, dann Teilbelastung für weitere 2 Monate mit stufenweiser Steigerung, anschließend Vollbelastung

Achillessehnenruptur und Naht
postoperativ für 4 Wochen Unterschenkelliegegips in 15–20° Plantarflexionsstellung anschließend in 90°-Stellung umgipsen, als Gehgips für weitere 2 Wochen weiterführen, dann gipsfreie Behandlung und Krankengymnastik.

Sprunggelenkfrakturen
Stabile Osteosynthese:
kein Gips
Ausnahme:
nicht kooperative Patienten, dann 4 Wochen Liegegips und anschließend 4 Wochen Gehgips.
Normalfall:
ab 1. Woche Sohlenkontakt
ab 4. Woche 10–15 kg und
wöchentl. Steigerung um 10–15 kg.

Sprunggelenkfraktur mit Knorpel/Knochenlaesion
Stabile Osteosynthese:
kein Gips

Ausnahme:
s. o., dann Liegegips für 6 Wochen
Normalfall:
ab 1. Woche Sohlenkontakt
ab 6. Woche Teilbelastung mit 10–15 kg
und wöchentliche Steigerung s. o.

Sprunggelenkfraktur mit Band/Syndesmosennaht
Stabile Osteosynthese:
Gips
ab 5. Woche ohne Gips, Sohlenkontakt
ab 6. Woche Teilbelastung mit 10–15 kg, wöchentliche Steigerung um ca. 10 kg, evtl. langsamer als üblich.

Nicht stabile Osteosynthesen nach Sprunggelenkfrakturen mit oder ohne Band- oder Knorpelverletzungen erhalten für 6 Wochen einen Gips. Anschließend Teilbelastung s. o. Für die Gipsbehandlung kommt auch der Sarmiento-Gips in Frage.

Pilon tibial
Stabile Osteosynthese: nach gesicherter Wundheilung Aufstehen ohne Belastung, es kann auch Liegegips für 4 Wochen gegeben werden, ab 5. Woche dann Sohlenkontakt und langsame Steigerung pro Woche um 10 kg oder weniger.

Instabile Osteosynthese: Gips für 6 Wochen dann s. o.

Unterschenkelfraktur: Plattenosteosynthesen
Stabile Osteosynthese: Sohlenkontakt bei reizlosen Wundverhältnissen.
Ab 5. Tag ca. für 4 Wochen Sohlenkontakt anschließend Teilbelastung mit 10–15 kg, wöchentliche Steigerung um 10–15 kg.

Instabile Osteosynthesen (mit/ohne Spongiosaplastik):
6–7 Wochen Sohlenkontakt, dann Teilbelastung s. o.

Stabile Osteosynthese nach Marknagelung:
für 2 Wochen Sohlenkontakt
ab der 3. Woche 10–15 kg Teilbelastung, Steigerung s. o.

Instabile Osteosynthese nach Marknagel:
nach ausreichender Callusbildung, ca. nach 4–6 Wochen Beginn der Teilbelastung mit 10–15 kg, Steigerung wöchentlich

Statischer Verriegelungsnagel:
nach gesicherter Wundheilung für 3 Wochen Teilbelastung mit 20 kg, ab 4. Woche Steigerung um wöchentlich 10 kg, bis 40 kg erreicht ist. Diese 40 kg Belastung soll bis zur Dynamisierung (Entriegelung) nach 8–12 Wochen beibehalten werden.
Anschließend wöchentliche Steigerung um 10–15 kg bis zur vollen Gewichtübernahme.
Ein statisch verriegelter Marknagel darf auch als übungsstabil für Rotationsbewegungen im Hüftgelenk gelten.

Primär dynamische Verriegelungsnägel sind nicht rotationsstabil, Rotationsbewegungen sind deshalb verboten!
Teilbelastung mit 20 kg für 3–6 Wochen, dann Steigerung wöchentlich um 10–15 kg.
Der dynamische Verriegelungsnagel wird erst bei Materialentfernung entriegelt.

Bei instabilen Marknägeln ohne Verriegelung kann ebenso wie bei konservativ behandelten Unterschenkelfrakturen ein Sarmiento-Gips gegeben werden.

Fixateur externe:
wenn Weichteile abgeheilt sind, kann Sohlenkontakt durchgeführt werden; wenn im Röntgenbild knöcherne Überbrückung sichtbar ist, kann die Fraktur wie eine stabile Osteosynthese behandelt werden.

Tibiakopffraktur
Stabile Osteosynthese mit Spongiosaunterfütterung:
Burri-Liegegips in 30–45 Grad Einstellung für 4 Wochen, anschließend Sohlenkontakt und wöchentliche Steigerung um ca. 10 kg (evtl. langsamer steigern, je nach Symptomatik)

Instabile Osteosynthesen
Gips für 6 Wochen, dann s. o.

Achtung: bei allen Gelenkfrakturen darf die continuous passive motion-Schiene (CPM) nur verwendet werden, wenn die Fraktur übungsstabil versorgt und das Gelenk anatomisch wiederhergestellt wurde. Bei Knorpeldefekt und Einklebung von Knorpel soll 4–6 Wochen ruhiggestellt werden, anschließend darf die CPM-Schiene verwendet werden.

Kniegelenk: Bandverletzungen
Bandrisse ohne Stabilitätsverlust:
Innenbandverletzung isoliert – 3 Wochen Tutor in maximal 20 Grad Beugestellung, anschließend Burri-Gips für 2–3 Wochen.

Vorderes und hinteres Kreuzband: 6 Wochen Liegegips in 40° Beugestellung (Bewegungsumfang 0–20–80 ab 6.–10. Woche, 7.–9. Woche einüben) oder 4 Wochen Tutor, 2–3 Wochen Burrigips in 20–20–40 Grad Einstellung, dasselbe mit der Texasschiene. Anschließend aktive Krankengymnastik, wobei die volle Streckung erst nach 10 Wochen erarbeitet werden soll. Ab 12–14 Wochen darf volle Funktion und Belastung erarbeitet werden (s. auch S. 169).
Bei der hinteren Kreuzbandverletzung soll mindestens 1 Woche dazugerechnet werden.
Sport soll nicht vor 9 Monaten, bzw. 1 Jahr bei hinterer Instabilität durchgeführt werden.

Bandrisse mit Stabilitätsverlust
z. B. **unhappy triad** und Kapselverletzung
4 Wochen Liegegips und 2 Wochen Burrigips, oder 6 Wochen Liegegips. An Stelle des Burrigipses kann auch die Texasschiene gegeben werden.

Nach Gipsabnahme kann mit Sohlenkontakt begonnen werden. Innerhalb einer Woche darf auf die Hälfte des Körpergewichtes gesteigert werden, wenn das Kniegelenk reizlos bleibt und die Muskulatur mindestens einen Wert 3 hat. Wird die Texasschiene oder der Burrigips verwendet, kann während dieser Versorgung Sohlenkontakt gegeben werden.

Eine Belastungssteigerung über den Sohlenkontakt hinaus soll unbedingt vermieden werden, solange das Kniegelenk ein Streckdefizit von mehr als 10 Grad hat. (Arthrose-gefahr!)

Achtung bei Kreuzbandverletzungen!

Meniskusverletzung
nach Meniscectomie gipsfreie Behandlung, Sohlenkontakt bei reizlosem Kniegelenk und Muskelkraft 3, dann symptomatische Steigerung.

Meniskusreinsertion
Behandlung wie bei isolierter Innenbandverletzung.

Femur- und Kondeylenfraktur
Stabile Osteosynthese: nach gesicherter Wundheilung Sohlenkontakt für 4 Wochen, Steigerung um 10–15 kg pro Woche.

Instabile Osteosynthesen: nach gesicherter Wundheilung Sohlenkontakt für 6–7 Wochen, dann s. o.

Marknagelung und Verriegelungsnagel: siehe Unterschenkelfraktur.

Patellafraktur
Zuggurtungsosteosynthese: Stehen sofort nach gesicherter Wundheilung, Gehen mit Teilbelastung je nach Gelenkbefund und Muskelkraft, kann symptomatisch gesteigert werden. Volle Belastung nicht vor 8–10 Wochen, z. B. freies Treppensteigen.

Schenkelhals- per- und subtrochantere Femurfrakturen
Stabile Osteosynthese (Winkelplatte, dynamische Hüftschraube, Endernagel)
Sohlenkontakt für 4 Wochen, nachdem 1mal belastet wurde vor der ersten postoperativen Röntgenkontrolle.
Bei guten Werten der Mm. glutaei med. und min., z. B. Wert 3, darf 20 kg belastet werden.
Ab 5. Woche Steigerung um 10–15 kg wöchentlich

Fragliche mediale Abstützung:
langsamere Steigerung

Totalendoprothesen: isoelastische Prothesen nach gesicherter Wundheilung ist die Teilbelastung sofort erlaubt, wenn der Allgemeinzustand es zuläßt. Gesteigert wird symptomatisch nach Muskelkraft. Nach 8–12 Wochen kann voll belastet werden.

andere Prothesen
Sohlenkontakt für 4 Wochen, dann übliche Steigerung.

Moore-Prothese
keine Belastungseinschränkung, Steigerung nach AZ und Muskelkraft.

Beckenfrakturen: vertikale Frakturen
Osteosynthesen: 8–10 Tage Bettruhe, dann Bewegungsbad, Teilbelastung symptomatisch einstellen.

Beckenfrakturen mit Acetabulumverletzung
Osteosynthese: für 3–4 Wochen Bettruhe, Bewegungsbad anschließend und Teilbelastung für 6 Wochen

konservative Versorgung: 6–8 Wochen Extension, dann Bewegungsbad und Teilbelastung für 10–12 Wochen bei langsamer Steigerung.

vordere Ringbrüche: ohne Acetabulumbeteiligung
wenige Tage je nach Schmerzsituation entlasten.

Alle Verbundosteosynthesen können nach gesicherter Wundheilung belastet werden, wenn die Symptomatik es zuläßt.

Wirbelfraktur
Deckplatteneinbruch ohne Verschiebung: flache Lagerung für 3 Wochen
Keilwirbelverformung mit stabiler Hinterkante: Flache Lagerung für 4 Wochen, dann Dreipunktkorsett oder Lightcast für 3 Monate.

Instabile Fraktur: Liegeschale aus Gips oder Lightcast für 6–8 Wochen, dann Korsett.
Sitzen und Stehen, bzw. Gehen erst mit dem Korsett.

Obere Extremität

Schultergürtel: Klavikulafraktur

Stabile Osteosynthese: nach gesicherter Wundheilung sind alle Bewegungen erlaubt, eine Ruhigstellung entfällt. Bei BALSERplatte sind Bewegungen nur bis 90° Abd. erlaubt.

bei konservativer Versorgung: Rucksackverband für 4–6 Wochen, bei Kindern für 2 Wochen.

Akromioklavikulargelenk: Bandnaht und -plastik, Schraubenfixation

Desaultverband für 10–12 Tage, bis zu 4 Wochen vorsichtig üben unter abgenommener Schwere und als leichte Pendelübung, ab dann Bewegungsradius erweitern. Volle Funktion soll nach ca. 12 Wochen erreicht sein. An Stelle des Desaultverbandes kann auch ein Abduktionskissen von 40–60 Grad gegeben werden.

Schultergelenkluxation

Desaultverband für 5 Tage (manche 10 Tage)
Abduktionskissen von 40/60 Grad als Alternative
Abduktionsschiene bei veralteten Luxationen, HILL-SACHS- und BANKARTlaesion für 3–4 Wochen, dann aus der Schiene oder dem Kissen mit der Übungsbehandlung beginnen.
Innenrotation nicht vor 6 Wochen, Außenrotation nicht vor 8 Wochen.

Humeruskopf- und -schaftfraktur: konservativ

je nach Alter: Desault 5–10 Tage, hanging cast ohne zusätzliches Gewicht für 3–4 Wochen, Abduktionskissen mit Keil oder Abduktionsschiene mit exakter Länge für den Oberarm für 3–4 Wochen.
Rotationsbewegungen sind nach 6 Wochen erlaubt.

operative Versorgung: Bündelnagelung, T-Platte
nach gesicherter Wundheilung aktive Übung erlaubt

Frakturen im Bereich des Ellbogengelenkes (Luxationsfraktur)

Stabile Osteosynthese:
5–6 Tage laterale Schiene bis zur gesicherten Wundheilung, anschließend Oberarmbewegungsgips nach Burri für 3–4 Wochen, alternativ auch Oberarmgips für 3–4 Wochen, dann gipsfreie Behandlung mit aktiven Übungen
CPM-Motorschiene erst wenn Fraktur absolut fest ist, nach ca. 20 Wochen!

Instabile Osteosynthese und Luxationen
4–6 Wochen Oberarmgips in Funktionsstellung

Unterarmfraktur und distale Radiusfraktur

Stabile Osteosynthese: keine Ruhigstellung
Instabile Osteosynthese und distale Radiusfraktur: Gips für 4–6 Wochen, aktives Üben ohne Pro- und Supination bis zur 6. Woche
Bei Kirschnerdrahtspickung erst nach Entfernung der Pins beginnen.

Hand- und Fingerverletzungen müssen mit dem Handchirurgen bezüglich ihrer Ruhigstellung und Behandlungsdosierung abgestimmt werden.

PNF-Techniken

In der Unfallchirurgie können Techniken des PNF-Programms (Proprioceptive Neuromuscular Facilitation) von M. KNOTT besonders günstig eingesetzt werden.
Schüler aller Krankengymnastikschulen lernen diese Techniken in ihrer Grundausbildung, dennoch soll zum Verständnis hier eine Beschreibung der von mir am meisten zitierten Techniken gegeben werden.

Trainingstechniken

Endstellung – Halten

Ein Gelenk wird in die aktuelle Endstellung gebracht, dort soll die entsprechende Muskulatur versuchen, die Position zu halten, z. B. bei abgenommener Extremitätenschwere, gegen die Schwerkraft und gegen Führungskontakt.

Anwendung findet die Technik bei Muskeltestwerten unter „3“, entsprechend müssen adaequate Kontraktionshilfen gesetzt werden wie Stretch, Druck, in den Muskel Greifen, über der Sehne Streichen, Tapping oder Reiben mit Eis etc.

Langsame Umkehr, langsame Umkehr mit Halt

Es handelt sich hier um dynamische Umkehrbewegungen gegen Handkontakt oder angepaßten Widerstand, die den Wechsel der antagonistischen Muskelspannung fordern, eine Haltephase kann eingebaut werden, anschließend wird die Bewegung bis zum aktuellen Ende weitergeführt. Eine Pause erfolgt erst nach 4–5maliger Wiederholung. Die Technik ist geeignet, den Muskeltonus zu regulieren, ein Gelenk einzuschleifen oder eine Spannungsbetonung für eine geschwächte Muskelkette zu setzen.

Wiederholte Kontraktion

Die Technik der wiederholten Kontraktion ist die effektivste Trainingsform im PNF-Programm, sie nutzt die 3 Spannungsformen des Muskels aus. Sie beginnt mit einer konzentrisch dynamischen Kontraktion, wechselt dann etwa bei ⅔ des Bewegungsweges in eine statische Muskelarbeit, von der aus 4–5mal konzentrisch und exzentrisch dynamisch weitergeübt wird. Die letzte Kontraktion soll den Muskel in seine aktuelle Kontraktionsstellung bringen. Die Technik kann auf den Muskelbefund durch Anwendung von Führungskontakt, angepaßten oder maximalen Widerstand oder durch Hinzunahme oder Weglassen der Rotation abgestimmt werden. Wiederholte Kontraktionen können auch als aktive Bewegungen gegen die Schwere des Körperabschnitts durchgeführt werden. Sie ist, aktiv ausgeführt, die Technik der Wahl bei vorliegender Übungsstabilität.

In diesen Fällen wird die wiederholte Kontraktion im Sinne des Ausdauertrainings ausgeführt. Die Wiederholungen sind häufig, die Pausen niedrig angesetzt.

Gezieltes Üben distaler Gelenke durch wiederholte Kontraktionen ist im Rahmen der PNF-Muster jederzeit möglich. Die Schlüsselgelenke Hüft- und Schultergelenk können statisch in Position gehalten werden, die Drehpunkte wechseln zu Knie-, Sprunggelenken oder Ellbogen-, Handgelenken usw. Gezieltes Üben unter Berücksichtigung des Befundes und der verordneten Belastbarkeit ist jederzeit möglich.

Zusätzlich wird der Krankengymnast auch Abänderungen der Bewegungskomponenten entsprechend der Symptomatik vornehmen, z. B. Weglassen der absoluten Dehnstellung oder Rotation, Üben in Gelenknullstellungen, Wegnahme von peripheren Widerständen bei Frakturen, die nicht teilbelastungsstabil oder belastungsstabil sind, oder Bremsen der Bewegungen bei Kapsel-, Band- oder Sehnennähten, so daß keine Zugspannung auf die Nahtstellen kommt.

Verstärkungstechniken

Die Verstärkungstechnik nützt eine Overflow-Reaktion zur Stimulation geschwächter Muskulatur aus. In der Regel können in der Unfallchirurgie bei nicht polytraumatisierten Patienten Rumpfmuskeln zum Training geschwächter Extremitätenmuskeln herangezogen werden. Sie sollen statische Arbeit gegen Widerstand leisten.

Sog. Verstärkungsmuster werden am besten über bekannte Bewegungsmuster aufgebaut, z. B. das Geh- oder Greifmuster.

Die statisch arbeitende Muskelkette M. pectoralis, abdominis obliquus ext. und int. kann den M. iliopsoas und M. quadriceps der Gegenseite verstärken, wenn sie vorab zu maximaler Anspannung gebracht wird.

Mobilisationstechniken

Alle von M. Knott angegebenen Mobilisationstechniken nutzen die vorangehende, bewußte Kontraktion des Muskels dazu aus, ihn nachfolgend bewußt zu entspannen. Aktive Entspannungstechniken beziehen sich deshalb auf muskulär bedingte Kontrakturen, auf Abwehrspannungen von Muskeln.

Sie sind richtig indiziert, wenn es sich um ein weich- bis festelastisches Endgefühl handelt. Die erste Spannung des kontrakten Muskels beginnt schonenderweise kurz *vor,* später dann *an* seiner Dehn- oder Schmerzgrenze.

Die sog. **„chirurgische" Technik** stellt die mildeste Form der Entspannungstechniken dar. Die Extremität wird, wenn erlaubt, in Richtung der Diagonalen gelagert, die Fraktur wird fixiert, in den meisten Fällen entfällt der Kontakt für die Rotation.

Das Anspannen des kontrakten Muskels oder der Muskelkette geschieht gegen Handkontakt und nicht gegen Widerstand, die Entspannungsphase ist lang, das Weiterziehen wird unter abgenommener Schwere und gegen Kontakt durchgeführt.

Langsame Umkehr – Halten – Entspannen

Bei dieser Technik soll die kontrakte Muskelgruppe in allen 3 Bewegungsrichtungen (also auch Rotation) gegen manuellen Widerstand anspannen, dort, wo sie aktiv nicht weiter dehnbar ist. Anschließend folgt die Entspannungsphase am gleichen Bewegungspunkt und der Versuch, aktiv, aktiv/passiv oder passiv weiterzuziehen. Die Technik wird am neuen Bewegungspunkt wiederholt.

Rhythmische Stabilisation – Entspannen

Unter **Rhythmischer Stabilisation** verstehen wir die wechselnde statische Spannung antagonistischer Muskelgruppen in diagonalen Bewegungsrichtungen, wobei die Rotationen dynamisch erfolgen können. Erst nach 4 –5maligem Spannungswechsel erfolgt die Pause. Zur Bewegungsvergrößerung wird diese Technik so eingesetzt, daß die letzte statische Spannung die kontrakte Muskelgruppe erfährt, so daß sie nachfolgend bewußt entspannen kann. Das Weiterziehen ist aktiv, der Therapeut führt dabei eine Traktion aus. Die Rhythmische Stabilisation –

Entspannen eignet sich besonders gut zur Mobilisation schmerzhafter Gelenke, da während des Spannungswechsels eine Traktion beibehalten werden kann, die die Gelenkpartner entlastet.

Anspannen – Entspannen – passiv Weiterziehen

nennen wir auch **„Technik bei Lähmungen".** Das Prinzip wird beibehalten, jedoch muß der Dehnpunkt des kontrakten Muskels passiv gefunden werden, seine statische Spannung erfolgt gegen Widerstand, nach der Entspannungszeit wird passiv weiterbewegt. Für alle Techniken gilt, daß selbstverständlich alle Rotationsbewegungen bei Scharniergelenken wegfallen. (z. B. Kniegelenk!)

Allgemeine Richtlinien zur krankengymnastischen Behandlung nach Osteomyelitis

Grundsätzlich gilt bei bestehender Knocheninfektion, daß eine 3tägige strenge Bettruhe der Infektausräumung folgt, in der keine krankengymnastische Behandlung durchgeführt wird.

Das großzügige chirurgische Vorgehen wird durch eine hohe Antibiotikabehandlung in den ersten 2 Tagen ergänzt. Am 3. Tag wird ein Abstrich gemacht, in weiteren dreitägigen Abständen werden noch 2 Abstriche durchgeführt. Sind sie sauber, darf die krankengymnastische Übungsbehandlung beginnen.

Aktive Techniken haben den Vorrang. Die Funktion des Armes oder Beines steht im Vordergrund. In Zusammenhang mit Frakturen wird die Osteomyelitis mit einem Fixateur externe offen behandelt. In manchen Kliniken wird nur ausgeräumt, in anderen werden Antibiotika-Ketten oder eine Spül-Saugdrainage eingelegt. Auch in diesen Fällen kann etwa nach 1½ bis 2 Wochen mit einer Entfernung der Ketten oder der Drainagen gerechnet werden, so daß die aktive Übungsbehandlung beginnen kann.

Die Behandlungsdosierung richtet sich nach der Stabilität der Fraktur, den evtl. erneuten chirurgischen Eingriffen (Sequesterausräumung, Spongiosaplastik, Hautdeckung) und dem Allgemeinzustand des Patienten.

Vorsicht ist geboten mit der Anwendung von Eis, es soll eine Hyperämisierung der infizierten Bereiche vermieden werden. Schwellung, Rötung, Temperatur und Schmerzhaftigkeit müssen sorgfältig beobachtet werden. Die klinischen Symptome geben das weitere Vorgehen bezüglich der Übungsintensität und der Belastbarkeit an.

Erst bei ausreichender knöcherner Überbrückung darf Sohlenkontakt erlaubt werden. Die Steigerung der Belastung erfolgt langsamer als üblich. Der Krankengymnast muß evtl. auftretende Schmerzen sorgfältig beachten und den Arzt darüber informieren. Dosierungsänderungen der krankengymnastischen Behandlung sind ständig notwendig, deshalb ist es besonders wichtig, exakte Befunde zu erheben und sie sorgfältig zu bewerten.

Literatur

1. Allgöwer M (1976) Allgemeine und spezielle Chirurgie. Springer, Berlin Heidelberg New York
2. Baumgartl F et al. (1980) Spezielle Chirurgie für die Praxis, III/2. Thieme, Stuttgart
3. Bold R, Gossmann A (1978) Stemmführung nach R. Brunkow. Enke
4. Brügger A (1980) Die Erkrankungen des Bewegungsapparates und seines Nervensystems, 2. Auflage. Fischer, Stuttgart
5. Burri C et al. (1974) Unfallchirurgie. Springer, Berlin Heidelberg New York
6. Caillet R (1975/1977) Foot and ankle pain, knee pain and disability, neck and arm pain, shoulder pain, hand pain and impairment, soft tissue pain and disability. Davis Company, Philadelphia
7. Cyriax J (1971) Textbook of Orthopedic Medicine. Cassel, London
8. Daniels L (1974) Muskelfunktionsprüfung. Fischer, Stuttgart
9. Debrunner H (1971) AO Gelenkmessung (Neutral-Null-Methode) Dokumentation der BGOT: Tübingen
10. Deusinger R (1984) Biomechanics of Stance, Phys Ther 64
11. Ehrenberg H et al. (1982) Krankengymnastik Bd. 1 und 2. Thieme, Stuttgart
12. Enneking WF (1974) Physical diagnosis of the musculosceletal system, 4. Aufl. Storter Printing, Gainsville, Florida
13. Frauler F, Wiedmer E (1975) Gipsfibel. Springer, Berlin
14. Friedrich B (1975) Die krankengymnastische Behandlung operierter Frakturen und Gelenke. Krank Gymn 5: 165
15. Gronley JK et al. (1984) Techniques for clinical assessment of human movement. Phys Ther 64: 12
16. Hardegger F, Bianchini D (1975) Nachbehandlungsfibel. Springer, Berlin Heidelberg
17. Heberer G et al. (1970) Indikation zur Operation. Springer, Berlin Heidelberg New York
18. Hierholzer G et al. (1976) Pathogenese und Therapie der akuten posttraumatischen Osteomyelitis. Unfallheilkunde 79: 139
19. Holz U (1979) Die Behandlung offener Gelenkverletzungen. Hefte Unfallheilkunde 138: 64
20. Holz U, Schulz H (1977) Die Behandlung nach der Osteosynthese. Therapiewoche 27: 13
21. Jäger M, Wirth CJ (1978) Kapselbandlaesionen. Thieme, Stuttgart
22. Kaltenborn F (1984) Manuelle Therapie der Extremitätengelenke, 6. Aufl. Nordis, Düsseldorf
23. Klein-Vogelbach S (1976) Funktionelle Bewegungslehre. Springer, Berlin Heidelberg New York
24. Knapp U, Weller S (1979) Weichteilbehandlung bei offenen Frakturen. Zbl Chir 104: 154
25. Lanz T, Wachsmuth W (1972) Praktische Anatomie Bd 1/4. Springer, Berlin Heidelberg New York
26. Laughman R et al. (1984) Objective clinical evaluation of function. Phys Ther 64: 12
27. List M (1979) Krankengymnastische und physikalische Begleitbehandlung von Verletzungen aus der Sicht der Krankengymnastin. Hefte Unfallheilkd 138: 7243
28. List M (1979) Zur Nachbehandlung von Patienten mit Osteosynthesen aus krankengymnastischer Sicht. Chirurg 50: 746
29. List M (1981) Methodik und Technik der krankengymnastischen Behandlung nach Osteosynthesen. Krankengymnastik 33: 92
30. List M (1982) Wege zur Teamarbeit zwischen Chirurgie und Krankengymnastik. Krankengymnastik 34: 928
31. List M (1978) Eisbehandlung in der Krankengymnastik. Broschüre Deutscher Verb. f. Physiotherapie. Köln
31. a Loeweneck H, Liebenstund J (1985) Funktionelle Anatomie, Pflaum, München

32. Matter R (1979) Offene Frakturen (Einteilung, Therapieprinzipien, Ergebnisse). Hefte Unfallheilkd 138:55
33. Müller M, Allgöwer M (1977) Manual der Osteosynthesen. 2. Aufl. Springer, Berlin Heidelberg New York
34. Müller W (1982) Das Knie. Springer, Berlin Heidelberg New York
35. Olson JE (1972) A review of cryotherapy. Phys Ther 52:8
36. Pannike A (1972) Osteosynthese in der Handchirurgie. Springer, Berlin Heidelberg New York
37. Pauwels F (1965) Gesammelte Abhandlungen zur funktionellen Anatomie des Bewegungsapparates. Springer, Berlin Heidelberg New York
38. Peter K et al. (1982) Der polytraumatisierte Patient. Bd 32. Thieme, Stuttgart
39. Petracić B (1983) Funktionelle, konservative Knochenbruchbehandlung. Thieme, Stuttgart
40. Polterauer P et al. (1978) Die tödliche Lungenembolie in der Traumatologie. Unfallheilkunde 81:469
41. Rendl H et al. (1983) Gefäßkomplikationen nach Heparin-DHE Thromboseprophylaxe. Acta Chir Austriaca 51:68
42. Rogers M (1984) Glossary of biomechanical terms, concepts and units. Phys Ther 64:12
43. Sauer N (1982) Die Versorgung frischer, offener Frakturen. Med. Fakultät Univ. Tübingen
44. Schoberth H (1972) Die Leistungsprüfung der Bewegungsorgane. Urban-Schwarzenberg, München
45. Schöttle U et al. (1981) Ergebnisse der operativen Stabilisierung bei 307 offenen Frakturen. Unfallchirurgie 7,5:256
46. Schauwecker F (1973) Die Frage der Stabilität einer Osteosynthese in bezug auf Übungsbehandlung und Belastung. Krankengymnastik 25:158
47. Schweiberer L (1974) Verzögerte Bruchheilung. Akt. Traumatol. 3:163
48. Stein K (1977) Analyse unterschiedlicher Muskelbefunde und ihre Behandlung. Krankengymnastik 2:53
49. Weineck J (1980) Optimales Training. Perimed, Erlangen
50. Weller S (1977) Begründete Indikation für die Anwendung des Marknagels. Unfallheilkunde 129
51. Weller S (1984) Die Marknagelung, eine instabile aber belastbare Osteosynthese. Akt Traumatol 14:146
52. Weller S (1980) Indikation und Kontraindikation zur Marknagelung. Unfallmed. Tagung 42:93
53. Yack HJ (1984) Techniques for clinical assessment of human movement. Phys Ther 64:12

III. Grundzüge der prä- und postoperativen krankengymnastischen Behandlung

Atemtherapie

Im Rahmen der Unfallchirurgie wird die prä- und postoperative Atemtherapie nicht den Raum einnehmen wie z. B. in der abdominalen Chirurgie. Besonderer Betreuung bedürfen jedoch ältere Patienten, Polytraumatisierte und Verletzte, die bereits eine Atemwegserkrankung mitbringen. In der Regel richtet sich die Auswahl der Atemtechniken nach dem Atembefund. Die Länge der vorangegangenen Vollnarkose kann dabei eine wichtige Rolle spielen. Alte Menschen vertragen sicher eine längere Vollnarkose schlechter als jüngere. Deshalb werden heute in der modernen Anästhesie für solche Patienten Lumbalanästhesien, Spinal-, Plexus- oder kombinierte Akupunkturnarkosen verwendet. Durch die modernen Osteosyntheseverfahren erübrigen sich im allgemeinen lange Liegezeiten, wie sie früher üblich waren; so ist die gefürchtete Bronchopneumonie ein seltenes Krankheitsbild nach traumatologischen Operationen geworden. Die Indikation zur operativen Knochenversorgung wird gerade aus diesem Grund gestellt.

Nach Ehrenberg sind folgende Faktoren Ursachen zur Entstehung einer Pneumonie:

Bettlägrige Patienten, die sich kaum bewegen, sind in dieser Situation einer Infektionsgefahr der Alveolen ausgesetzt.

Insbesondere sind 3 Symptome zu beobachten:

1. Atelektasen
   Darunter versteht man Verklebungen der Alveolen durch mangelnde Belüftung von Lungenabschnitten.
2. Hypostase (verlangsamte Blutzirkulation in Abschnitten des Lungenkreislaufs)
3. Ansammlung von Sekret

Gesichtspunkte der Atemtherapie

1. Die Eröffnung von Atelektasen
2. Verbesserung der Lungendurchblutung
3. Unterstützung des Sekrettransportes, Provokation des Hustens und Erleichtern des Abhustens

Behandlungsmöglichkeiten

Zur Eröffnung von Atelektasen werden tiefe Atemzüge zwischen die Spontanatmung eingeschaltet. Zur besseren Verteilung der Einatemluft kann die Einatmungsluft auch angehalten werden.

Als Techniken kommen in Frage:

z. B. Wahrnehmen der kostoabdominalen Atembewegung (Basaltexte), langsames, tiefes Einatmen (ca. 5×2 Wiederholungen) durch die Nase, Schnüffeln und Gähnen, Atmen mit dem variablen, künstlichen Totraumvergrößerer (–10 Min. stündlich) und Atmen mit Beatmungsgeräten wie Bird, Bennet.

Um eine Hyperventilation zu vermeiden, sind Exspirationstechniken günstig, die die Ausatmung verlängern (z. B. Ausatmen auf „sch", „s", und Tönen auf „o").

Die Verbesserung der Lungendurchblutung wird durch Lagewechsel am besten erreicht, da entsprechende Lungenabschnitte durch die Umverteilung des Lungenblutes wechselnd der Schwerkraft ausgesetzt sind.

Zur Förderung des Sekrettransportes sollen Vibrationen, Klopfen und Abklatschen des Thorax durchgeführt werden. Dadurch wird das Sekret gelockert, und es können ein bis zwei tiefere Atemzüge folgen. Technisch ist

19

dabei zu beachten, daß der Therapeut möglichst wenig Schmerzen im Bereich der Operationswunde auslöst. Deshalb bewährt sich das Abklopfen mit einem weichen Gegenstand, z. B. einem Frotteewaschlappen.

Günstigerweise werden diese Techniken in verschiedenen Positionen, z. B. in Rückenlage, Seitenlage rechts und links oder Sitz durchgeführt, wenn dies erlaubt und möglich ist. Inhalationen mit entsprechenden sekretlösenden Medikamenten werden zusätzlich angewendet. Der Husten kann provoziert werden, wenn Trachealrasseln zu hören ist, dabei helfen Vibrationen unabhängig vom Atemrhythmus oder eine willentlich verlängerte Ausatmung auf „ff". Unterstützend wirkt auch der Totraumvergrößerer. Man vergrößert ihn auf ca. 300 ml und befestigt eine einfache, mit einem Riechstoff (Kampher) getränkte, Kompressenlage am Ende des Giebelrohres.

Bei allen Maßnahmen zur Sekretabstoßung sollte der Oberkörper, wenn erlaubt, höher gelagert sein. Eine Fixation der Rippen oder der Wunden im Abdominalbereich mit großflächig angelegten Händen ist notwendig und erleichtert das Abhusten.

Eine ausführliche Beschreibung der Atemtherapie und Anwendung geeigneter Maßnahmen, sowie ein exakter Atembefund sollen aus den Lerninhalten des Fachbereiches „Atemtherapie und Innere Medizin" abgerufen werden und deshalb hier nicht ausführlich behandelt werden.

Thromboseprophylaxe

Zur Thromboseprophylaxe können nach Ehrenberg kleine bis mittelgroße Muskelgruppen in dynamischer und statischer Muskelarbeit im Sinne der lokalen aeroben Ausdauerverbesserung beansprucht werden.

Die Übungen werden als freie Umkehrbewegungen unter 20–30% der maximalen statischen Kraft über mindestens 10 Minuten nicht zu schnell ausgeführt. Kreislauftraining im sportmedizinischen Sinn z. B. mit dem Fahrradergometer oder Lauftraining können mit Unfallverletzten oder operierten Patienten nicht durchgeführt werden. Als niedrige Belastungsstufe kann das Gehen in einem Tempo 80/min angesehen werden, es entspricht dann einer Leistung von 20 Watt auf dem Fahrradergometer. Jedoch ist Gehen ohne Belastung eines Beines (Hüpfen auf gesunder Seite) oder Gehen mit Sohlenkontakt, so wie es in der frühen Behandlungszeit verordnet ist, eine erheblich höhere Leistung.

Kathrins konnte nachweisen, daß unbelastetes Gehen einer Streßsituation gleichkommt, in welcher der Sauerstoffverbrauch ansteigt. Vermutlich ist eine erhöhte statische Muskelarbeit dafür verantwortlich. Beim Gehen mit Sohlenkontakt ist die Herzleistung etwas geringer, liegt aber gegenüber dem Normalen immer noch im Streßbereich.

Dies ist vor allem bei Polytraumatisierten und alten Menschen zu beachten.

Literatur

1. Class B (1966) Atembehandlung unter Ausnützung der Nasenstenose. Krank Gymn 18:222
2. Ehrenberg H (1971) Atemtherapie in der Krankengymnastik. Krank Gymn 23:239
3. Ehrenberg H (1975) Atemtherapie in der Krankengymnastik; Bericht über die Tätigkeit der Arbeitsgemeinschaft, Sonderheft, Zentralverband Krankengymnastik e.V. München
4. Ehrenberg H (1977) Arbeitsgemeinschaft Atemtherapie: Lehrstoffempfehlung für Techniken der Atemtherapie zum Unterricht an Lehranstalten für Krankengymnastik. Arbeitstagung der Lehranstalten in Aachen, Mai
5. Ehrenberg H et al. (1982) Krankengymnastik, Bd. 1, 2. Thieme, Stuttgart
6. Kathrins B (1984) Cardiovascular responses during nonweightbearing and touch down ambulation. Physical Therapy 64:1

IV. Krankengymnastische Behandlung beim Sudeckschen Syndrom

Jedes **Trauma** wird über den Weg der **physiologischen Entzündung** ausheilen. Eine Entgleisung dieses normalen Vorgangs so frühzeitig wie möglich abzufangen, ist die Aufgabe einer krankengymnastischen Behandlung nach Verletzungen am Bewegungsapparat. Grundsätzlich sind alle Gewebsstrukturen im Bereich spongiöser Knochen betroffen. Prädilektionsstellen sind die Hand, evtl. auch der Fuß, wobei mit Dauerschäden an der Hand eher gerechnet werden muß als am Fuß. Dieser ist behandlungszugänglicher. **Sudeck** teilte diesen Symptomenkomplex in **drei Stadien** ein. Sinnvollerweise wird deshalb auch die krankengymnastische Behandlung entsprechend dieser Einteilung vorgenommen werden.

Eine medikamentöse Behandlung mit Valium, Hydergin und Voltaren wird als Langzeitbehandlung empfohlen. Generell ist zu beobachten, daß ein bestimmter Patiententyp, der mit sich und der Umwelt in einem Spannungsfeld steht, eher dazu neigt eine Sudecksche Dystrophie zu erhalten.

Befunderhebung (z. B. an der Hand)

Stadium I
Heilentzündung

Beurteile
- Hautverfärbung (blau?, rot?, fleckig?)
- Hautspannung (Schwellung?, Streckfalten?)
- Muskelspannung (erhöht?, Handbreite verschmälert?)

Messe
- Aktives Bewegungsausmaß des Handgelenkes, der Fingergelenke, Abduktion des Daumens usw.
- Umfang an Handgelenk und Mittelhand

Prüfe
- Temperatur
- Verschieblichkeit der Metakarpalia (Achtung, nicht bei frischen Frakturen!)
- Sensibilität
- Ellenbogen-, Schultergelenkbeweglichkeit und Halswirbelsäulenbeweglichkeit

Notiere
- Schmerzen, Art und Lokalisation (nachts? im Schultergelenk?)
- sonstige Beschwerden
- Zeitabstand zur Verletzung

Wenn die Symptome der Entzündung in einer angemessenen Zeit nicht verschwinden, kommt es zum Stadium II.

Stadium II
Jetzt sind die Symptome eher noch gesteigert, außer den Weichteilen ist nun auch der Knochen betroffen.

Aufgrund von **Beobachtungen, Messungen** und **Prüfungen** werden folgende Symptome gefunden:

Vermehrte Zyanose, – starke Schwellung besonders an Handrücken und Fingern, – deutliche Zunahme der Abwehrspannung, – Kontraktur der Fingergelenke, – heiße Hand, – Schultergelenkschmerzen in Ruhe und nachts, – Halswirbelsäulen- Syndrom, – Gefühl des „Umklammertseins" der Hand, – Funktionslosigkeit der Hand. Im **Röntgen-**

bild werden die ersten **fleckigen Entkalkungen** sichtbar, die Kompakta zeichnet sich dünn ab (Knochendystrophie). Bei bereits bestehender akuter klinischer Symptomatik kann das Röntgenbild noch für mehrere Wochen unauffällig sein. Ist der Röntgenbefund dann eindeutig, kann sich der klinische Zustand bereits gebessert haben und wieder normalisieren oder aber in das irreparable Stadium III übergehen.

Stadium III: Dystrophie

Nun werden folgende Symptome gefunden: blasse Haut, – Schwellungen abgeklungen, – deutliche Atrophie der Binnen-, Daumen- und Kleinfingermuskulatur, – harte, arthrogene Kontrakturen, – kühle Hand, – starke Kälteempfindlichkeit, – Bewegungsschmerzen, – Funktionslosigkeit der Hand.

Das Röntgenbild zeigt eine deutliche Knochendystrophie und Strukturveränderung der Spongiosa; besonders die Gelenkspalten der distalen Fingergelenke erscheinen schmal, oft kaum noch erkennbar.

Gesichtspunkte der Behandlung

Stadium I (auch zur Prophylaxe)
1. Vermeidung äußerer Irritationen an der Verletzung
2. Verbesserung der Durchblutung
3. Entspannung der Hand
4. Entspannung des ganzen Armes
5. Freihalten des Ellenbogen-, Schultergelenkes und der Halswirbelsäulenbewegungen

Stadium II
6. Änderung der Maßnahmen zur Durchblutungsverbesserung
7. Hochlagerung
8. Halswirbelsäulen- und Schultergelenkbehandlung

Stadium III
9. Änderung der Maßnahmen zur Durchblutungsverbesserung
10. Mobilisation der Gelenke
11. Schulung der Hand- und Fingermuskulatur
12. Funktionsschulung der Hand
13. Zusätzlich Beschäftigungstherapie

Behandlungsmöglichkeiten

Stadium I und Prophylaxe
zu 1. Vermeidung äußerer Irritationen: Dem Krankengymnasten fällt im Gesamtteam der Klinik vermutlich die Aufgabe zu, nach der Erstversorgung von Handverletzungen die Verbände und Gipsschienen zu kontrollieren:

a) auf Stellung der Gelenke
b) auf festes oder lockeres Anliegen
c) auf freie Beweglichkeit der angrenzenden Gelenke (z. B. sollen die Grundgelenke der Finger beim Radiusgips frei bleiben).

Sind keine äußeren Ruhigstellungen durchgeführt, muß die Lagerung der Hand überwacht werden. Eine Hochlagerung sollte auch im Bett vorgenommen werden, z. B. mit einer Schaumstoffschiene. In der frühen Behandlungszeit sind passive Bewegungen, Wärmeanwendung jeglicher Art und Massage auf jeden Fall zu vermeiden. Heißluft und Massage führen bei einer frischen Handverletzung mit Sicherheit zum Sudeck-Syndrom (Abb. 6). Ebenso sollten Patienten dazu angehalten werden, den Arm nicht in der

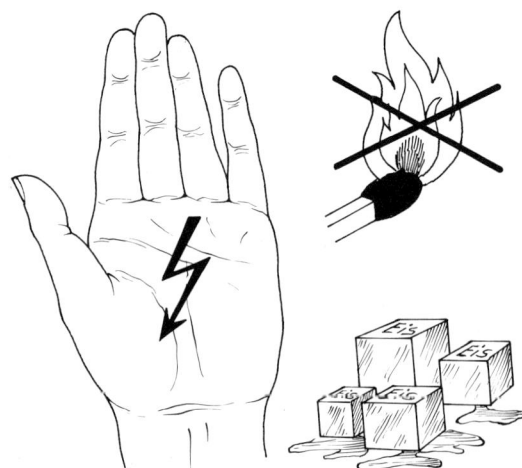

Abb. 6. Bei geschwollener, heißer Hand: Keine Wärme, sondern Eis

Schlinge zu tragen, den Arm nicht ständig nach unten hängen zu lassen und sich nicht in die Sonne zu legen. Dagegen sollen sie häufig die Schulter-, Ellenbogen- und freien Fingergelenke bewegen, und kühlen.

zu 2. Verbesserung der Durchblutung: Im Frühstadium kommen in der Regel aktive Spannungsübungen der Oberarm-, Unterarm-, Hand- und Fingermuskulatur, soweit es die Verletzung erlaubt, in Frage. Hier sind isometrische Spannungsformen gegen Handkontakt gemeint, die im Sekundenrhythmus über 10–15mal ausgeführt werden. Sie werden wechselweise mit Eisabtupftechnik über der Unterarmmuskulatur ausgeführt. Keinesfalls sollten diese Spannungsübungen als Haltearbeit im Sinne einer Trainingsspannung ausgeführt werden. Ist die verletzte Hand deutlich wärmer als die andere, kann nach einiger Zeit im Handbereich selbst gekühlt werden. Der sterile Verband darf jedoch nicht abgenommen werden. Ratschowsche Umlagerungen und Hochlagern der Hand werden dem Patienten als „Hausaufgabe" aufgegeben und müssen nur entsprechend kontrolliert werden. Mußte wegen starker Nachblutungen ein Kompressionsverband angelegt werden, sollte man unbedingt darauf achten, daß er nicht zu lange liegen bleibt. Auch heute zählt zu den häufigsten Ursachen des Sudeckschen Syndroms der zu enge Verband (sonst s. Kapitel Radiusfraktur und Handchirurgie).

zu 3. Entspannung der Hand: Die oben beschriebenen Maßnahmen zur Durchblutungsverbesserung sollten möglichst spontan mit Entspannungsübungen abwechseln. Bei schmerzfreier Lagerung der Hand auf dem individuell eingestellten Handtisch wird das bewußte Anspannen der Finger zu nachfolgendem ausführlichen Entspannen ausgenützt. Entspannungsübungen nach Schaarschuch werden ebenfalls angewandt. Will der Therapeut die Spannung über Führungskontakt verdeutlichen, muß darauf geachtet werden, daß der Griff nicht zu hart ist. Dasselbe gilt auch für die Fixation des nächsthöheren

Gelenkes oder einer Fraktur. Auch der verbale Auftrag kann deutlich machen, daß es sich um eine kurze Anspannung handelt und nicht um eine statische Haltearbeit. An Techniken kommen in Frage: die „Chirurgische Technik" und die „Rhythmische Stabilisation – Entspannen mit aktivem Weiterziehen". Genügend lange Pausen sollten einkalkuliert werden. Ganz besonders wichtig scheint die positive Mitarbeit des Patienten und seine Angabe von Schmerzen zu sein. Über die Schmerzgrenze sollte nicht hinausgegangen werden; ängstliche Kranke werden aber in der Erwartung von Schmerzen schlecht entspannen können. Der erfahrene Krankengymnast weiß, wie er ablenken und doch gezielt üben kann. Dem Schüler sei geraten, eher etwas weniger zu dosieren als zuviel. Ein deutliches Kriterium dafür, ob die Hand wirklich zur Entspannung gebracht wurde, ist das Spreizen der Finger. Gelingt es nicht, die Finger wenigstens ein wenig voneinander abzuspreizen, wird der Versuch unternommen, am Schultergürtel und Oberarm eine Entspannung zu erzielen.

zu 4. Entspannung des ganzen Armes: Über Kontakt und Übungsauftrag wird das Bewußtsein auf den Schultergelenkbereich, den Oberarm und den Unterarm gelenkt, um von proximal aus Spannen und Lösen der Spannung zu üben. Anschließend kann dann wieder mit der Hand geübt werden. Auf schmerzfreie Lagerung sollte ständig geachtet werden. Alle Griffe müssen sicher und weich sein. Gleichzeitig angewendete Eisumschläge oder Packungen liegen über der besonders verspannten Muskulatur. Die Oberarmmuskulatur kann durchaus gegen Widerstand gefordert werden. Die Pausen sollten dann jedoch betont lange angesetzt werden und der Patient den Vorgang des Entspannens bewußt nachempfinden.

zu 5. Freihalten des Ellenbogen-, Schultergelenkes und der Halswirbelsäulenbewegungen: Da viele Patienten mit HWS-Beschwerden zu einer Sudeckschen Dystrophie neigen, wird die Behandlung vom Nacken-Schultergürtelbereich her begonnen. Dazu bieten sich die PNF-Kopf- und Schulterblattpattern als langsame Umkehrbewegungen oder als isolierte Bewegungen an. Ellenbogen- und Schultergelenke werden am besten durch komplexes Üben der Arme funktionsfähig gehalten. Alle Bewegungen sollen bis zum Ende der Bewegungsbahn durchgeführt werden und nach Möglichkeit immer die Rotation im Schultergelenk mit einbeziehen.

Stadium II

zu 6. Änderung der Maßnahmen zur Durchblutungsverbesserung: Empfohlen werden können jetzt Eistauchbäder und zusätzliche vegetative Umstimmungen durch Bindegewebsmassage oder eine Serie von sechs Behandlungen mit Diadynamik (DF über dem Ganglion stellatum). Auf aktive Spannungsübungen sollte nicht verzichtet werden. Auch aktive Umkehrbewegungen kann man anwenden. In diesem Stadium dürfen keinesfalls warme Bäder durchgeführt werden!

zu 7. Hochlagerung: Im allgemeinen sind Handverletzte nicht an Bettruhe gebunden. Es empfiehlt sich jedoch im Stadium II den Patienten anzuhalten, seine Hand möglichst häufig für einige Stunden hochzulagern. Dies kann mit Kissen oder einer vorgefertigten Schiene geschehen. Ungern werden ruhigstellende Schienen angelegt; sie drosseln eher die Durchblutung und führen zu unnötigen Kontrakturen an den sonst nicht betroffenen Gelenken.

zu 8. Halswirbelsäulen- und Schultergelenkbehandlung: Besonders intensiv sollten krankengymnastische Maßnahmen hinsichtlich einer HWS-Behandlung durchgeführt werden, wobei unter „intensiv" keineswegs eine grobe Pauschalbehandlung gemeint ist. Der Kopf verträgt ebenso wenig ungestümes Vorgehen wie die Hand. Normalisiert sich der Muskeltonus in der Nacken-Schultergürtelmuskulatur, werden auch die Maßnahmen an der Hand erfolgreicher sein. Aktiven Behandlungen können Massagegriffe, eine Eiskrawatte oder eine warme Kompresse unter-

geordnet werden. Schulterblatt- oder Kopfpattern werden in Form der wiederholten Kontraktionen gegen Führungskontakt, eventuell auch gegen Widerstand gefordert. Entspannungstechniken für das Schultergelenk wechseln mit intensiven Übungen für die Schulterabduktoren, -flexoren, -innen- und -außenrotatoren ab. Im Handbereich muß man immer noch auf intensive Entspannung und Durchblutungsverbesserung achten. Erst wenn die Streckfalten über den Grund-, Mittel- und Endgelenken wieder sichtbar werden, wenn die Hand keine Hitze mehr ausstrahlt und sich die Beweglichkeit spontan verbessert, kann die Handbehandlung intensiviert werden. Kontrakturenbehandlung und die Schulung der Greiffunktion stehen dann im Vordergrund (s. auch Behandlung in der Handchirurgie S. 87).

Stadium III

zu 9. Maßnahmen zur Durchblutungsverbesserung: Die nun äußerst kälteempfindliche Hand kann jetzt nicht mehr mit Eis behandelt werden. Lauwarme Kompressen oder Handbäder ersetzen die Eisbehandlung. Neben der eventuell wieder neu angesetzten Bindegewebsmassage können vom Patienten selbst Bürstungen ausgeführt werden. Vielfach werden auch auf- oder absteigende Bäder an der anderen Hand empfohlen.

zu 10. Mobilisation: Im Vordergrund steht nun die intensive Mobilisation der Fingergelenke. Erfahrungsgemäß sind besonders die Mittel- und Endgelenke kontrakt. Als Technik wird die „langsame Umkehr – halten – entspannen – aktiv/passives Weiterziehen" empfohlen. Vorsichtiges Ziehen in Längsrichtung der Finger bewährt sich bei dieser Technik. Traktion und Gleiten aus der manuellen Therapie können erfolgreich angewendet werden, wenn das Endgefühl der Gelenkbewegung fest elastisch ist. Beide Techniken können auch kombiniert werden.
Im Anschluß an jede Mobilisation soll eine rhythmische Stabilisation oder eine aktive Umkehr durchgeführt werden.

zu 11. Schulung der Hand- und Fingermuskulatur: Das Schulen der Finger- und Handmuskulatur muß einzeln erfolgen. Genaues Fixieren der Nachbargelenke ermöglicht gezieltes Üben der einzelnen Flexoren und Extensoren. Die Technik der wiederholten Kontraktionen bietet sich als beste an. Zur Verstärkung wird das Handgelenk in leichter Dorsalextension stabilisiert (s. auch Kapitel Handchirurgie, Kapitel XI).

zu 12. Funktionsschulung der Hand: Nach Erreichen einer gewissen Beweglichkeit und Kraft muß die Funktion des Greifens intensiv geschult werden. Kleine Geräte, eine Knetmasse und Gegenstände aus dem Alltag können sinnvoll zum Üben eingesetzt werden. Ein vorgeübtes Aufgabenprogramm sollte vom Patienten regelmäßig zu Hause durchgeführt werden.

zu 13. Beschäftigungstherapie: Da eventuell mit einem bleibenden Schaden gerechnet werden muß, sollten Patienten im Stadium III einer Sudeckschen Dystrophie so vielseitig wie möglich gefordert werden. Je intensiver geübt wird, um so erfolgreicher endet die Behandlung. In diesem Sinn erweist sich eine zusätzliche Beschäftigungs-/Arbeitstherapie als besonders günstig.

V. Krankengymnastische Behandlung nach Sehnen-, Band- und Muskelverletzungen

1. Sehnen- und Bandverletzungen

Ursachen

– Trauma, indirekt oder direkt wie Zerrung, Dehnung, Schnitt, Riß, Schlag, Quetschung anläßlich von Arbeits-, Sport- oder Verkehrsunfällen.
– Chronische Überlastungsschäden
– Kortisongaben

Symptomatik und ärztliche Maßnahmen

Der Häufigkeit nach sind folgende Sehnen verletzungsgefährdet:

Achilles-, Quadricepssehne, Sehne der Mm. ischiocrurales, Aponeurose der Fingerextensoren, Sehne des extensor policis longus, – des langen Bizepskopfes, – des M. supraspinatus. Akute kleine Sehnen-Bandverletzungen wie z. B. Bandzerrungen werden im

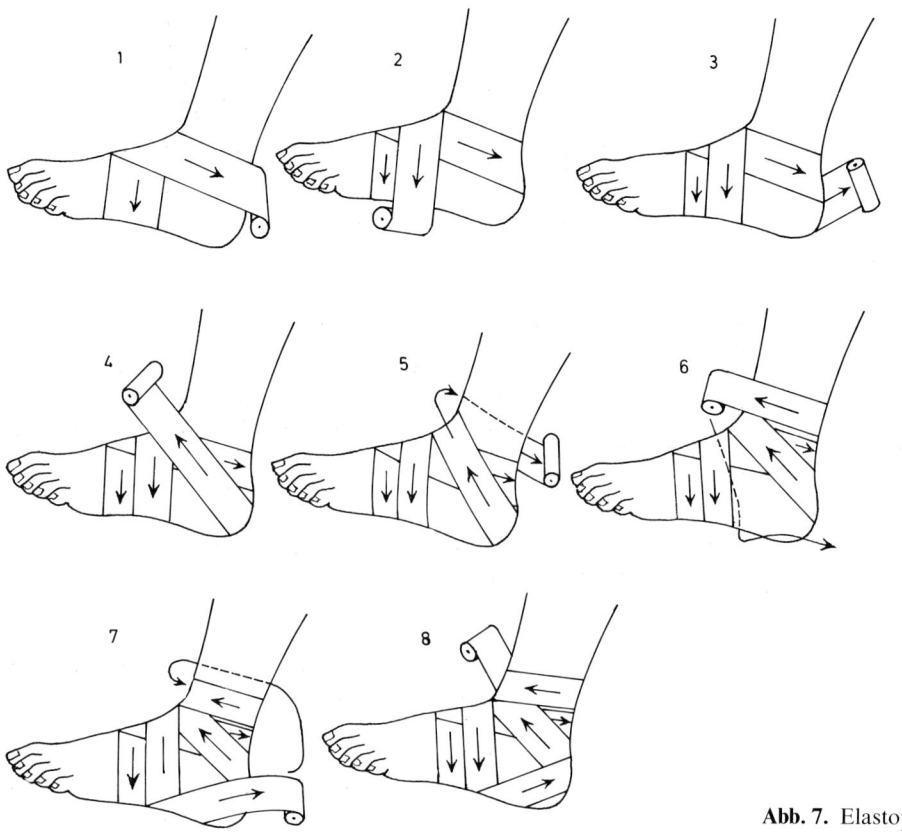

Abb. 7. Elastoplastverband

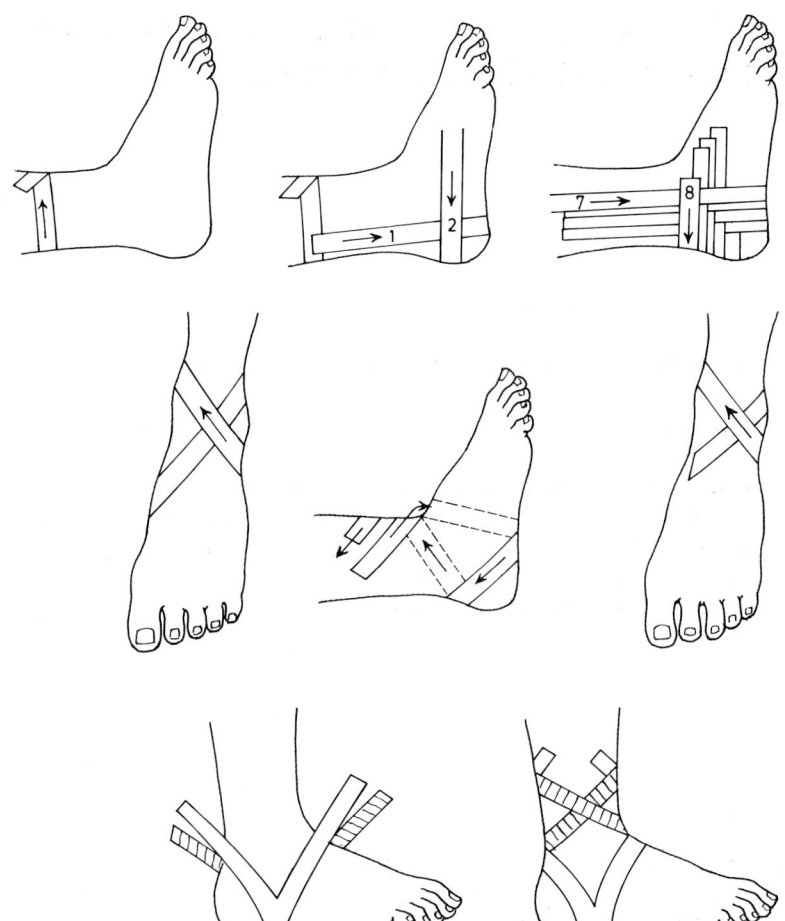

Abb. 8. Tape-Verband

allgemeinen kaum behandlungsbedürftig sein. Dehn-, Riß- oder Schnittverletzungen werden entsprechend ihres Ausprägungsgrades mit einer Ruhigstellung im Gips oder operativ versorgt. Ausschlaggebend für krankengymnastisches Vorgehen ist die ärztliche Verordnung und die Befunderhebung. Kleine Sportverletzungen werden nur mit einem elastischen Verband (Tape) (Abb. 7 u. 8) behandelt, die Gelenke sollen sofort wieder bewegt werden.

Komplikationen

– Infektion
– Narbenadhäsionen
– Kontrakturen.

Befunderhebung

Beurteile
– Gelenkkontur und Stellung
– Ödem, Narben, Muskelrelief, Röntgenbild (gehaltene Aufnahme)

Messe
– aktives Bewegungsausmaß
– Umfang

Prüfe
Art der Schwellung, Temperatur, Sensibilität Gelenkendstellung.

Notiere
Art und Lokalisation der Schmerzen z. B. Bewegungsschmerz, Druckschmerz.

Meist findet man im akuten Stadium sowohl eine weiche Schwellung, Bewegungsschmerzen und Einschränkungen als auch einen deutlichen Druckschmerz. Bei Sehnenriß kann eine Lücke getastet werden. Dagegen sind bei chronischen Schäden eine harte Schwellung und ausgeprägte Verklebungen zu fühlen.

Sehnen- und Bandverletzungen am Knie- und Sprunggelenk können nicht als Minimalverletzungen angesehen werden. Sie sollen deshalb gesondert im speziellen Teil bei den Verletzungen im Knie- und Sprunggelenkbereich abgehandelt werden. Chronische Syndrome sind häufig an der Achilles- und Tibialis anterior-Sehne und an den Sehnen der Hand- und Fingerextensoren (Tennisellenbogen) zu finden.

Gesichtspunkte der Behandlung

1. Resorption des Ödems
2. Durchblutungsverbesserung
3. Lösen der verhafteten Sehne, des Bandes
4. Funktionsschulung des Muskels

Behandlungsmöglichkeiten `

Bei kleinen Sehnen- und Bandverletzungen: Eisbehandlung und anschließend Kompressionsverband (TAPE-Verband); mit Bandage bewegen und belasten

Bei schwerer Symptomatik oder nach operativer Versorgung: Verzögerte aktive Behandlung nach der Ruhigstellung, 6 Wochen nach Sehnenriß und Naht, 3 Wochen nach Distorsion. Differenzierte Behandlung siehe Kapitel Kniegelenk- und Sprunggelenkbereich

Bei chronischer Symptomatik: Hydrotherapie/Eistherapie – Ultraschall – Diadynamik – Iontophorese – Ichthyolverband – Friktionen nach Cyriax – aktives und passives Bewegen bzw. Mobilisieren

2. Muskelverletzungen

Ursachen

– Trauma direkt oder indirekt wie Kontusion, Riß, Einriß, Stich, Schnitt, nach Sport-, Arbeits- oder Verkehrsunfällen
– Folge von Übermüdung, bei Sportlern nach schlechtem Aufwärmen vor der Wettkampfleistung

Symptomatik und ärztliche Maßnahmen

Muskelverletzungen bluten sehr stark nach und neigen deshalb zu schmerzhaften Schwellungen. Der Muskel ist bewegungsunfähig, eine Delle kann bei Fasereinrissen oder Rissen getastet werden. Der Häufigkeit nach werden Verletzungen vorkommen an: M. gastrocnemius, Mm. adductores, Mm. ischiocrurales, M. quadriceps und M. biceps humeri.

Die krankengymnastische Behandlung beginnt nach operativer Versorgung oder/und Ruhigstellung im Gips.

Komplikationen

Infektion – Narben – Kontrakturen

Befunderhebung

Beurteile
Muskelrelief, Hämatom

Messe
– Aktives und passives Bewegungsausmaß
– Umfang an vorgegebenen Stellen

Prüfe
Schwellung, Temperatur, Sensibilität, Pulse, Muskelspannung

Notiere
Schmerz bei Kontraktion, Art und Lokalisation

Ein scharfer, stechender Schmerz bei Bewegungsauftrag weist auf Muskelfasereinriß hin. Muskelteststufe 0 bei intakter Sensibilität spricht für Muskelriß. Narben liegen meist quer zum Faserverlauf, während Myogelosen parallel zum Muskel liegen.

Gesichtspunkte der Behandlung

1. **Verhütung** weiterer Blutungen und Förderung der Resorption
2. **Durchblutungsverbesserung**
3. **Funktionsschulung** des Muskels
4. **Mobilisation** der Kontraktur
5. **Verbesserung der Geschicklichkeit – Ausdauer – Kraft des Muskels**
6. **Lösen der Adhäsionen und Vernarbungen**

Behandlungsmöglichkeiten

a) Akutstadium
– **Eiskompressen** und **Kompressionsverband,** nach 24 Std. evtl. **Diadynamik,** 5 min MF, 5 min CP oder **Ultraschalltherapie mit** sehr niedriger Dosierung in Kombination mit Eis.
– **Schienenhochlagerung** für 24 Std. mit gleichzeitig kühlenden Maßnahmen
– Nach 24 Std. isometrische **Spannungsübungen** während der Eisbehandlung
– **Aktive dynamische Bewegungen** ohne Widerstand

Achtung: Verboten sind Massagegriffe jeglicher Art und Wärmeanwendungen!

b) Subakutes und Spätbehandlungsstadium
– **Aktive Übungen** gegen Widerstand
– **Weiche Massagegriffe**
– **Unterwassermassage,** Sprudelbad
– **Aktive Dehnungen** des Muskels
– **Mobilisation mit Griffen** der Manuellen Therapie

– **Training des Muskels** in der Muskelkette zu Gebrauchsfunktionen

Bestehende Narben und Kontrakturen bergen die Gefahr einer neuen Verletzung in sich. Erst bei vollständiger Wiederherstellung sollte deshalb zum Leistungssport oder entsprechender körperlicher Arbeit geraten werden.

Schüleraufgabe

Versuchen Sie einen *Tape-Verband* anzulegen, der das Sprunggelenk in der Nullstellung fixiert.

Literatur

1. Burri et al. (1974) Unfallchirurgie. Heidelberger Taschenbücher. Springer, Berlin Heidelberg New York, S 101 u. 146
2. Jäger M, Wirth CJ (1978) Kapselbandläsionen. Thieme, Stuttgart
3. Pallesen J (1973) Die Versorgung frischer und veralteter Verletzungen der großen Sehnen. Aktuel Traumatol 3:107
4. Refior H (1973) Indikation und Technik bei der Verwendung homologer, lyophilisierter Dura zum Ersatz von Sehnen und Ligamenten. Aktuel Traumatol 3:125
5. Riemenschneider J et al. (1983) Erfahrungen bei der Nachbehandlung, von operativ versorgten Rupturen der Außenknöchelbänder mit einem Spezialschuh. Aktuel Traumatol 6:226
6. Seifert KE (1973) Sehnenplastiken im Handbereich. Aktuel Traumatol 3:113
7. Schildhauer M (1973) Bandnähte und Bandplastiken am Ellenbogengelenk. Aktuel Traumatol 3:79
8. Schmidt H (1972) Orthopädie im Sport. Barth, Leipzig, S 100
9. Weigert M (1973) Bandplastiken an den großen Gelenken. Aktuel Traumatol 3:1973

VI. Krankengymnastische Behandlung nach Wirbelfrakturen

Frakturen im Bereich der Wirbelsäule können als **Wirbelkörperfrakturen** mit und ohne **Luxation** oder als **Dorn- oder Querfortsatzfrakturen** auftreten.
Hier soll die Behandlung der Wirbelkörperfrakturen ohne Querschnittlähmung besprochen werden.

Ursachen

Stauchungsmechanismus, Fall aus größerer Höhe, Verkehrs-, Reit-, Taucherunfälle etc.

Allgemeine Richtlinien und therapeutische Maßnahmen

Nach Lob heilt eine Kompressionsfraktur im spongiösen Bereich am besten, wenn die Einstauchung belassen wird. Darüber hinaus besteht bei Verletzungen bis zum 50. Lebensjahr nur eine geringe Gefahr, daß der gebrochene Wirbelkörper weiter zusammensintert. Am häufigsten sind die 4.–6. Halswirbel, die 4.–6. Brustwirbel, sowie der 12. Brustwirbel und der 1. und 3. Lendenwirbel verletzt. Bedeutungsvoll für die Therapie ist die Einteilung in **primär stabile und instabile** Frakturen. Man beurteilt nach Junghanns dabei das Bewegungssegment: Bandscheibe, Wirbelkörper, Gelenkfortsätze und Bandverbindung.

Primär stabile Verletzungen können sofort oder nach 3–4 Wochen mobilisiert werden (85% aller Verletzungen).
Zu ihnen zählen nach Walker
– isolierte Bandscheibenverletzungen
– isolierte Wirbelkörperfrakturen ohne Bandscheibenbeteiligung
– isolierte Wirbelbogenfrakturen
– Wirbelkörperfrakturen mit Bandscheibenverletzung sofern
  a) der ventrale Achsenknick auf der exakten seitlichen Röntgenaufnahme höchstens 15° beträgt
  b) kein sagittaler Knick besteht
  c) keine Subluxation nachweisbar ist
  d) die Dornfortsätze nur gering oder gar nicht auseinander weichen.

Primär instabile Verletzungen bestehen bei:
– bestehender Luxation (meist HWS)
– bestehender Trümmerfraktur mit Interposition von Bandscheibengewebe und Dislokation von Fragmenten nach ventral und dorsal, Längsbandverletzungen
– Luxationsfrakturen mit Knickbildung von 25° und mehr bei Frakturen der Gelenkfortsätze, Klaffen der Dornfortsätze und Wirbelbogenverletzungen.

Frakturen der Halswirbelkörper werden vorwiegend konservativ behandelt mit einer Crutchfield-Klammer (Zug bis zu 3 kg), einem Diademgips oder einer Schantzkrawatte aus Plastikmaterial oder Schaumstoff. Frakturen zwischen C 3 und C 7 werden heute auch operativ behandelt mit einem corticospongiösen Beckenkammspan.
Stabile Brustwirbel und Lendenwirbelfrakturen werden funktionell behandelt, die Verletzten dürfen und sollen sich nach ca. 3 Wochen normal bewegen.
Verletzte mit instabilen Frakturen ohne Querschnittläsionen werden flach gelagert,

auf einem Quaderbett evtl. auch auf einer Brettunterlage oder in einer Liegeschale. Die krankengymnastische Behandlung kann sofort beginnen bei Beibehaltung der Ruhigstellung. In einigen Fällen werden zur Fixierung instabiler Lendenwirbelfrakturen auch Harrington-Stäbe eingesetzt und/oder ein Thoraxgips angelegt.

Die häufigste Behandlungsform ist jedoch die konservativ-funktionelle nach Magnus. Dabei kann nach ca. 6–8 Wochen mit der Mobilisation, d. h. mit dem Positionswechsel begonnen werden.

Behandlungen im Bewegungsbad sind sinnvoll. Nach ca. 8 Wochen kann zunehmend belastet werden im Gehwagen oder im Laufbecken.

Über die Verwendung von Stützkorsetts besteht unterschiedliche Meinung. Manche Traumatologen lassen Stützkorsetts bis zu 3 Monaten oder sogar einem halben Jahr tragen, wenn ein ausführliches Training der Rückenmuskulatur parallel dazu durchgeführt wird.

Komplikationen
– Querschnittlähmung
– Polytrauma
– Schädelhirntrauma

Befunderhebung

Beurteile
– Allgemeinzustand (evtl. liegt Patient auf der Intensivstation)
– Atmung, Kreislaufsituation
– Lagerung
– Röntgenbefund (Achsenknick, Luxation, Instabilität?) (Abb. 9)
– evtl. Computertomogram

Prüfe
Hautdurchblutung, Temperatur
– Sensibilität auf Berührung, Schmerz, Lagesinn
– Muskelkraft
bei Lendenkörperfrakturen unter Beachtung der absoluten Streckung der Wirbelsäule.
Keine Prüfung der Hüftflexoren!

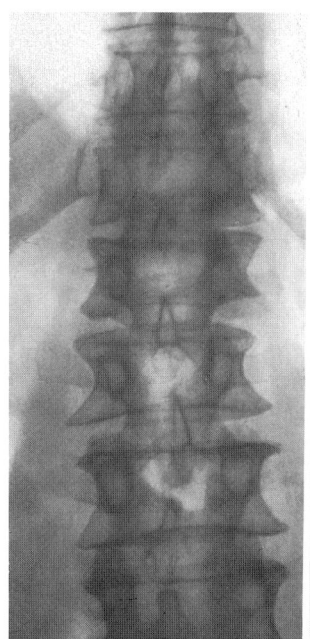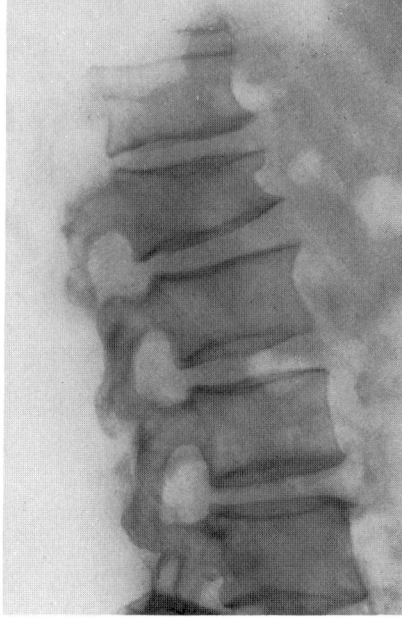

Abb. 9. Lendenwirbelkörperfraktur

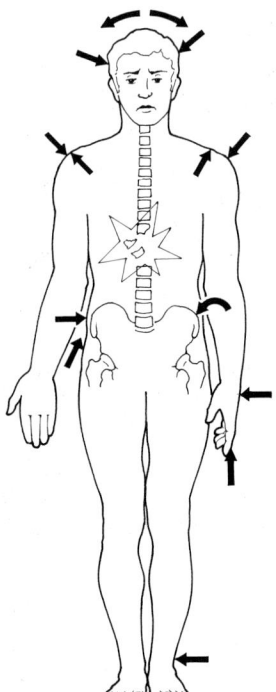

Abb. 10. Stabilisation bei Wirbelfraktur

Gesichtspunkte der Behandlung

Stabile und instabile Frakturen
 1. **Atemtherapie,** wenn erforderlich
 2. **Thromboseprophylaxe** bei Beibehaltung der flachen Lagerung
 3. **Stabilisation** durch Muskelspannungsaufbau
 4. **Erhalten** freier Gelenkbeweglichkeit
 5. **Atrophieprophylaxe** der Rumpf- und Extremitätenmuskulatur
 6. **Schulen** von Gebrauchsbewegungen nach 3 Wochen respektive 6–8 Wochen
 7. **Wechsel** der Position nach Verordnung
 8. **Stabilisation** der Seiten- und Bauchlage
 9. **Kräftigung** der Rücken-, Schultergürtel- und Bauchmuskulatur
10. **Massage der Rückenmuskulatur** nach 6 Wochen:
11. **Positionswechsel** in Unterarm-, Kniestand, Vierfüßlerstand, Sitz, Stand
12. **aktive Mobilisation** der Wirbelsäule
13. **Schulung von Gebrauchsbewegungen**

Behandlungsmöglichkeiten

Beispiel: Fraktur eines Lendenwirbelkörpers

zu 3. Stabilisation zum Aufbau einer komplexen Muskelspannung am Rumpf: In korrigierter flacher Lagerung wird der Versuch unternommen, gegen Führungskontakt und leichten Widerstand das Becken aus seiner Nullstellung zu verschieben, ohne daß eine Bewegung entsteht. Der Krankengymnast sollte sich dabei mit seinem richtungweisenden, manuellen Kontakt vorsichtig einfühlen und die entgegengebrachte Muskelspannung abfangen. Die Spannung sollte langsam aufgebaut, etwa 7 sec gehalten und dann langsam gelöst werden. Beckenextension, Abduktion, Adduktion und Innen- und Außenrotation werden mit dieser Technik isoliert statisch geübt. Steigerung kann durch stärkeren manuellen Widerstand oder durch Vergrößerung der Hebellänge erfolgen, in dem der Krankengymnast Führungswiderstand an Bein, Schultergürtel, Kopf und Arm gibt (Abb. 10).
Besonders stabilisierend für die Mitte des Rumpfes wirken Diagonalspannungen, aufgebaut von der Schulterblattmuskulatur über den gegenseitigen M. latissimus dorsi zur Hüftmuskulatur, M. glut. max., med. u. min. oder eingeleitet durch Kopfrotation unter Ausnutzung der Blickkontrolle. Komplexes Spannen gegen gedachten Widerstand „Mentales Training" und Übungen nach Brunkow eignen sich ebenso gut.
Kann ärztlicherseits von der Rückenlage in die Seitenlage gedreht werden, wird in der geraden Seitenlage, später in Bauchlage in gleicher Weise stabilisiert. Außerdem kann entsprechend den Vorschlägen von Scharll in allen genannten Ausgangspositionen geübt werden (Abb. 11).

zu 4. Erhalten freier Gelenkbeweglichkeit: Bei lumbalen Wirbelfrakturen sollte jede Flexionsbewegung dieses Wirbelsäulenabschnittes vermieden werden. Als weitergeleitete Bewegung wirkt die Femurflexion im Hüftgelenk zunehmend im Sinne einer Ab-

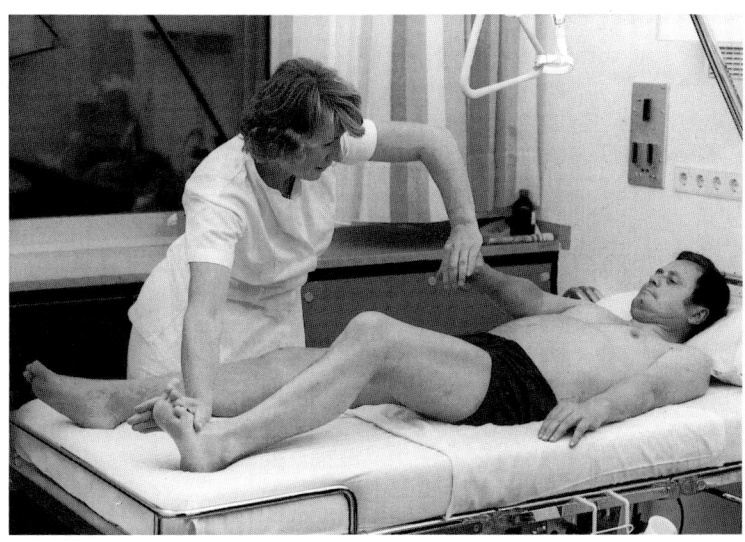

Abb. 11. Aufbau komplexer
Muskelspannung

flachung der Lendenlordose. Dies um so mehr je früher die Dehngrenze der ischiocruralen Muskulatur erreicht ist. Folgende Regel kann als Anhaltspunkt dienen:
Keine Flexion ist erlaubt bei L_3- bis L_5-Frakturen
Flexion bis 45 Grad ist erlaubt bei L_1-, L_2-Frakturen
Flexion bis 90 Grad ist erlaubt bei Th_{11}-, Th_{12}-Frakturen
Die aktiv dynamischen Hüftgelenkbewegungen sollten deshalb nur die Bewegungsrichtung, Innenrotation, Außenrotation, Abduktion, Adduktion und soweit möglich die Hüftgelenkextension aus der Flexions-Extensions-Nullstellung betreffen.
Freie Kniegelenkbeweglichkeit kann aus dem seitlichen Überhang des Unterschenkels geübt werden, dabei ist der Oberschenkel vollständig auf dem Bett gelagert und kann aktiv fixiert werden. Entsprechend der ungünstigen Tendenz der Wirbelsäulenflexion auf Wirbelfrakturen wird bei Frakturen im Brustwirbelsäulen- und Halswirbelsäulenbereich ähnlich vorgegangen. Bei Halswirbelkörper-Frakturen, die mit einer Schantzschen Krawatte versorgt wurden, können Schulterblattpattern in Richtung Depression – Adduktion und Depression – Abduktion gemacht werden.

Merke: Kopf muß in Nullstellung auf der Unterlage liegen bleiben! Schultergelenkbewegungen, z. B. langsame Umkehrbewegungen nach der PNF-Methode sind anwendbar, wenn sie extreme Extension vermeiden und der Schultergürtel nicht von der Unterlage abgehoben wird.

zu 5. Atrophieprophylaxe: Die Vermeidung von Atrophien bei langen Liegezeiten ist sicher nicht möglich, fehlt doch entscheidend die ständige Auseinandersetzung mit der Schwerkraft. Es kann deshalb nur der Versuch unternommen werden, einer allzu großen Atrophie entgegenzuwirken. Bei Lendenwirbelkörper-Frakturen können aus der Rückenlage – später aus Bauchlage – die Arme mit Geräten wie Expander, Pullingformer, Baligerät, Stab o. ä. gegen Widerstand geübt werden. Der Krankengymnast wird nach exaktem Vorüben ein „Hausaufgabenprogramm" zusammenstellen und den Patienten auffordern, dies täglich und mehrmals am Tag zusätzlich zur krankengymnastischen Behandlung durchzuführen. Expander und Pullingformer lassen sich am Bett oder Fenstergriff anhaken und richtig einstellen.
Übende und stabilisierende Extremitäten können gegeneinander vertauscht werden, so

33

lassen sich Übungen auch für BWK- und HWK-Frakturen verwenden, wenn die Arme korrekt in Extension und entsprechender Bewegungskombination statisch arbeiten und die dynamische Arbeit bei den Beinen liegt.

zu 6. Schulen von Gebrauchsbewegungen: Während der Flachlagerung in den ersten 3 Wochen (6–8 Wochen) ist Drehen zum Nachttisch, Schlafen auf der Seite, Hochdrehen des Kopfteiles zum Essen nicht erlaubt. Dies ist für den Patienten, der meist aus einem aktiven Leben kommt, eine schwere Geduldsprobe und wird häufig mißachtet. *Vorgeübt sollte werden:* das Benützen der Bettschüssel bei geradem Rücken und das Fassen von Gegenständen bei entsprechend eingerichtetem Nachttisch. Ein Spiegel an der Bettstange angebracht, erleichtert dem Patienten das Erreichen von Gegenständen in seinem näheren Bereich und läßt ihn am Geschehen im Zimmer teilnehmen. Verwenden einer Prismenbrille als Lesehilfe bietet sich ebenfalls an.

zu 7. Wechsel der Positionen: Entsprechend der Stabilität darf zu unterschiedlichen Zeiten von der Rückenlage in die Seitenlage und Bauchlage gewechselt werden. Dabei ist es sinnvoll, auf eine Drehung unter Extensionsspannung zu achten. Der dann obenliegende Arm stützt während der Drehung gegen die Hand des Krankengymnasten fest nach hinten unten, das dann obenliegende Bein stemmt gleichzeitig nach hinten außen. Nach Erreichen der Seitenlage kann der obenliegende Arm vor dem Körper aufgestützt werden, das Bein bleibt in Streckung auf dem Arm des Krankengymnasten liegen. Das unten liegende Bein muß gestreckt bleiben. Durch entsprechendes Weiterdrehen wird die Bauchlage erreicht.

zu 8. Stabilisation des Beckens gegen die Beine, den Thorax, den Kopf und die Arme. Dies wird bei entsprechender Lagerung des obenliegenden Beines in Abduktion/Adduktions-Nullstellung und leichter Extensionsstellung ausgeführt. Das Halten der Position kann diagonal oder gleichseitig geübt werden. Bauch- und Rückenmuskeln müssen gleichermaßen gefordert werden.

zu 9. Kräftigung der Rückenmuskulatur aus Bauchlage: Herausschieben des Kopfes, Abheben des Schultergürtels von der Unterlage, dasselbe mit Kopfrotation und verschiedenen Armpositionen, d. h. neben dem Körper, in U-Halte, auf dem Kopf und schräg nach oben.
(*Nicht erlaubt sind:* die im Nacken gefalteten Hände – sie bringen den Patienten in eine „Gänsehalsstellung", die unphysiologisch ist.)

– entsprechende Übungen als wiederholte Kontraktionen
– entsprechende Übungen mit gespanntem Seil, Gymnastikball, Stab, Keule etc.
– Abheben eines Beines und gegenseitigen Armes, dasselbe auch mit Rotation
– Seitenneigung der Wirbelsäule durch kräftiges Ziehen eines Armes in Richtung gleichseitiges Knie

Kräftigung der Bauchmuskulatur wird aus Seitenlage und Rückenlage über Diagonalspannung des M. pectoralis, M. abd. obliquus ext. und mit/ohne Hüftgelenkflexion (je nach Behandlungsstadium) durchgeführt.

zu 10. Massage der Rückenmuskulatur ist in gelagerter Seitenlage und in der Bauchlage möglich. Zur Anwendung kommen Streichungen und alle Variationen von Knetungen.
Sind extreme Verspannungen in dem Bereich des M. erector trunci im Lendenwirbelsäulenbereich vorhanden, können Eis-Langzeitanwendungen (Kompresse, Packung) während der Übungen angewandt werden.

Achtung: Verträglichkeit beobachten!

zu 11. Positionswechsel: Auf ärztliche Anweisung hin sollen Positionswechsel aus der Bauchlage in den Unterarm-Kniestand oder in die Rutschstellung eingeübt werden. Bei guter Verträglichkeit können dann Übungen

aus dem Klappschen Kriechen oder andere kräftigende Übungen durchgeführt werden (Brunkow, Vojta).
– Stabilisationsübungen in den verschiedenen Ausgangsstellungen stehen anfangs noch im Vordergrund. Sitz, Stand und Gehen bedeuten volle Belastung für eine Wirbelfraktur, wenn sie nicht durch ein entsprechendes Korsett, eine Plastikkrawatte oder einen Light cast entlastet ist.

zu 12. Mobilisation: Dynamische Übungen, die die Wirbelsäulen-Extension, Flexion, Lateralflexion und Rotation kombinieren, werden ohne Gerät oder mit Ball, Stab, Reifen, Keule, Pullingformer bzw. Baligerät ausgeführt. Die Kräftigung der Bauch- und Rückenmuskeln sollte immer wieder zwischengeschaltet werden. Ebenso läßt sich Mobilisation und Kräftigung im Bewegungsbad hervorragend üben.
Beim Gehen sollte darauf geachtet werden, daß der Patient die „mühsam" aufgebaute Extensionshaltung der Wirbelsäule nun wieder abzubauen lernt. Anfangs gehen alle Patienten nach Wirbelfrakturen extrem steif. Über das Lenken des Bewußtseins auf Gegenstände im Raum kann mit der freien Kopfbewegung die natürliche Haltung wiedergewonnen werden. Ablenken durch Gehen z. B. mit Ballprellen oder auch durch Musik und rhythmisches Figurengehen ist günstig, um über Rumpfrotation die unnatürlich steife Haltung abzubauen. Gehhilfen brauchen im allgemeinen nicht gegeben zu werden.

zu 13. Schulung von Gebrauchsbewegungen: Gezeigt und als „*Hausaufgabenprogramm*" zusammengestellt werden Tätigkeiten wie:
– Schuhe und Strümpfe an/ausziehen
– Bücken (dabei Knie- und Hüftgelenke beugen)
– Ein- und Aussteigen in/aus der Badewanne
– Ein- und Aussteigen in/aus dem Bett
– Ein- und Aussteigen in/aus dem Auto
– Verrichten von Hausarbeiten z. B. Staubsaugen

– Tragen von schwereren Gegenständen
– Sitzen und Einstellen von Stühlen am Arbeitsplatz
Ratschläge bezüglich der Weiterbehandlung, in Frage kommender Sportarten und der Arbeitsaufnahme etc. sollten mit dem Arzt abgesprochen werden.

Schüleraufgabe

a) Verändern Sie die angegebenen Übungsaufgaben unter Beibehaltung des Prinzips für eine BWK II–III-Fraktur
b) Wählen Sie Übungen aus der Klappschen Kriechmethode aus, welche geeignet sind für die Spätbehandlung.

Übungsbeispiele

Ausgangsposition: Rückenlage

Übung: Stabilisation der Lendenwirbelsäule von allen Seiten.

Kontakt/Widerstand: Lateral, dorsal, lateral/dorsal und von der Gegenseite ventral/lateral

Übungsauftrag: Lassen Sie sich nicht verschieben – halten – langsam nachlassen!

dasselbe mit Kontakt/Widerstand zusätzlich am Thorax, Schultergürtel, Kopf, Armen oder Beinen

dasselbe in Brunkow-Positionen

Ausgangsposition: Seitenlage

Übung: Wechsel in gestreckte Seitenlage über Extensions-/Abduktionsspannung des dann obenliegenden Beines und Armes

Kontakt/Widerstand: Lateral/dorsal an Fußsohle und Hand

Übungsauftrag: Stemmen Sie Fuß und Hand nach hinten/außen und drehen sich mit geradem Rücken in die Seitenlage!

Übung: Stabilisation in Seitenlage

dasselbe in Bauchlage

Übung: Extension/Abduktion/Innenrotation beider Arme mit dem Pullingformer jede Hand hält zwei Schlaufen

Übungsauftrag: Fassen Sie die Schlaufen, drehen die Hände nach unten, spannen mit beiden Händen die Feder nach unten/außen, geben etwas nach, ziehen wieder nach unten/außen und drehen die Daumen nach unten usw.!

dasselbe ein Arm arbeitet statisch, der andere dynamisch

dasselbe mit gebeugten Ellbogen

Übung: Trizepsstoßbewegung aus PNF, der zweite Arm stützt nach unten/außen

Übung: Gangmuster aus PNF: Wechselweise kann Bein oder Arm dynamisch arbeiten

Ausgangsposition: Bauchlage

Übung: Rotation/Extension: Kopf und Schultergürtel leicht abheben und über eine Schulter schauen

Übungsauftrag: Ziehen Sie den Kopf lang heraus, heben ihn mit den Schultern ab und schauen über die rechte/linke Schulter!

dasselbe auch mit verschiedenen Armhaltungen

dasselbe auch mit zusätzlichem Abheben des gegenseitigen Beines

Übung: Arme in U-Halte, Schulterblätter nach hinten/unten ziehen und Arme anheben

dasselbe mit gespanntem Seil, mit Stab, Gymnastikball, Keule usw.

dasselbe mit Rumpfrotation

dasselbe mit Lateralflexion

Ausgangsposition: gestreckte Seitenlage

Übung: Stabilisation von ventral

Kontakt/Widerstand: Ventral am Schultergelenk und Spina ilica anterior superior

Übungsauftrag: Lassen Sie sich nicht verschieben!

dasselbe vom obenliegenden Bein – Arm aus

Ausgangsposition: Rutschstellung mit Unterarmstütz

Übung: Stabilisation der Stellung durch Abheben eines Armes oder Beines

Ausgangsposition: Vierfüßlerstand

Übung: Mit den Händen auf der Stelle treten

dasselbe dabei ein Bein abheben
tiefer Vierfüßlergang o.ä. aus der Klappschen Kriechmethode

Ausgangsposition: Hockersitz

Übung: Stabilisation des Sitzes von allen Seiten

Übung: Ein Bein neben dem Hocker nach hinten abgestellt, mit gleichseitiger Hand zur Ferse greifen (Extension/Lateralflexion/Rotation der Wirbelsäule)

dasselbe auch mit Reifen, Stab, 4fach gespanntem Seil etc.

Übung: Aus leichter Rumpfsenkhalte Seil zwischen den Händen gespannt halten, eine Hand nach hinten/oben drehen und ihr nachschauen

Übung: Gerader Sitz, 4fach gespanntes Seil über dem Kopf, Arme in U-Halte, Rumpfseitneige, dabei mit einer Hand die andere über den Kopf ziehen

dasselbe auch als Dreh-Seitbeuge

Übung: Gerader Sitz, Seil s.o., ein Arm gestreckt neben dem Kopf, Seitneige, Seitdrehbeuge zur anderen Seite

Übung: Gewicht leicht nach hinten verlagern – Rumpfrotation (Bauchmuskelarbeit)

Übung: Beckenflexion – Extension – Abduktion – Adduktion und Rotation bei statischer Arbeit der Schultergürtelmuskulatur

Gehschulung mit betonter Rotation, d.h. Armschwingen, freies Bewegen des Kopfes. Rhythmisches Gehen mit viel Richtungswechsel nach Musik, Tamburin o.ä., Gehen mit Ballprellen, Werfen, Rollen etc.

Schleudertrauma

Die durch Auffahrunfälle häufig verursachten Schleudertraumen werden wie Halswirbelsäulen-Syndrome behandelt. Siehe Unterrichtsinhalte des Fachgebietes Orthopädie

Im Akutstadium bewähren sich
– Eiskrawatte
– Entspannungstechniken für die Nackenmuskulatur
– PNF Kopfpattern bis Extensions/Flexions-Nullstellung
– Schulterblattpattern

Behandlung der Rippen- und Sternumfrakturen

Handelt es sich um Frakturen einzelner Rippen, wird heute wohl allgemein auf einen ruhigstellenden Verband verzichtet, anders ist es bei Rippenserienfrakturen, die meist in Kombination mit schweren anderen Verletzungen auftreten. Die Patienten liegen dann häufig auf der Intensivstation und werden krankengymnastisch betreut wie Patienten im postoperativen Zustand nach thorakalen Eingriffen (s. Kapitel Grundzüge der prä- und postoperativen krankengymnastischen Behandlung, S. 19).

Literatur

1. Bold R, Gossmann A (1978) Stemmführung nach R Brunkow. Enke
2. Koltai V (1975) Die Peitschenschlagverletzung der Halswirbelsäule, Diagnostik und Therapie. Aktuel Traumatol 5:265
3. Lob A (1954) Die Wirbelsäulenverletzung und ihre Ausheilung. Thieme, Stuttgart
4. Ludolph E et al. (1982) Verletzung der Hals- und Brust- und Lendenwirbelsäule. Chirurg 53:5
5. Petracić B (1983) Funktionelle, konservative Knochenbruchbehandlung. Thieme, Stuttgart
6. Scharll M (1975) Wandlungen in der Skoliosebehandlung. Krankengymnastik 9:304
7. Walker N, Schreiber A (1979) Stabile und instabile Wirbelsäulenverletzung und ihre Behandlung. Z Unfallmed Berufskr 72:224
8. Wiesner H (1975) Schleuderverletzungen der HWS, Mechanismus, Diagnostik, Therapie und Begutachtung. Krankengymnastik 6:216

VII. Krankengymnastische Behandlung nach Frakturen und Luxationen im Bereich des Schultergelenkes

Zu den Frakturen im Bereich des Schultergelenkes zählen die **Oberarmkopffraktur,** die **Klavikulafraktur** und die **Skapulafraktur.** Zu den **Luxationen** gehören die des **Humeruskopfes** nach vorne unten (subkorakoidale), seltener nach hinten (subglenoidale) und nach hinten oben (subspinale). Dabei ist ein Abriß des Tuberculum majus eine häufige Begleiterscheinung

1. Luxation des Schultergelenkes

Ursachen

Sturz auf Schulter, Rotation des Rumpfes bei feststehendem Arm (z. B. Skistock), im Sport bei forcierten Würfen, bei extremer Außenrotation und Abduktionsstellung des Armes.

Allgemeine Richtlinien zur Behandlung der Luxation des Schultergelenkes

Klinik und Röntgenbild lassen eine Luxation des Schultergelenkes eindeutig erkennen, der Humeruskopf luxiert überwiegend nach vorn zwischen die Zügel des lig. glenohumerale und lig. korakohumerale (Abb. 12). Es besteht eine federnde Fixation mit starker Schmerzhaftigkeit. Bleibt der Schmerz nach der Reposition und Ruhigstellung bestehen, sollte man an eine zusätzliche Verletzung der Rotatorenmanschette, an einen vorderen Pfannenrandabriß oder an einen Tuberculum majus-Abriß denken.

Das therapeutische Vorgehen bei der Erstversorgung ist entscheidend für eine Ausheilung oder Recidivneigung. Nach erfolgter Reposition stellen deshalb die meisten Orthopäden bei jüngeren Patienten den Arm 3–4 Wo. auf einer Abduktionsschiene ruhig (Abduktionskissen in 60°). Chirurgen neigen eher dazu, nur 8–10 Tage im Desault- oder Klappverband ruhigzustellen.

Nicht ausgeheilte traumatische Luxationen führen zur habituellen Luxation. Verantwortlich dafür sind

a) eine erweiterte Kapsel
b) eine Verletzung und Abflachung des vorderen Pfannenrandes (**Bankart-Läsion**)
c) eine Verletzung am dorso-lateralen Humeruskopf (**Hill-Sachs-Läsion**) im Sinne einer Impressionsfraktur

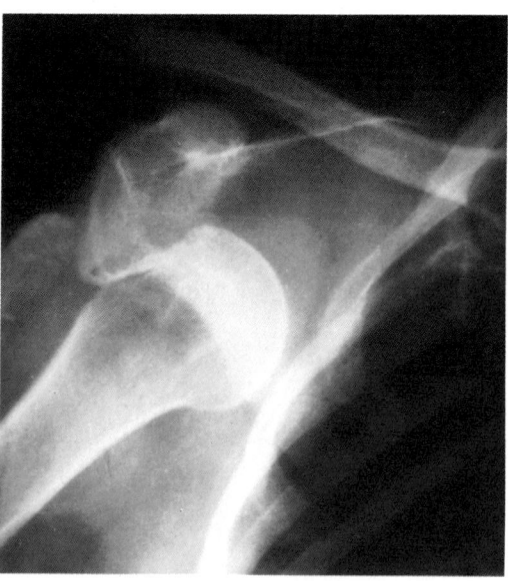

Abb. 12. Luxation des Humeruskopfes

In diesen Fällen soll der Arm in 60–70 Grad Abduktion, 30 Grad Anteversion und in geringer Innenrotation für 3–4 Wochen ruhiggestellt sein. Anschließend wird aus der Schiene heraus geübt. Die dynamische Innenrotation wird ab der 5. Woche, die dynamische Außenrotation ab der 8. Woche geübt. Vorrangig soll der M. deltoideus und M. biceps gekräftigt werden. Retroversion und Extension sind nicht erlaubt bis zur Ausheilung der Kapsel. Schmerzen werden auch bei kurzer Ruhigstellung an der Bicepssehne, an der Supraspinatus- und Subscapularissehne, am Tuberculum majus oder der Bursa subdeltoidea angegeben. Kapselverklebungen durch Hämatom oder Mikrotraumen können als Ursache angesehen werden. Eine Adduktions-Extensionskontraktur entwickelt sich rasch über die spontane Atrophie des M. deltoideus und der Rotatorenmanschette.

Die oft auftretende Schmerzhaftigkeit der langen Bicepssehne resultiert aus ihrer intrakapulären Lage und der Unfähigkeit, bei der Humerusbewegung zu gleiten (Abb. 13).

Das Tuberkulum majus muß bei der Abduktionsbewegung des Armes unter dem Ligamentum korako-akromiale vorbeigleiten, ohne die dort auf engem Raum liegenden Gewebe, die Bursa subakromialis, die Supraspinatussehne, einen Teil der Bicepssehne und die oberen Kapselanteile zu komprimieren (Abb. 14 a).

Dies geschieht über eine leichte Außenrotation. Bei Innenrotation stößt der Humeruskopf bei ca. 60 Grad an das Ligamentum korakoakromiale an und verursacht, bei bestehender Verletzung einer der genannten Strukturen, Schmerzen.

Bei eingeschränkter Außenrotation kann auch die Abduktion nicht frei beweglich sein. Der Krankengymnast sollte diese Gesetzmäßigkeit beachten, wenn er angewiesen ist, bis zur 8. Woche keine Außenrotation zu üben. Überlegungen sollten auch bezüglich der Skapulafixation angestellt werden bei isolierten Schultergelenkbewegungen.

Bei der vollen Flexion des Armes bewegt sich die Skapula um 60 Grad, der Humerus um 120 Grad, d. h. in einem Bewegungsverhält-

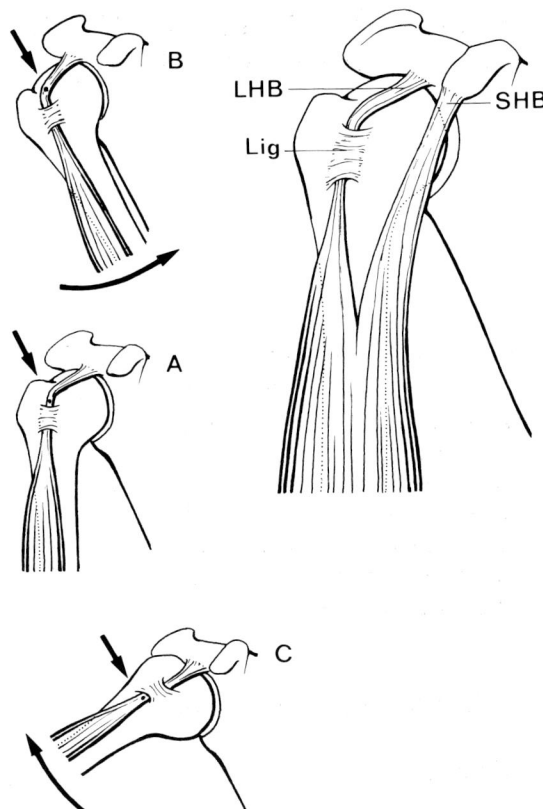

Abb. 13. Bicepsgleitmechanismus aus Cailliet „shoulder pain"

nis von 1:2 Bewegungsanteilen (Abb. 14 b). Sinnvollerweise fixiert man deshalb nicht die Skapula in der Nullstellung, sondern entsprechend der Armstellung in der dazugehörenden Position. Bei komplexen Bewegungsmustern entfällt die Fixation, zu beachten ist dann, daß die Original PNF Muster ohne Rotation ausgeführt werden müssen, solange dies noch nicht erlaubt ist.

Komplikationen

– Verletzung des Plexus brachialis, insbesondere des N. axillaris
– Abriß des Tuberculum majus
– Hill-Sachs-Läsion
– Bankart-Läsion

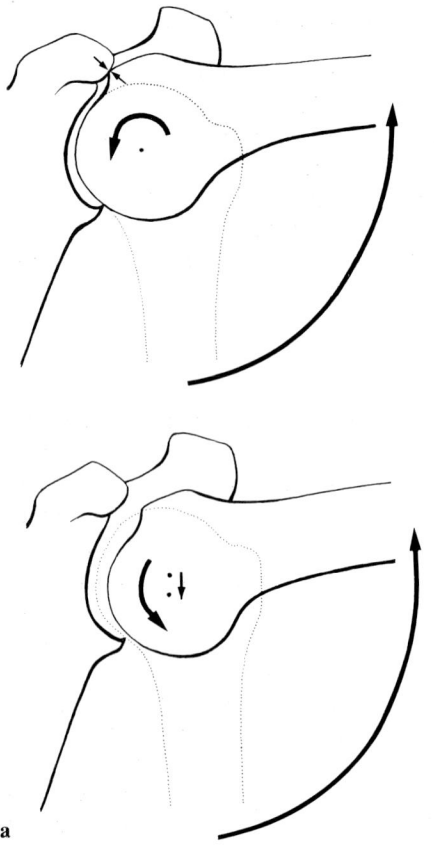

Spätkomplikationen

– habituelle Schulterluxation
– Periarthritis humeroskapularis
– Arthrose des Schultergelenkes

Befunderhebung

Beurteile
– Hautverfärbung
– sichtbares Hämatom evtl. abgesunken entlang der Muskelloge des M. biceps oder M. pectoralis major
– Schwellung – Atrophie – Spannungserhöhungen – Armhaltung – Spontanbewegungen mit und ohne Skapulabewegungen
– Gelenkkontur, Skapulakontur, Schulterkontur, Röntgenbild

Messe
– aktives Bewegungsausmaß des Schultergelenkes
– Abduktion (Rotationsnullstellung)
– evtl. Anteversion (Rotationsnullstellung)
– Ellenbogenbewegungen: Extension, Flexion, Pro- und Supination, Hand- und Fingerbewegungen
– Umfangmaße (genormte Abstände)

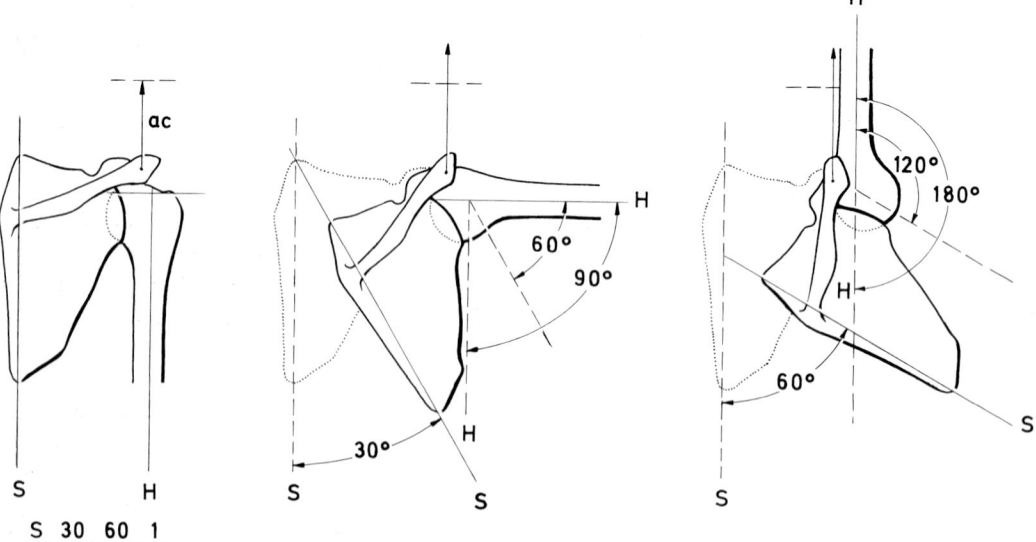

$$\text{b} \quad \frac{S}{H} = \frac{30}{60} = \frac{60}{120} = \frac{1}{2}$$

Abb. 14. a Rollgleiten des Humeruskopfes aus Cailliet „shoulder pain". **b** Skapulabewegung bei Armhebung aus Cailliet „shoulder pain"

40

Prüfe

– Muskeltest der Hand- und Ellenbogen-muskulatur (M. deltoideus, evtl. M. pectoralis)

Achtung: Anfangs keine Befunderhebung nach Hirschfeld-Cyriax durchführen! Passives Testen verboten

Zu erlaubter Zeit kann der vollständige **Cyriax-Test** vorgenommen werden. Er besteht aus 13 Prüfungen:
1. aktive Armhebung
2. passive Armhebung
3. schmerzhafter Bogen (über Abduktion zur Flexion: bei ca. 70 Schmerzauslösung – Supraspinatussehne verletzt)
4. passive Abduktion
5. passive Innenrotation (nach 5 Wochen)
6. passive Außenrotation (nach 8 Wochen)
7. Adduktion Haltewiderstand
8. Abduktion Haltewiderstand
9. Innenrotation Haltewiderstand (nach 6 Wochen)
10. Außenrotation Haltewiderstand (nach 8–9 Wochen)
11. Ellbogenflexion Haltewiderstand
12. Ellbogenextension Haltewiderstand
13. horizontale Adduktion

Als Kapselmuster wird eine Bewegungsein-schränkung des Schultergelenkes definiert, die die größte Einschränkung in der Außen-rotation gegenüber der Abduktion und In-nenrotation aufweist z. B. Abduktion 60–0–30, Außenrotation 20–0–70 Vergleichende Normwerte nach Kaltenborn sind: Abd. 90–0–30, AR 60–0–90

Notiere

– Sensibilität: Autonomgebiet N. axillaris ect.
– Gebrauchsbewegungen im Gesichtsfeld
– Art und Auftreten von Schmerzen, sonstige Beschwerden. Bestehen nach Reposition noch Schmerzen, muß an eine Hill-Sachs-Bankart-Läsion, an einen Tuberkulum majus-Abriß gedacht werden.

Gesichtspunkte der Behandlung

1. **Sicherung der Gelenkführung** durch Mus-kelspannung (Kräftigung)
2. **Beseitigung** des schmerzhaften Hämatoms
3. **Entspannung** des M. trapezius
4. **Mobilisation** des Schultergelenks, Adduk-tions/Extensions-Kontraktur
5. **Funktionsschulung,** Gebrauchsbewegungen

Behandlungsmöglichkeiten

Bei allen Maßnahmen soll der Patient ler-nen, den Bewegungs- oder Halteauftrag wahrzunehmen und ihn richtig einzusetzen. Das erfordert Hilfe durch den Krankengym-nasten durch klare Aufträge, exakten manu-ellen Kontakt, richtige Kontraktionshilfe (stretch, Druck, wenn erlaubt, Herausgreifen des Muskels, Streichen über der Haut, Rei-ben mit Eis etc.) und exakte Fixation in er-forderlicher Stellung. Nach jeder Übung soll dem Patienten vermittelt werden, ob er rich-tig oder falsch mitgearbeitet hat, der Kran-kengymnast soll überprüfen, ob er die richti-ge Hilfe gesetzt hat. Patienten haben in der Regel wenig Körpergefühl für ihren Schul-tergürtel und für Schulterblattbewegungen. Eine optische Kontrolle vor dem Spiegel kann dies verbessern.

zu 1. Vorrangig ist der **Aufbau einer Muskel-spannung** zur Vermeidung von Reluxationen vor allem deshalb, weil das Schultergelenk praktisch keine Knochenführung hat. Der Humeruskopf wird durch die Spannung des M. deltoideus, der langen Bizepssehne, des M. subskapularis, M. supra- und infraspina-tus, M. teres minor und M. pectoralis major aktiv in der Pfanne gehalten. Besonders deutlich wird diese knöcherne In-stabilität bei einer bestehenden Plexus bra-chialis-Schädigung. Die Kräftigung des M. deltoideus insgesamt wird aus sicherer Gelenkstellung durchge-führt, d. h. der Arm in 30° Abduktion und 30° Anteversion gelagert. Das Lagerungsma-terial muß bis unter das Schultergelenk geschoben werden, um die hintere Achselwand gut zu unterpolstern. Entsprechend muß der Unterarm in Fortsetzung der Oberarmstellung etwas höher gelegt werden, so daß die Rotationsnullstellung unbedingt erhalten bleibt.

Als Technik kommt zunächst die isometrische Spannungsform zur Anwendung.

Gleiches gilt für den Spannungsaufbau von M. pectoralis major und M. biceps.

Schulterluxationsbehandlungen lassen sich aus der Rückenlage des Patienten am günstigsten durchführen. In Seitenlage ist das Halten des Schultergelenkes in einer sicheren Stellung schwierig, die Gefahr der erneuten Kapselschädigung durch eine Rotation oder Retroversion ist groß. Der Sitz auf dem Hokker mit Lagerung des Armes auf einem kippbaren Tischchen oder auf dem schräggestellten Kopfteil einer Behandlungsliege ist besser geeignet (s. auch Abb. 19). Bis zur 5. Woche ist die Innenrotation, bis zur 8. Woche die Außenrotationsbewegung kontraindiziert. Alle Bewegungen hinter die Körpermittellinie, extreme Rotationen und Bewegungseinleitungen durch Stretch sind verboten. Sie wiederholen den Verletzungsmechanismus und belasten die gerissene Kapselregion erneut.

Achtung: Reluxation!

Bei sehr lockerem Gelenk, wenn der Patient ständig Schmerzen angibt und nur geringe Deltaspannung erreicht, kann vorübergehend ein Tragegurt gegeben werden. Er sollte aber nicht ständig getragen werden. Gewohnheitsmäßiges Tragen des Armes in der Schlinge führt zu Kontraktur und vermehrter Atrophie des M. deltoideus.

zu 2. Beseitigung des schmerzhaften Hämatoms: Häufig sind noch nach 8–10 Tagen, wenn der ruhigstellende Verband abgenommen wurde, Hämatome an der seitlichen Thoraxwand oder am medialen Oberarm zu sehen. Harte Schwellungen und Verklebungen sind oft tastbar; sie behindern die Beweglichkeit. Erfahrungsgemäß bewähren sich Eisabtupftechnik, Umschläge mit 20%

Alkohol, Eiswasserumschläge oder Einreiben mit einer antiphlogistisch wirkenden Salbe. Diadynamik (D F + C P) wird auch empfohlen.

zu 3. Entspannung des M. trapezius: Die Spannungserhöhung des M. trapezius, der den gesamten Schultergürtel hochzieht, wirkt sich sehr ungünstig auf die isolierten Bewegungen des Schultergelenkes aus. Die Schulter erscheint verschmälert, der Muskelrand tritt als Strang hervor. Ziehende Schmerzen behindern den Patienten.

Eine Eiskrawatte um den Nacken gelegt, die bis zum Akromion beidseits reichen soll, kann diese Spannung reduzieren. Gleichzeitig können Kopfbewegungen gegen Führungskontakt gemacht werden oder Schulterblattpattern. Kälteempfindliche Patienten sprechen auf weiche Massagegriffe und warme Kompressen oder eine heiße Rolle gut an.

zu 4. Mobilisation des Schultergelenkes, Adduktions-Extensions-Kontraktur: Besteht eine Verspannung im M. pectoralis, sollen diese nicht über eine Wärmeanwendung abgebaut werden. Die kurze Eisanwendung bei sofortiger dynamischer Übung oder in Kombination mit einer PNF Entspannungstechnik reguliert die Verspannung auf reaktivem Weg. Der M. pectoralis hat Sicherungsfunktion an der vorderen Kapselwand. Die Mobilisation erfolgt zunächst nur aktiv, d.h. in der Bewegungsfolge Abduktion, Anteversion und Flexion. Nach Erreichen einer Abduktionsbewegung von ca. 80° wird die Anteversion angestrebt, nach nahezu vollständiger Anteversion die Flexion. Solange keine Außenrotation erlaubt ist, wird die Abduktion nur bis zu 60° mobilisiert. Nach 8 Wochen kann im Sinne der PNF Mobilisationstechniken funktionsgerecht mobilisiert werden. Erst bei befriedigenden Einzelresultaten wird diagonal in PNF-Mustern geübt. Vorsicht ist geboten bei schnell nachgebenden Kontrakturen. Als Technik kommt in Frage: „dynamische Umkehrbewegung", „chirurgische Technik" und „langsame Umkehr – Halten – Entspannen" in der Adduktions-

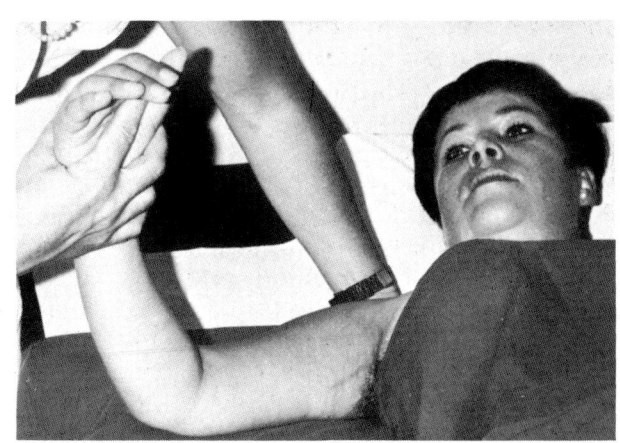

Abb. 15. Bei aufliegendem Arm aktive Spannung der Schulterblattanleger gegen Führungskontakt

Abduktionsbewegungsrichtung. Niemals wird ruckhaft oder federnd mobilisiert. Ein leichter Längszug mit der Kontakt gebenden Hand des Krankengymnasten wirkt sich jedoch positiv aus. Die aktiv-passive Technik wird für eine Spätbehandlungsphase aufgehoben. Die Rückenlage ist die bevorzugte Ausgangsstellung, nur in besonderen Fällen kann der Sitz gewählt werden. Ausweichbewegungen sind dort allerdings kaum vermeidbar. Die Rückenlage bietet gute Lagerungsmöglichkeiten (30° Abduktion, 30° Anteversion), sichere Grifftechniken für den Krankengymnasten und eine bessere Kontrolle der Ausweichbewegungen der Skapula und der Wirbelsäule.

Gemeint ist hier die vorzeitige und vermehrte Rotation der Skapula, so daß die Abduktionsbewegung des Armes überwiegend von ihr aus geschieht. Im Normalfall soll der Humerus 60 Grad Abduktion und die Skapula 30 Grad Rotation nach lateral ausführen. Grundsätzlich wird zuerst eine aktive Fixation der Skapula versucht, dann erst eine passive. Symmetrisches Vorüben des gesunden Armes erleichtert die Vorstellung des Patienten und kann als Verstärkungseffekt ausgenützt werden. Vor jeder Übung wird das Schulterblatt aktiv fixiert, erst dann wird der Übungsauftrag für den Oberarm gegeben. Vertauschen der stabilen und beweglichen Punkte ist ein effektives Vorgehen. Bei stabil aufliegendem Oberarm, der gegen Kontakt

nach lateral seine Spannung halten muß, soll die Skapula zur Wirbelsäule und nach unten gezogen werden. Der Krankengymnast wechselt seine Position bei Bewegungen über die 90°-Grenze, um die Unterarmschwere besser abnehmen zu können. Er steht dann mit Blickrichtung zum Fußende des Bettes und wechselt die Aufgabe seiner Hände, so daß die bisher fixierende Hand jetzt Kontakthand wird und umgekehrt (Abb. 15).

In der Spätphase, wenn alle Bewegungen auch gegen Widerstand erlaubt und von der Muskeltestsituation her richtig dosiert sind, können Techniken der Manuellen Therapie zur Beseitigung der Kontraktur Anwendung finden.

Achtung: Rotationsnullstellung beachten
Die Innenrotation – später Außenrotation – können in der 90° Abduktionsstellung geübt und mobilisiert werden, wenn sie ärztlicherseits erlaubt werden. Die Technik der Wahl ist dann „rhythmische Stabilisation – Entspannen" mit aktivem evtl. aktiv-passivem Weiterziehen. Besonders zu achten ist hierbei auf eine exakte Lagerung des Oberarmes in Höhe der Thoraxmitte, damit der Ellenbogen nicht tiefer liegt als das Schultergelenk.

zu 5. Funktionsschulung
Das Schultergelenk ist in seiner freien Funktion abhängig von der Skapulabeweglichkeit und Skapulastabilisation. Es wird deshalb

am günstigsten nicht zu früh in komplexen Bewegungsmustern geübt. Pendelbewegungen und geführte Umkehrbewegungen werden mit und ohne leichte Geräte wie Stab, Keule, Ball, Seil geschult. Das häufig verordnete Schwimmen sollte kritisch betrachtet werden. Rückenschwimmen mit Armbewegungen neben dem Körper kann empfohlen werden. Dagegen sind Brustschwimmen, vorwärts oder rückwärts Kraulen sicher gefährliche Bewegungsmuster, vor allem wenn sie sportlich, fast leistungsmäßig betrieben werden. Auch das Pullingformergerät ist nicht sicher genug einzusetzen.

Gebrauchsübungen wie kämmen, einen Gegenstand auf ein höheres Regal legen, Schürze binden oder in den Ärmel schlüpfen, müssen zu gegebener Zeit geschult werden. Auch berufliche Tätigkeiten können in ähnlicher Weise vorgeübt werden.

Übungsbeispiele nach Schulterluxation

Ausgangsposition: Rückenlage
Oberarm in 30° Abduktion und Anteversion gelagert, Unterarm auf Unterarm des Krankengymnasten leicht gebeugt

Übung: Schulterblattbewegungen aus PNF-Programm. Schulterblatt an Wirbelsäule und nach unten ziehen (1. Diagonale), dasselbe auch mit wiederholten Kontraktionen

Kontakt: medial, kaudal am Schulterblatt

Übungsauftrag: Ziehen Sie das Schulterblatt an die Wirbelsäule!

dasselbe spiegelbildlich für das Schulterblatt nach außen/unten (2. Diagonale)

Übung: Ellenbogen in Längsachse des Oberarmes herausschieben = Depression der Schulter (Abb. 16)

Kontakt: am Olekranon

Übungsauftrag: Schieben Sie den Ellenbogen gegen die Hand!

Übung: Isometrische Abduktion, aktive Fixation der Skapula nach unten/innen

Kontakt: Über dem M. deltoideus, die Schwere des Unterarmes wird abgenommen (Abb. 17)

Übungsauftrag: Schieben Sie den Ellenbogen lang heraus und versuchen Sie ihn leicht von der Unterlage abzuheben!

dasselbe als konzentrisch-dynamische Übung gegen Führungskontakt, später dann auch gegen Widerstand

Kontakt: s. o.

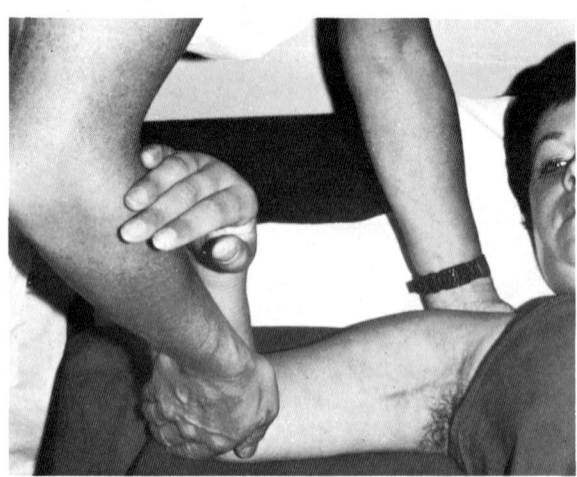

Abb. 16. Aktive Fixation der Skapula, bei Abnahme der Unterarmschwere, Herausschieben des Oberarmes gegen Kontakt am Olekranon

44

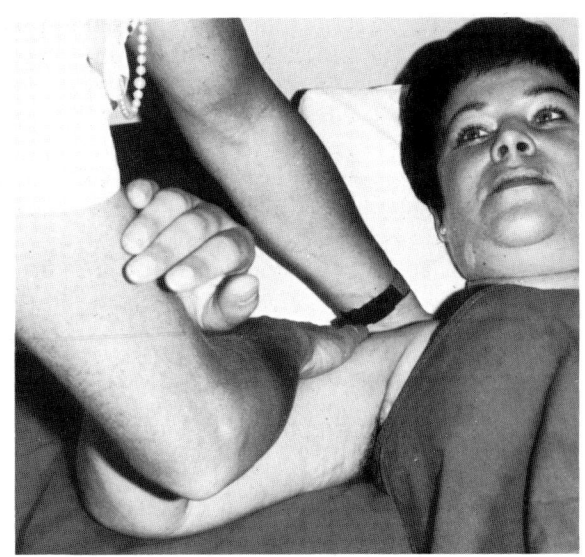

Abb. 17. Spannen des M. deltoideus gegen Kontakt

Übungsauftrag: Ziehen Sie den Ellenbogen lang heraus und schieben die Hand zur Seite weg!
Wenn die *aktive Fixation* der Skapula nicht mehr ausreicht, muß *passiv fixiert* werden.
Möglichkeiten dies zu erreichen sind:
a) Spina von oben mit Handballen herunterdrücken oder
b) lateralen Skapularand von außen fixieren (Abb. 18)

Übung: Ausgangsposition: Oberarm liegt auf Unterlage
Abduktion des Schultergelenkes über Verstärkung des M. triceps, der Handextensoren oder Kopfdrehung zur übenden Seite

Kontakt: Lateral über dem M. deltoideus

Fixation: Aktiv oder passiv s. o.

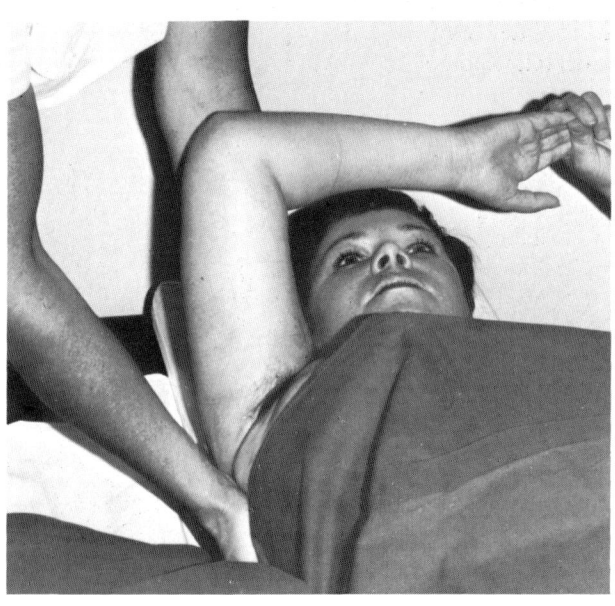

Abb. 18. Unter Abnahme der Schwere, bei passiver Fixation der Skapula, Flexion gegen Führungskontakt

Übungsauftrag: Strecken Sie Finger, Hand und Ellenbogen und schieben Sie den Arm weit nach außen, schauen Sie der Hand dabei nach!

dasselbe symmetrisch mit dem gesunden Arm gegen Widerstand als statische Arbeit. Die betroffene Seite erhält nur Führungskontakt und übt mit wiederholten Kontraktionen!

Ausgangsposition: Sitz vor dem Spiegel
Arm in gleicher Position gelagert auf einem Handtisch, der in Höhe und Winkelstellung verstellbar sein muß (Abb. 19). Vorherige Übungen gegen Schwerkraft in gleicher Weise ausführen. Als Ausgangsstellung ist auch das verstellbare Kopfende einer Behandlungsbank möglich.

Ausgangsposition: Sitz auf Hocker oder Stand

Übung: Leichte Rumpfvorbeuge, Pendeln des Armes von der Lotstellung nach vorne, Flexion (Abb. 20)

Übung: Leichte Rumpfseitneigung, Pendeln des Armes von der Lotstellung nach außen, Abduktion

Übung: Leichte Seitvorbeuge, Beschreiben eines Kreises oder Kegels

Ausgangsposition: Rückenlage
Lagerung s. o.

Fixation aktiv oder passiv s. o.

Übung: Rhythmische Stabilisation oder „chirurgische Technik" ohne Rotation, Entspannen und aktives Weiterziehen in Richtung Abduktion

Kontakt wechselt je nach Spannungsrichtung

Übungsauftrag: Schieben Sie den Arm so weit nach außen wie möglich (Griffwechsel), lehnen Sie den Oberarm gegen die Hand nach innen an (Griffwechsel), dasselbe nach außen (4–5mal), locker lassen und nun versuchen Sie den Ellenbogen noch ein wenig nach außen zu schieben usw.! Anschließend wiederholte Kontraktionen für den M. deltoideus

Ausgangsposition: Oberarm in 90° Abduktion

Übung: Anteversion

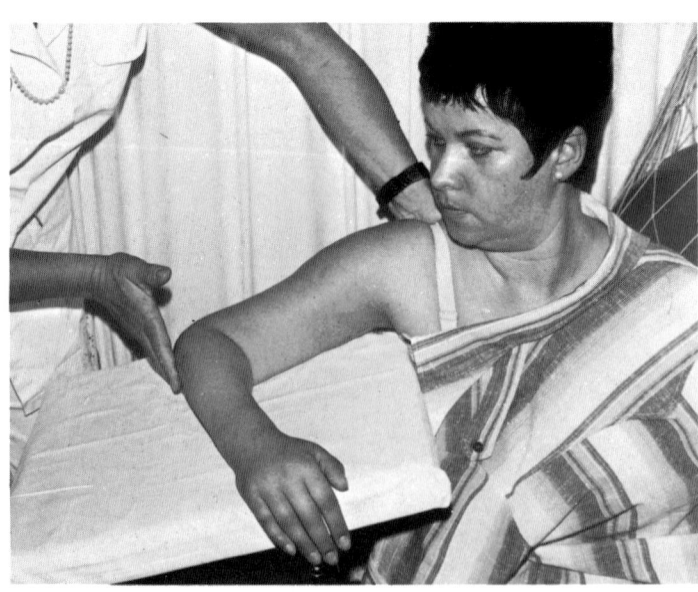

Abb. 19. Lagerung auf dem Handtisch, passive Fixation der Skapula, Herausschieben des Ellbogens zur Spannung des M. deltoideus

Kontakt: Medial, dicht oberhalb der Ellenbeuge

Fixation: der Skapula s. o.

Übungsauftrag: Ziehen Sie den Oberarm in Richtung der anderen Schulter! (Abb. 21)

Übung: Anteversion mit Verstärkung über symmetrisches Arbeiten des anderen Armes oder über Spannung des M. biceps und der Hand- und Fingerbeuger. Die Unterarme des Patienten können aufeinander gelegt werden. Dadurch erleichtert sich die Grifftechnik für den Krankengymnasten.
Ist die Anteversionsnullstellung und Flexions-90°-Stellung erreicht, kann in dieser Stellung stabilisiert werden. Eine Steigerung würde gleichzeitig dynamisches Üben der Ellenbogenbewegungen gegen Führungskontakt oder eine rein aktive Umkehrbewegung bedeuten (Technik „Wechselnder Drehpunkt mit wiederholten Kontraktionen").

Übungsauftrag: Lehnen Sie den Oberarm gegen die Hand und lassen Sie sich nicht wegdrücken, strecken Sie den Ellenbogen und drehen den Daumen nach oben, beugen wieder und legen ihn auf Ihren 2. Arm ab o. ä.!

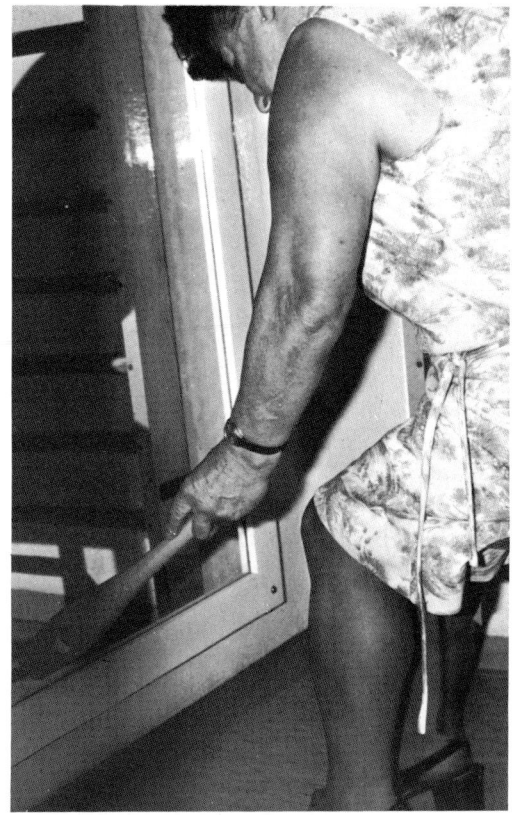

Abb. 20. Pendelbewegungen seitlich neben dem Körper, nach Luxationsfraktur des linken Humeruskopfes

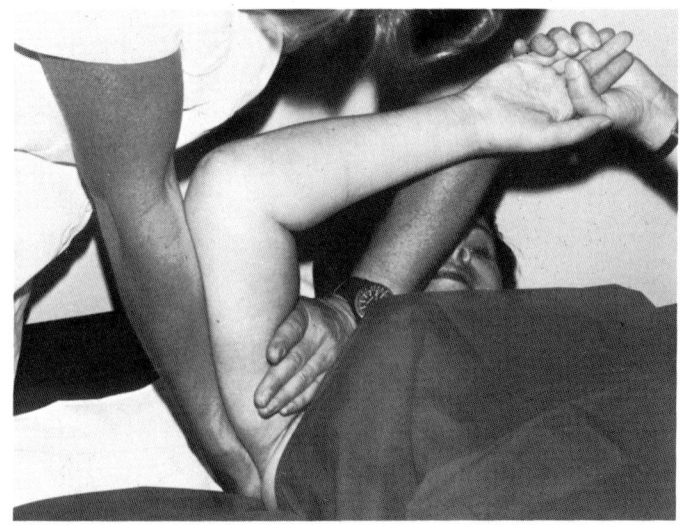

Abb. 21. Horizontale Adduktion unter Abnahme der Armschwere

47

Ausgangsposition: 90° Flexion, Anteversions-nullstellung

Übung: Bei stabilisiertem Oberarm wird die Skapula dynamisch mit wiederholten Kontraktionen gegen Widerstand geübt

Kontakt/Widerstand: Medial/caudal an der Skapula

Übungsauftrag: Lassen Sie den Oberarm ruhig liegen und ziehen das Schulterblatt nach unten/innen, halten, nachgeben und weiter-ziehen!

Übung: Flexion gegen Führungskontakt. Krankengymnast steht dabei am Kopfende und hat den Unterarm des Patienten auf seinem Arm, Beginn bei 90°

Kontakt: Entsprechend

Fixation: der Skapula lateral bei ca. 30°

Übungsauftrag: Ziehen Sie den Arm in Richtung Ohr!

Übung: Langsame Umkehr, Halten, Entspannen und aktives Weiterziehen; aktiv-passives Weiterziehen ist je nach Befund aus-zuführen.

Die Rotationskomponente wird erst nach ärztlicher Verordnung hinzugenommen.

Im Anschluß an jede Mobilisationstechnik sollen wiederholte Kontraktionen für die Armheber von der 90° Flexionsstellung aus geübt werden. Da der Rückweg zur Nullstellung oft einen deutlichen Bizepsschmerz aus-löst, sollte möglichst gegen Führungskontakt und unter Zug in die Ausgangsstellung zu-rückgegangen werden. Innerhalb dieses Programms können die oben genannten Entspannungsmaßnahmen für den M. trapezius immer wieder eingeschoben werden. Eisumschläge, um das Schultergelenk angelegt, er-gänzen die Mobilisationstechniken. Der Patient muß aufgefordert werden zu sagen, wenn die Kälte unangenehm wird und die Tücher entfernt werden müssen. Dies enthebt jedoch den Krankengymnasten nicht seiner Aufgabe, seine Maßnahmen selbst sorgfältig zu kontrollieren und deren Effekt zu beobachten.

Übung: PNF: Beide Diagonalen mit Ab-wandlung

Ausgangsposition: Rückenlage
Oberarm in 30° Anteversion und Abduktion

Übung: Flexion/Adduktion/Rotationsnull-stellung zum gestreckten oder gebeugten Ellenbogen

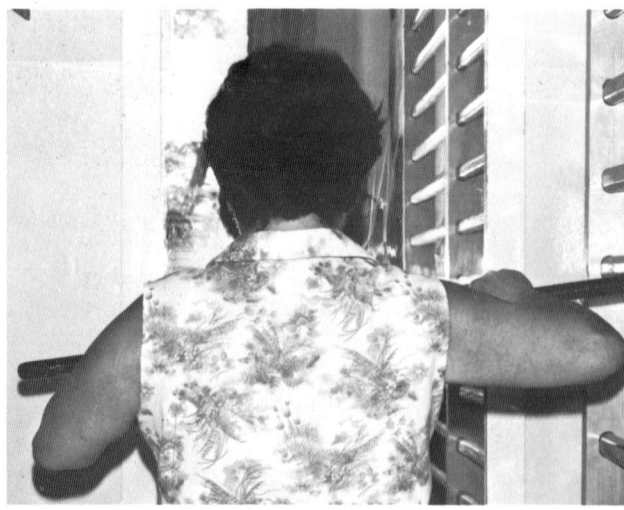

Abb. 22. Versuch, den linken Arm zu abduzieren

Übung: Aus Oberarmposition Flexion/Abduktion soweit wie möglich in Extension/Adduktion/Rotationsnullstellung zum gestreckten oder gebeugten Ellenbogen. Funktionsschulungen können am besten im Sitz vor dem Spiegel durchgeführt werden. Mit einem Kleiderbügel können in entsprechender Höhe Abduktions- und Flexionsbewegungen günstig geübt werden (dieser kann auch am Bett im „Galgen" eingehängt werden). Es können im Bewegungsradius vor dem Körper auch PNF-Bewegungsmuster ausgeführt werden. Variationen mit Stab, Seil oder Ball sind vielfältig möglich und garantieren durch das Festhalten beider Hände am Gerät, daß die Bewegungen nicht in einer Retroversion enden (Abb. 22–25).
Verboten ist vor entsprechender Erlaubnis das Führen der Hände hinter den Kopf (extreme Außenrotation) und hinter den Rükken (extreme Innenrotation). Unkontrollierte Armschwünge, evtl. sogar mit dem Schleuderball sind ebenso verboten wie Zieh- oder

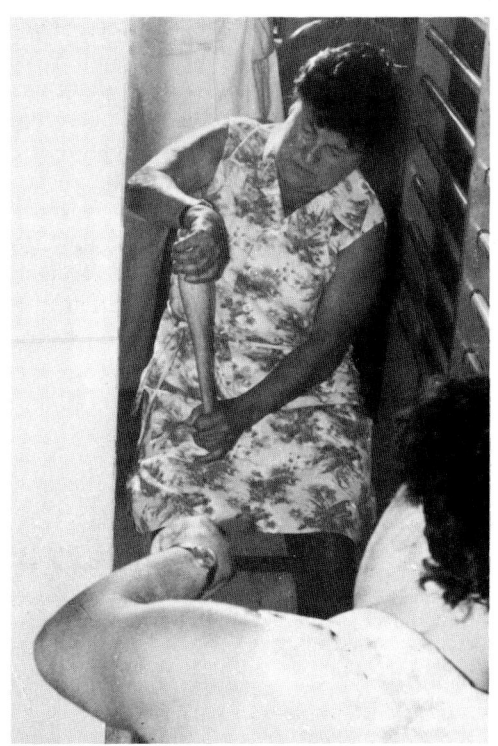

Abb. 24. Versuch der Innenrotation mit typischer Ausweichbewegung

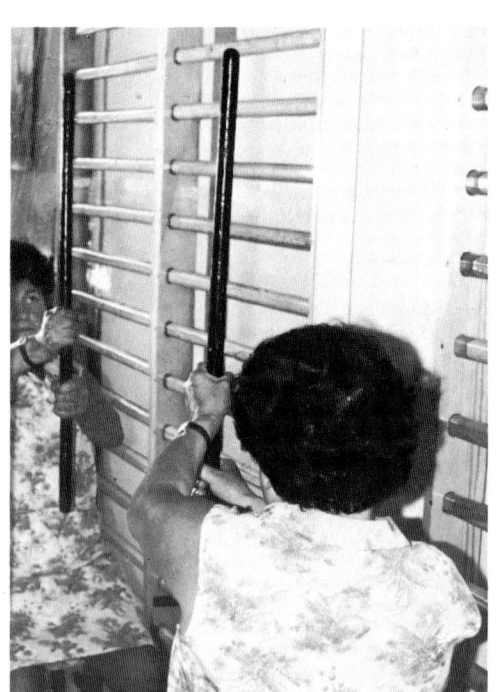

Abb. 23. Versuch, den Stab hochzuführen

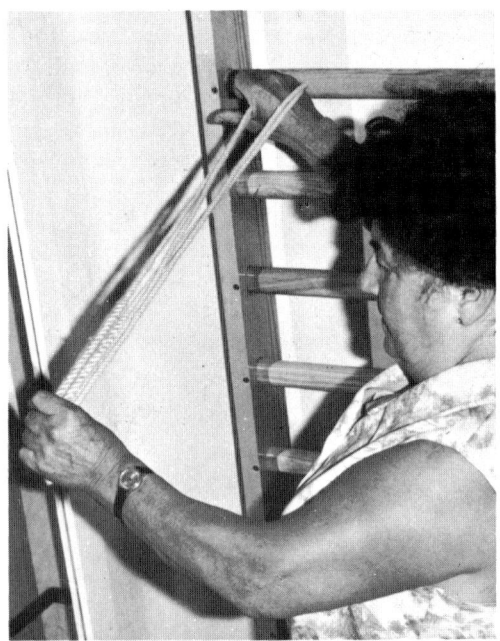

Abb. 25. Das vierfach gespannte Seil in Flexion/Adduktion führen

Stemmübungen an der Sprossenwand. Ball-werfen und Fangen eines leichten Balles vor dem Körper ist möglich. Es muß allerdings deutlich angesagt und kontrolliert werden, welche Bewegungen gemacht und welche vermieden werden sollen. So ist z. B. Ausho-len und Abfangen hinter der Körpermitte nicht erlaubt. Für einige Zeit entfällt deshalb jeglicher Ballsport wie Handball, Volleyball, Korbball, Wasserball etc. Auch Skilanglauf, oft empfohlen, ist unserer Ansicht nach kei-nesfalls indiziert.

Solange Schwächen in der Muskulatur und Kontrakturen im Schultergelenk bestehen, ist eine erneute Verletzung jederzeit möglich. Extrembelastungen sollten deshalb noch ver-mieden werden.

2. Luxation des Schultereckgelenkes

Ursachen

Stauchungsmechanismus, Sturz auf die Schulter, Motorradunfall.

Symptomatik und ärztliche Maßnahmen

Mit zunehmender Gewalt von oben und un-ten auf das Akromion reißen die Ligamenta akromio-claviculares, wenn die Skapula um den Fixpunkt Korakoid rotiert. Nachfolgend können die Lig. coracoclaviculares reißen, so daß es zur Luxation des Akromioklavikular-gelenkes kommt.

Üblich ist heute die Einteilung nach Tossy

– Tossy I ist die Distorsion des ACG durch Sturz auf den Ellbogen
– Tossy II ist die Subluxation des ACG
– Tossy III beschreibt die komplette Luxa-tion.

Bei Tossy I-Verletzungen kann die aktive Be-weglichkeit des Armes frei und schmerzlos sein, die passive Abduktion ist jedoch am Ende der Bewegungsbahn schmerzhaft. In dieser Situation beginnt die Rotation der Clavicula. Der Schmerz bleibt lokal.

Besteht eine Sprengung des ACG so ist evtl. eine Stufe zu tasten, das sogenannte „Kla-viertastenphänomen".

Ein Röntgenbild unter Gewichtsbelastung wird die Diagnose erhärten (Abb. 26). Bei seitlicher Armhebung ist die Bewegung frei bis ca. 60 Grad, dann beginnen die Be-schwerden bei zunehmender Skapula- und Clavicularotation (Abb. 27).

Tossy I- und II-Verletzungen werden konser-vativ behandelt, in Frage kommen entlasten-de Verbände, Heftpflasterverbände, evtl. Ab-duktionsschienen in 40–60 Grad Stellung für 3–4 Wochen.

Die Luxation des Akromioklavikulargelen-kes wird heute bevorzugt operativ behandelt. Die Verfahren sind vielfältig, zur Anwen-dung kommen Bandnähte, Zuggurtungsver-fahren, Bandersatzoperationen sowie in letz-ter Zeit auch die Balser-Platte. Diese sollte nach ca. 6 Wochen wieder entfernt werden (Abb. 28).

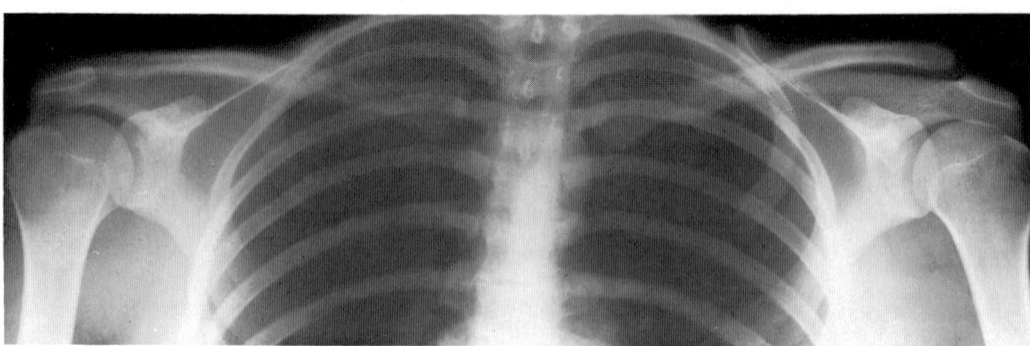

Abb. 26. Schultereckgelenksprengung

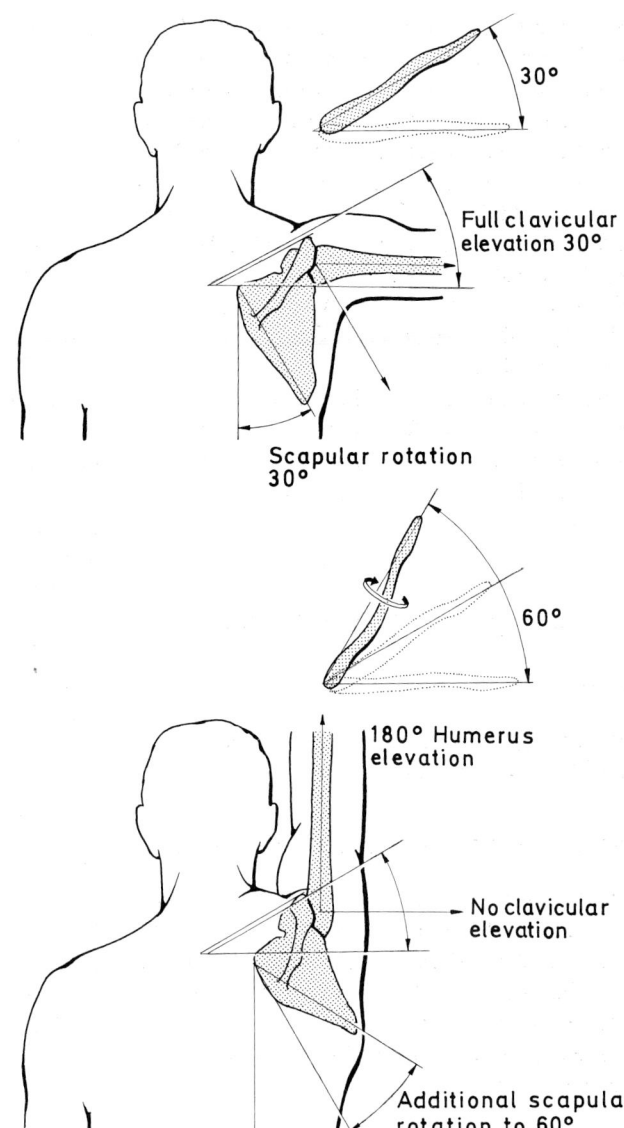

Abb. 27. Skapula- und Klavikulabewegung bei der Armflexion aus Cailliet „shoulder pain"

Die Bewegungen des Schultergelenkes werden bis zur 7. Woche auf 90° Abduktion begrenzt, da bei Heben des Armes über die Horizontale die Klavikula um ihre Längsachse zu rotieren beginnt. Bei liegender Balser-Platte wird der Haken zum Drehpunkt und löst eine schmerzhafte Periostreizung aus. Bei starker Hebelung kommt es sogar zur Klavikulafraktur oder zum Plattenbruch.

Komplikationen

– Schultergelenkkontraktur
– Arthrose
– dauerhafter Kraftverlust durch bestehende Instabilität
– Kalzifikation
– Infektion

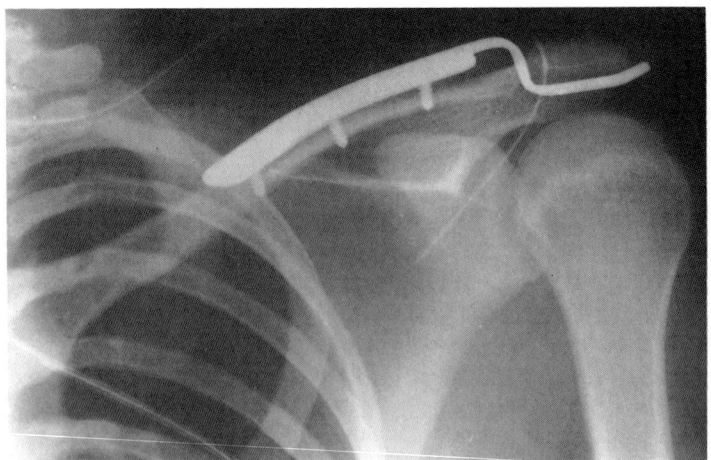

Abb. 28. Balserplatte zur Ruhigstellung des Akromioklavikulargelenkes

Befunderhebung

s. Schulterluxation

Beurteile
Röntgenbild bei Gewichtsbelastung

Prüfe
- Abduktion bis 90° bei Außenrotation
- Abduktion bis 60° bei Innenrotation
- (zusätzlich) „12 Apostel" nach Hirschfeld-Cyriax; siehe auch vorheriges Kapitel
- passive Bewegungseinschränkung ohne Kapselmuster. Bleibt der Schmerz lokal (C4) und strahlt nicht in den Arm aus, deutet dies auf eine Schultergelenkverletzung hin. Eine Schmerzerleichterung tritt bei flektiertem Unterarm und Abnahme der Armschwere (z. B. in einer Mitella) ein

Gesichtspunkte der Behandlung

1. **Aktivieren der Schultergelenkmuskulatur** unter Vermeidung von Zug oder Druckbelastung des Schultereckgelenkes.
2. **Durchblutungsverbesserung**
3. **Lösen von Adhäsionen**
4. **Verbesserung** der Beweglichkeit des Schultergelenkes und der Skapula
5. **Funktionsschulung** des Hand-, Ellenbogen- und Schultergelenkes

Behandlungsmöglichkeiten

zu 1. Es wird unter **Abnahme der Schwere** geübt, d. h. in Rückenlage oder im Sitz bei Lagerung des Armes in leichter Abduktion, Anteversion und Rotationsnullstellung. Ähnliches Vorgehen wie bei der Schultergelenkverletzung wird empfohlen. Anfangs muß unter Führungskontakt geübt werden (Abb. 29).

Bewegungen über die Nullstellung hinaus in Richtung horizontaler Adduktion und Retroversion sind nicht erlaubt bis zur 7. Woche, ebenso ungünstig ist ein Erzwingen der vollen Abduktion bis zur Ausheilung der Bandläsion.

Insbesondere bei Versorgung mit einer Balser-Platte wirkt der Haken unter dem Akromion als Drehpunkt, der bei zunehmender Armhebung die Klavikularotation abbremst und zu einer Periostreizung führt.

Bei forcierter Armhebung kann eine Klavikulafraktur am Plattenende entstehen.

In der aktuellen postoperativen Phase wird deshalb unter abgenommener Schwere des Armes die Abduktionsbewegung im Schultergelenk mit einer leichten Außenrotation geübt.

Bei Abduktion mit Innenrotation darf entsprechend der Biomechanik des Schultergelenkes nur bis 60 Grad bewegt werden. Ab

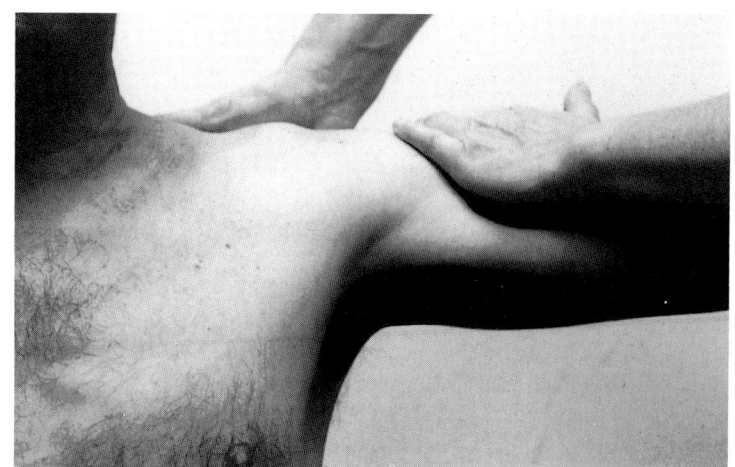

Abb. 29. Aus Sitz: Aktives Spannen des M. deltoideus, Endstellung halten gegen Führungskontakt

der 7. Woche besteht in der Regel keine Einschränkung mehr.

zu 2. Es bewähren sich vor oder während der Übungsbehandlung **Maßnahmen mit analgetischer Wirkung** wie Eiskompresse o. ä. Bei chronischen Verletzungen werden warme Kompressen, Dampfdusche, weiche Massagegriffe am M. trapezius, M. pectoralis, M. latissimus, M. deltoideus, M. biceps und M. triceps angewandt. Später kann evtl. zu Ultraschall, diadynamischen Strömungen, Kurzwelle oder Mikrowelle übergewechselt werden, wenn kein Metallimplantat vorhanden ist.

zu 3. Lösen von bindegewebigen Verklebungen ist durch tiefe Friktionen und Griffe aus der Technik der Bindegewebsmassage möglich.

zu 4. Vorsichtige Mobilisation des Schultergelenkes mit aktiven Techniken, das Vorgehen unterscheidet sich von der oben beschriebenen Schulterbehandlung nur durch die Begrenzung des Bewegungsausmaßes bis zur 7. Woche (Abb. 30).

Achtung: Keine Retroversion!

Die Fixation der Skapula wird aktiv und passiv je nach Armposition und Stärke der Aus-

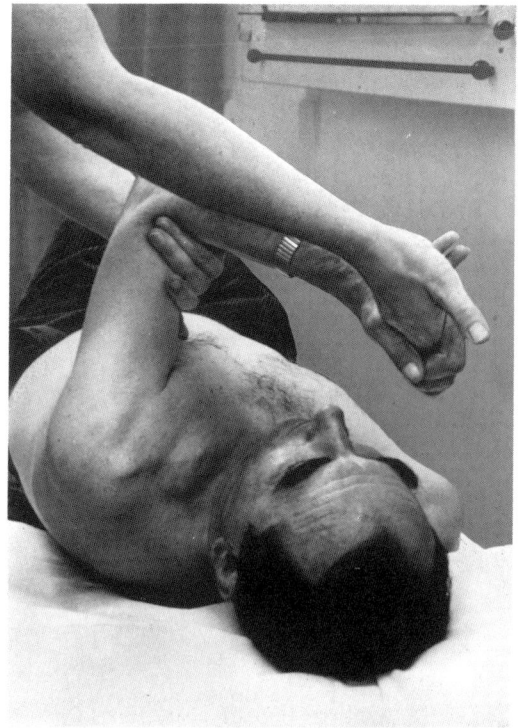

Abb. 30. PNF-Übung: Flexion/Adduktion/Außenrotation zum gebeugten Ellbogen, anwendbar nach 7 Wochen

53

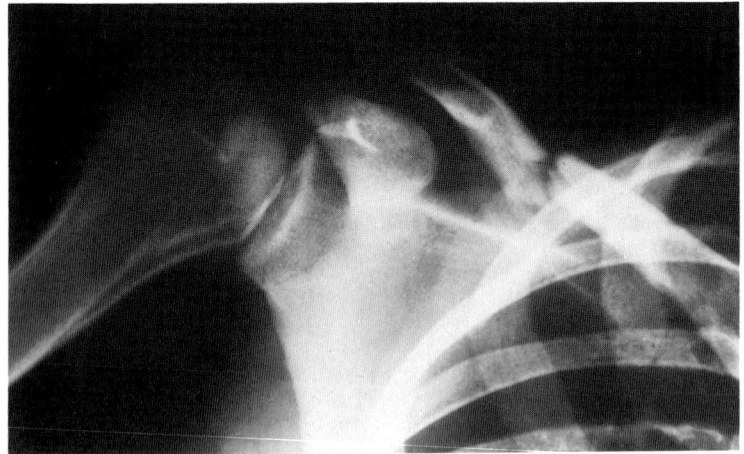

Abb. 31. Klavikulafraktur

weichbewegung kontrolliert. Anfangs werden isolierte Skapulabewegungen geübt. Im allgemeinen kann das Schema der krankengymnastischen Behandlung bei der Schulterluxation als Grundlage herangezogen werden.

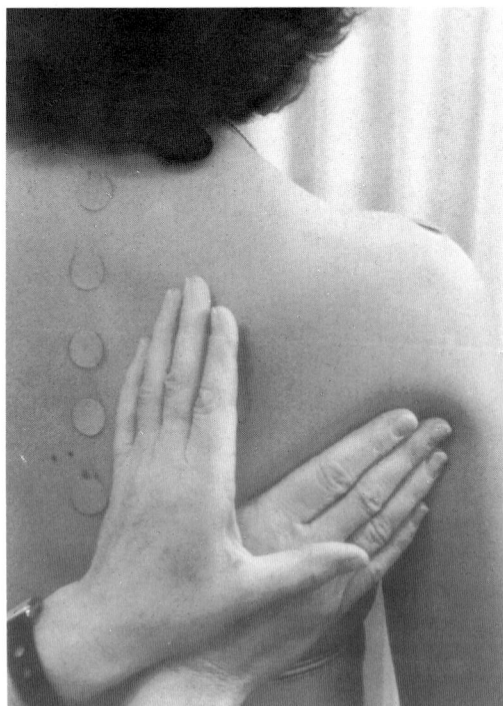

Abb. 32. Schulterblattpattern: Extension/Retroversion

3. Klavikulafraktur

Symptomatik und ärztliche Maßnahmen

Eine Klavikulafraktur entsteht über den gleichen Mechanismus wie die ACG Luxation. Sie ist röntgenologisch und klinisch kaum zu übersehen (Abb. 31). Das laterale Fragment wird der Armschwere folgend nach unten verschoben, das mediale Fragment wird durch den Zug des M. sternocleidomastoideus nach oben gezogen. Eine Stufe ist sowohl sicht- wie tastbar. Gleichzeitig steht der Arm in Adduktion und Innenrotation, da der Stützpfeiler als Gegenkraft für den M. pectoralis fehlt.

Wird nicht operiert, erhält der Patient einen Rucksackverband. Dieser hat jedoch nur seine Wirkung, wenn der Verletzte überwiegend sitzt, steht oder geht. Der Verband muß ca. alle 2 Tage nachgezogen werden.

Als operative Verfahren kommen AO-Platten, Zuggurtungen oder die Balser-Platte in Frage. Zwingende Indikation zur Operation ist eine Gefäß- oder Plexus brachialis Verletzung.

Nach übungsstabiler Versorgung kann am 3. postoperativen Tag mit aktiven Schulterblattpattern und der reinachsigen Abduktionsbewegung des Schultergelenkes begonnen werden (Abb. 32–34) (siehe auch ACG Behandlung, entsprechend der Biomechanik

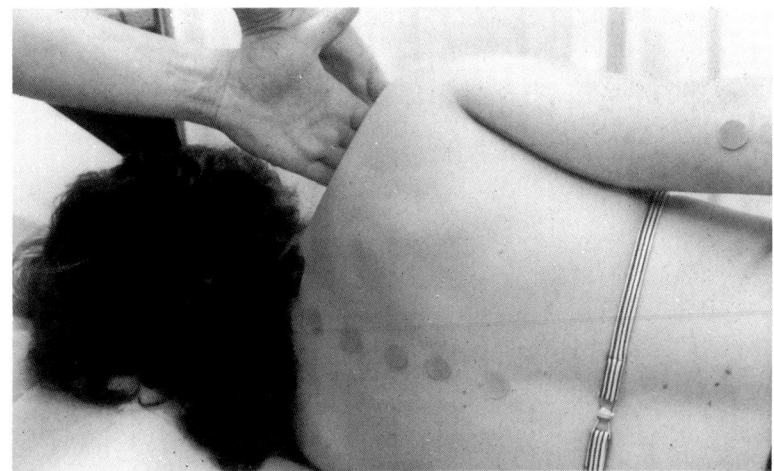

Abb. 33. Schulterblattplattern: Flexion/Anteversion

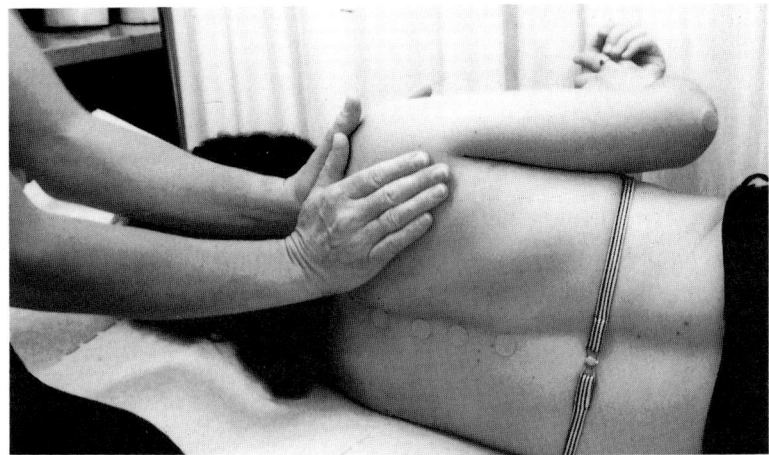

Abb. 34. Schulterblattpattern: Flexion/Adduktion

werden die Bewegungen bei 90° Abduktion begrenzt) (Abb. 35 u. 36).

Ebenfalls ist zu beachten, daß anfangs weder die Anteversion von der Nullstellung aus, noch die Retroversion von der 90°-Abduktionsstellung aus durchgeführt werden sollen. Diese würden Zug- und Druckkräfte an die Fraktur bringen. Außerdem ist jedes Stauchen und Stemmen zu vermeiden. Je schneller die Muskelkraft des M. deltoideus und M. biceps der Schwerkraftwirkung entgegenwirkt, um so weniger Hebelwirkung wird der hängende Arm an der Fraktur haben.

Der erhöhten Spannung des M. sternocleidomastoideus und seiner Hebelwirkung an der Fraktur kann durch Kopfbewegungen (z. B. PNF „Langsame Umkehrbewegung") entgegengewirkt werden.

4. Skapulafraktur

Die funktionelle Bedeutung der freien Beweglichkeit der Skapula in 3 Ebenen und ihre Stabilisation durch die Schultergürtelmuskulatur ist für das Schultergelenk besonders groß. Frakturen, die in die Gelenkfläche hin-

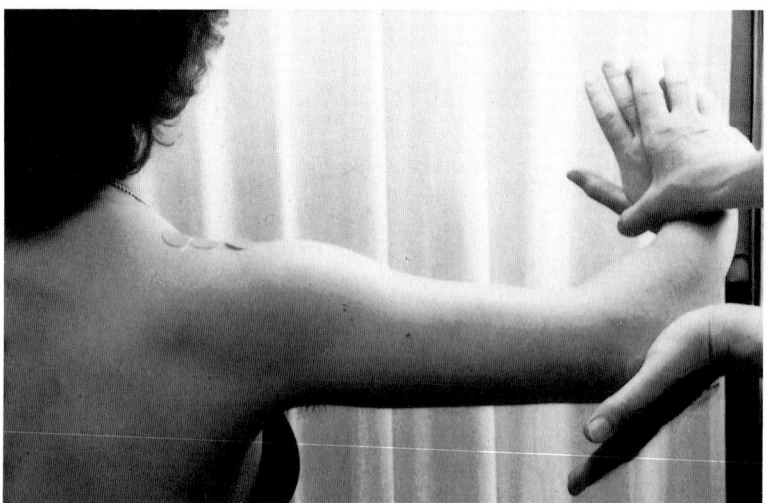

Abb. 35. Schulterblattabduktion

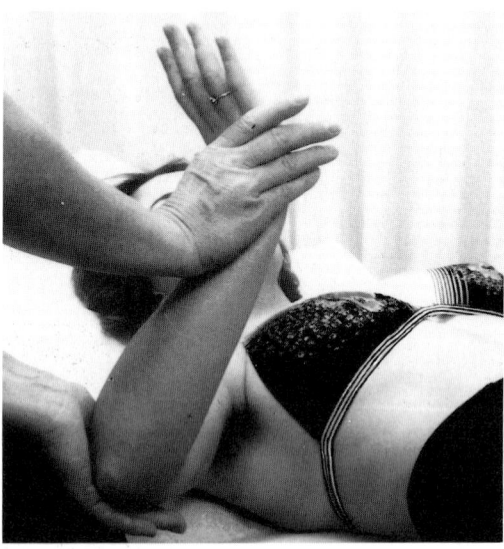

Abb. 36. Abduktion des Armes bis 90°

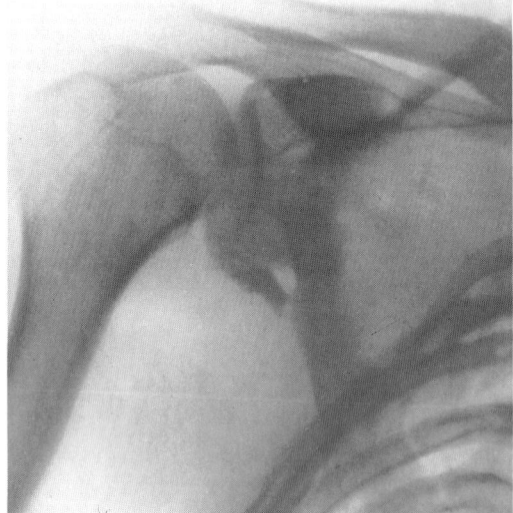

Abb. 37. Skapulafraktur

einreichen, sind deshalb funktionell auch besonders ernst zu nehmen (Abb. 37 u. 38). Das AO-Kleinfragmentinstrumentarium kann eine Stabilisation dieser Frakturen erreichen; im allgemeinen werden gelenkferne Frakturen an der Skapula nicht weiter be-achtet, da sie kaum behandlungszugänglich sind. Funktionelle Einschränkungen des Schultergelenkes müssen entsprechend dem krankengymnastischen Befund symptomatisch behandelt werden.

56

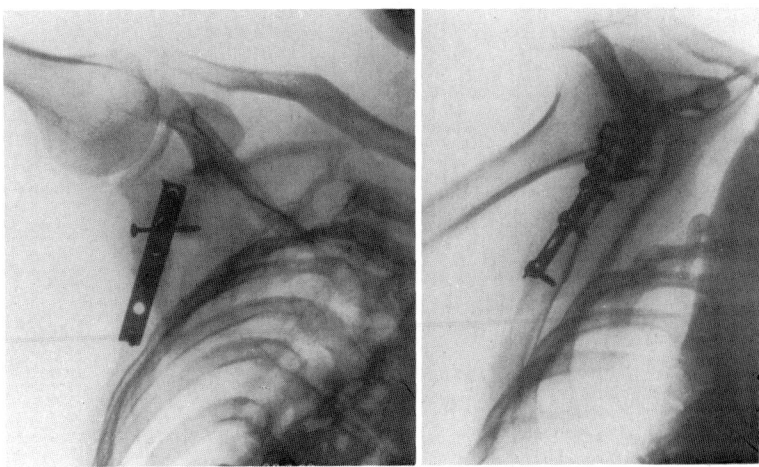

Abb. 38. Osteosynthese der Skapulafraktur

5. Oberarmkopffraktur

Die Oberarmkopffraktur kommt bei älteren Menschen etwa in Höhe des Collum chirurgicum am häufigsten vor.

Ursachen

Direkte Gewalt, indirekt, durch Sturz auf die Schulter, den Ellenbogen oder die Hand mit fortgeleitetem Stauchungsmechanismus. Ein Abriß des Tuberkulum majus oder minus

kann in Zusammenhang mit einer Luxation oder aber auch ohne sie entstehen (Abb. 39 u. 40).

Symptomatik und ärztliche Maßnahmen

Da es sich meistens um eine Fraktur des alten Menschen handelt, die zudem eingestaucht sein kann, wird die Humeruskopffraktur in der Regel konservativ behandelt. Patienten über 55–60 Jahre sollen möglichst kurz ruhiggestellt werden, da sie vermehrt zu

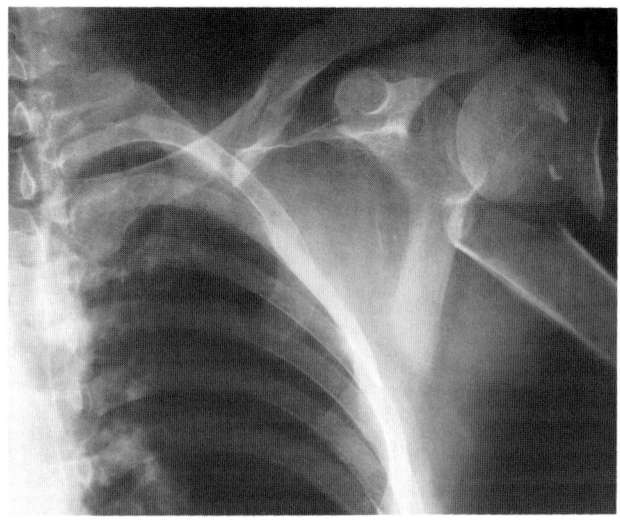

Abb. 39. Oberarmkopffraktur mit Luxation

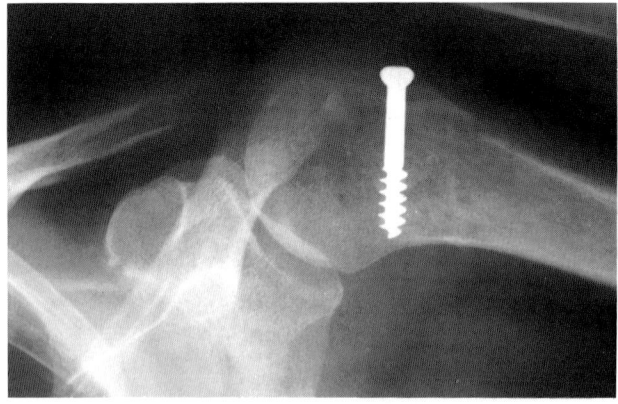

Abb. 40. Osteosynthese nach Oberarmkopffraktur

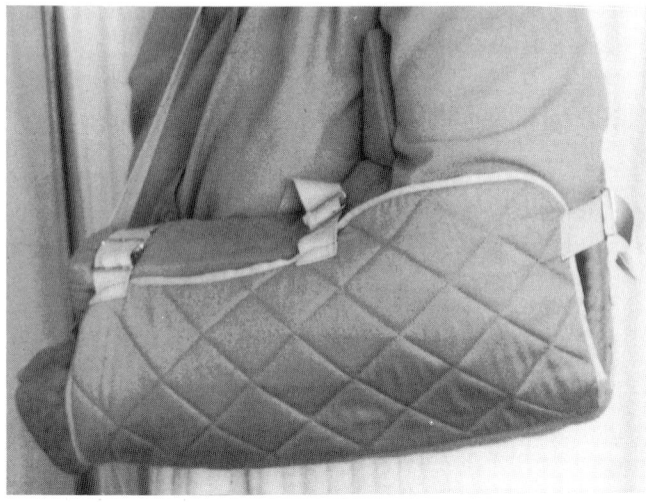

Abb. 41. Abduktionskissen

Kontrakturen im Schultergelenk neigen. Zur Ruhigstellung wird für ca. 1 Woche ein Desault- oder Lady-Hamiltonverband angelegt. Jüngere Patienten werden 3 Wochen lang ruhiggestellt. Zur Anwendung kommen heute auch Abduktionsschienen und Abduktionskissen in 40 und 60 Grad- Stellungen (Abb. 41).

Jüngere Patienten können auch operativ versorgt werden mit AO-Osteosynthesen, z.B. einer T-Platte.

In der aktuellen Phase nach der Verletzung oder Operation besteht starke Schmerzhaftigkeit, das Hämatom sinkt entlang den Muskellogen ab und wird am Thorax oder im Ellbogenbereich sichtbar. Zusätzlich entwickelt sich eine ausgeprägte Atrophie des M.

deltoideus, der Rotatorenmanschette und der Oberarmmuskulatur. Alte Menschen fühlen sich auch bei eng anliegendem Desaultverband in der Atmung beengt.

Komplikationen

(selten): Sekundärer Plexusschaden
(häufig): Bleibende Kontraktur, Arthrose, Pseudarthrose

Befunderhebung

Beurteile

– Röntgenbild auf Frakturstellung und Konsolidierung

58

– Lagerung des Armes
– Hämatom (sonst s. Schulterluxation)

Messe
– Umfang, Ellenbogen- und Handbeweglichkeit. In den ersten Tagen keine Schultergelenkmaße

Prüfe
– Muskeltest der Hand- und Ellenbogenmuskulatur bei passiver Fixation der Fraktur; keine Prüfungen nach Hirschfeld-Cyriax.

Notiere
Art und Lokalisation von Schmerzen und sonstigen Beschwerden

Gesichtspunkte der Behandlung

1. **Erzielung** größtmöglicher **Schmerzfreiheit**
2. **Resorption** des Hämatoms
3. **Sicherung der Fraktur** durch aktive Muskelspannung
4. **Kräftigung** des M. deltoideus, M. biceps, M. triceps, M. pectoralis und M. supra-infraspinatus (gegen Widerstand erst nach 6 Wochen)
5. **Mobilisation** des Schultergelenkes, Entspannung des M. trapezius
6. **Funktionserhaltung** der Ellenbogen-, Hand- und Fingergelenke
7. **Funktionsschulung** des Schultergelenkes

Behandlungsmöglichkeiten

zu 1. Die **Lagerung** des Armes ist in der krankengymnastischen Behandlung sowohl als Funktions- als auch als schmerzarme Stellung der Fraktur eine vordringliche Maßnahme. Im Bett und auf der Behandlungsbank liegend, sollte der ganze Oberarm bis zur hinteren Achselwand in 30° Abduktions- und 30° Flexionsstellung unterpolstert sein. Der Unterarm wird in leichter Beugung und Rotationsnullstellung gelagert, dabei hält eine weiche Schaumstoffrolle die Hand in Funktionsstellung. Sie soll etwas höher als das Ellenbogengelenk liegen, damit im

Schultergelenk keinesfalls eine Innenrotation besteht. Diese kann Ursache für dauerhafte Schmerzen sein. Zusätzlich wird je nach Verträglichkeit (ältere Menschen!) und lokaler Hauttemperatur eine Eiskompresse oder eine warme Kompresse aufgelegt. Eisabtupftechnik mit dem Eisbeutel oder auch anfangs nur mit dem kalten Tuch kann ebenfalls als Therapie angewandt werden. Anschließend besteht die Möglichkeit, mit weichen Massagegriffen von der Schulterhöhe her, den M. trapezius zu entspannen (s. auch Schulterluxationsbehandlung). Dabei darf die Lagerung allerdings nicht verändert werden. Niemals wird bei frischen Frakturen im Bereich der Fraktur massiert.

zu 2. Das oft abgesunkene **Hämatom** kann mit Mobilatverbänden, Eiskompressen oder Alkoholumschlägen behandelt werden. Außerdem scheinen Behandlungen mit diadynamischen Stromarten (z. B. CP über 5 min) wirksam zu sein, wenn kein Metallimplantat vorliegt.

zu 3. Die eigentliche **krankengymnastische Übungsbehandlung** gilt in der frühen Phase der Sicherung der Fraktur und zwar durch isometrisches Spannen der Muskulatur gegen Führungskontakt. Die schmerzfreie Lagerung muß dabei unbedingt beibehalten werden. Vordringlich ist die Erarbeitung der Muskelspannung des M. deltoideus im Gleichgewicht zum M. latissimus und der Schwere des Armes. Als Ausnahme kann die Abduktionsfraktur angesehen werden.

Beachte: Der Geübte kann ganz proximal an der Fraktur einen leichten Längszug geben, wenn die Fraktur eingestaucht ist. Es sollte dabei der Patient gefragt werden, ob er das Ziehen als angenehm empfindet. Als nächstes Ziel kann die dynamische Muskelarbeit unter Abnahme der Armschwere und die Erarbeitung der Muskelstufe 3 für den M. deltoideus angesehen werden.

zu 4. Die Kräftigung des M. biceps – M. triceps wird bei passiver Fixation der Fraktur mit der Technik „Wiederholte Kontraktionen" und gesteigertem Widerstand durchgeführt. Die Kräftigung der Schultergelenkrotatoren muß für einen späteren Zeitpunkt aufgehoben werden. Erfahrungsgemäß kann man damit erst 6 Wochen nach dem Unfall beginnen. Aufschluß geben das Röntgenbild und die ärztliche Verordnung.

zu 5. Die aktive oder passive Fixation der Skapula ist Voraussetzung für ein isoliertes Bewegen des Schultergelenkes. Häufig wird die Abduktion des Schultergelenkes nur durch vorzeitiges Schwenken der Skapula nach lateral vorgetäuscht. Bei alten Menschen wird man jedoch zugunsten der Funktion Kompromisse schließen und nicht hartnäckig auf exakter Skapulastellung beharren. Als Technik kommen in Frage: „Chirurgische Technik" (PNF), „Rhythmische Stabilisation, Entspannen ohne Rotation" oder „Langsame Umkehrbewegung" in Rotationsnullstellung und als reinachsige Bewegungen. Die Bewegungsfolge ist Abduktion, Anteversion und Flexion.
Wichtig ist die Grifftechnik.

Beachte: Die Führungskontakt gebende Hand des Krankengymnasten sollte so dicht wie möglich unterhalb des Akromion liegen. Evtl. müssen beide Hände des Krankengymnasten den Humeruskopf umfassen. Der Verzicht auf passive Schulterblattfixation kann vorläufig eher verschmerzt werden als ein Hebel an der Fraktur. Aktives Herausschieben des Ellenbogens lenkt die Spannung mehr auf den mittleren Teil des M. deltoideus (s. Abb. 35).
Immer sind angegebene *Schmerzen* an der *Fraktur* zu *beachten*. Eine winzige Änderung des Griffes oder der Armstellung kann den Schmerz spontan aufheben. Leichter Längszug ist bei eingestauchten Frakturen angezeigt. Im Stand oder Sitz auf dem Hocker können Pendelbewegungen nach Poelchen bei Gewichtsverlagerungen des Rumpfes durchgeführt werden (s. Abb. 20). (Rumpfbeuge führt zur Flexion des Armes und Rumpfseitneigung zur Abduktion des Ar-

mes.) Ähnliches Üben ist in der Schlingentischaufhängung möglich.
Erst nach Konsolidierung der Fraktur dürfen passive oder aktiv-passive Techniken zur Mobilisation angewandt werden (s. auch exemplarische Behandlung der Schulterluxation).

zu 6. Ellenbogen-, Hand- und Fingergelenke sollen bei passiver Fixation der Fraktur in allen Bewegungsrichtungen kraftvoll geübt und mobilisiert werden. Anfangs bieten sich manuelle Techniken an, später können auch Geräte wie Stab, Keule, Ball etc. dazu genommen werden.

zu 7. Sind die Einzelbewegungen des Schultergelenkes nahezu schmerzfrei aktiv möglich, können **komplexe Bewegungsmuster** geübt werden und zwar in PNF-Mustern oder in Abwandlungen nach Klein-Vogelbach. Variiert werden die komplexen Bewegungsmuster mit Seil, Stab, Keule oder Ball. Die Patienten können nun auch in Gruppen zusammengefaßt werden. Ältere Menschen werden dadurch oft sehr positiv zu größerer Eigenaktivität motiviert. Gebrauchsbewegungen und ein einfach ausgearbeitetes Übungsprogramm zum Selbstüben sind gut vorzuüben und zu kontrollieren.
Die im Kapitel Schulterluxation angegebenen Übungsbeispiele können übernommen werden, wenn die Grifftechnik geändert wird und sie in entsprechender Reihenfolge den Gesichtspunkten der Behandlung von Oberarmkopffrakturen untergeordnet werden.

Beachte
- **Führungskontakt** ist richtungsweisend und so dicht am Schultergelenk wie möglich
- **Widerstand** darf erst nach Konsolidierung der Fraktur gegeben werden (ca. 6 Wochen).
- **Schmerzen** sind immer ein Zeichen von **Instabilität der Fraktur**
- **alte Menschen** haben weniger Kraft, Ausdauer und Koordination. Ihre Behandlung muß deshalb entsprechend dosiert werden und darf statisches Arbeiten nicht zu lange verlangen.

- **Ausgangsstellung:** Rückenlage, Sitz, evtl. Stehen und Gehen
- **Pausen** einschalten
- **Atmung, Gesichtsausdruck** und **Gesichtsfarbe** beobachten
- **Puls** kontrollieren.

Frakturen, die nach den Prinzipien der AO übungsstabil versorgt werden konnten, können ab 3. postoperativem Tag aktiv dynamisch geübt werden. Die Beweglichkeit des Schultergelenkes wird dadurch sehr viel schneller zurückgewonnen. Jedoch darf das nicht dazu verleiten, vorzeitig Widerstand unterhalb der Fraktur zu geben. Jede Form der Belastung ist auch hier erst nach der Knochenheilung erlaubt.

Bei Nebenverletzungen, z.B. Luxationsfraktur mit Beteiligung des N. axillaris oder Plexus brachialis, wird eine zusätzliche Reizstromtherapie durchgeführt, bis Muskelstufe 2 an der betreffenden Muskulatur erreicht ist. Das Tragen des Armes in einer Mitella wird in diesen Fällen unumgänglich sein, das Tragen einer Abduktionsschiene wäre allerdings vorzuziehen. Angezeigt kann auch ein Stützstrumpf für den Arm sein.

Auch bei röntgenologisch schlechtem Befund kann das funktionelle Ergebnis einer Oberarmkopffraktur durchaus befriedigend werden. Eine ausgedehnte, intensive krankengymnastische Behandlung hat deshalb ihre Berechtigung und sollte nicht zu früh abgebrochen werden.

Schüleraufgabe

a) Stellen Sie ein Übungsprogramm mit Seil für einen Patienten nach Schulterluxation, 5 Wochen nach dem Unfall, zusammen
b) Stellen Sie ein Hausaufgabenprogramm für einen ca. 60 Jahre alten Patienten

nach Oberarmkopffraktur zusammen. Der Zeitpunkt der Behandlung ist 6–8 Wochen nach dem Unfall.

Literatur

1. Bäuerle E (1975) Die funktionelle Behandlung der schultergelenknahen Oberarmbrüche. Krank Gymn 12:436
2. Burri et al. (1974) Unfallchirurgie. Heidelberger Taschenbücher. Springer, Berlin Heidelberg New York, S 107–110
3. Cailliet R (1975) Shoulder Pain. F. A. Davis Co, Philadelphia, S 74–84
4. Cyriax J (1971) Textbook of Orthopedic Medicine. Cassel, London
5. Ecke H (1974) Operativ oder konservativ behandelte Brüche von Klavikulafrakturen. Aktuel Traumatol 4:69
6. Fischer H (1976) Unfallverletzungen des Armes und der Schulter, Aktuel Traumatol 6:131
7. Heisel J (1982) Behandlungsergebnisse nach frischer, traumatischer Schulterluxation. Aktuel Traumatol 4:195
8. Jäger M, Wirth CJ (1978) Kapselbandlaesionen. Thieme, Stuttgart, S 82–96
9. Kohlfahl J et al. (1984) Die traumatische Schulterluxation, Aktuel Traumatol 14:164
10. List M (1984) Untersuchungen und Behandlung von Schultergürtel und Schultergelenk. Krankengymnastik 7:424
11. Müller KH (1984) Die Entwicklung zur habituellen Schulterluxation. Aktuel Traumatol 14:121
12. Renné J (1976) Kritische Überlegungen zur operativen Behandlung von Schultereckgelenkssprengungen. Aktuel Traumatol 6:125
13. Schewior Th (1974) Die Druckplattenosteosynthese bei Schlüsselbeinpseudarthrosen. Aktuel Traumatol 4:113
14. Schmidt-Neuerburg, K (1982) Konservative Therapie und Behandlungsergebnisse der Klavikulafrakturen. H Unfallhk 160, 55
15. Schweikert C (1974) Konservative und operative Frakturbehandlung bei Oberarmkopffrakturen, Aktuel Traumatol 4:73
16. 15. Reisensburger Workshop, 18.–22. 2. (1982) Verletzungen des Schultergürtels. Unfallhk 160. Springer, Berlin

VIII. Krankengymnastische Behandlung nach Oberarmschaftfrakturen

Ursachen

Oberarmschaftbrüche kommen meist als Folge eines Sturzes auf den Ellenbogen oder auf die Hand in der Form des Rotations-, Biegungs- oder Trümmerbruches vor.

Symptomatik und ärztliche Maßnahmen

Auch die Oberarmschaftfraktur wird in der Regel konservativ behandelt. Als ruhigstellende Maßnahmen kommen in Frage:
– Desaultverband
– Plastikhülse nach Sarmiento
– hanging cast
– Abduktionsschiene
– Abduktionskissen (s. Abb. 41)

In den letzten Jahren haben wir keine Nagelungen nach Hackethal mehr gesehen, hingegen werden häufiger AO-Osteosynthesen mit DC-Platten durchgeführt. Sie werden dorsal angelegt und garantieren bei sachgerechter Fixation eine Übungsstabilität (Abb. 42 u. 43).

Komplikationen

– N. radialis-Schädigung
– A. brachialis-Verletzung
– Pseudarthrose

Befunderhebung

Beurteile
– Hautverfärbung (Hämatom)

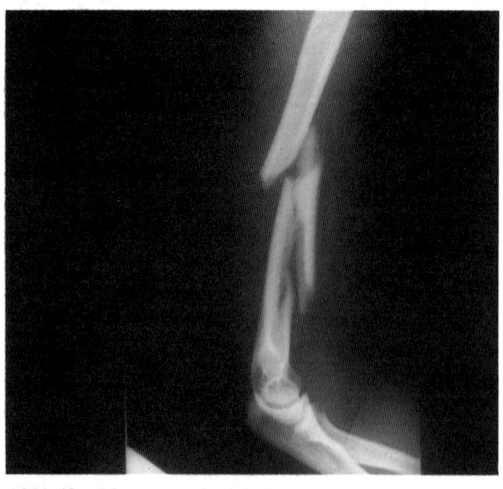

Abb. 42. Oberarmschaftfraktur

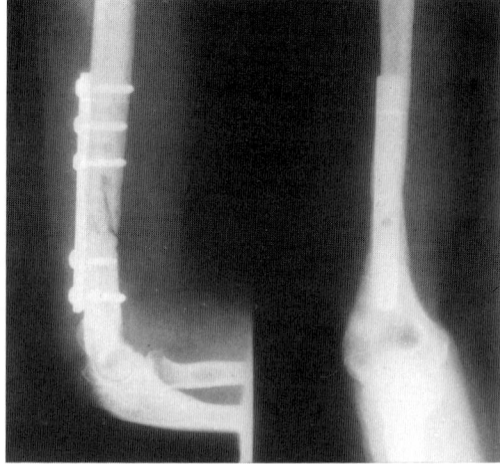

Abb. 43. Osteosynthese nach Oberarmschaftfraktur

- Atrophie des M. biceps, M. triceps, M. del-
  toideus
- Schwellung und Temperatur
- Muskuläre Spannungserhöhung
- Gelenkstellung und Kontur
- Röntgenbild auf Frakturstellung und Kon-
  solidierung

Messe
- Aktives Bewegungsausmaß des Schulter-
  und Ellenbogengelenkes
- Umfangmaße an Ober- und Unterarm

Prüfe
- Muskelqualität (Muskeltest bis Teststufe 3)
- Sensibilität im Versorgungsgebiet des
  N. radialis
- Puls
- Gebrauchsbewegungen

Notiere
- Art und Lokalisation von Schmerzen und
  sonstigen Beschwerden

Gesichtspunkte der Behandlung

1. **Sicherung der Fraktur** durch gleichmäßige
   Muskelspannung
2. **Beseitigung** von Schwellungen und Häma-
   tomen

3. **Entspannung** verspannter Muskulatur
4. **Mobilisation** evtl. Schulter- und Ellenbo-
   genkontrakturen
5. **Kräftigung** der Oberarmmuskulatur, u.U.
   der Unterarm- und Handmuskulatur
6. **Schulung** von Gebrauchsbewegungen

Behandlungsmöglichkeiten

zu 1. Die **Sicherung** einer Oberarmschaftfraktur kann nach Abnahme des ruhigstellenden Verbandes durch den Aufbau einer
gleichmäßigen Muskelspannung aller am
Oberarm angreifenden Muskeln erfolgen.
Der vorher durchgeführte Muskeltest gibt
Aufschluß über die Spannungsqualität des
M. biceps, M. triceps, M. brachialis, M. deltoideus etc. Die schwächere Muskelgruppe
sollte gezielt durch Spannungsübungen, später durch dynamische Übungen auftrainiert
werden, bis der gesamte Muskelmantel
gleichmäßig kräftig ist. Sicheres Fixieren der
Fraktur ist dabei ebenso wichtig wie die exakte Lagerung des ganzen Oberarmes auf einer geraden und festen Unterlage (Abb. 44).
Hebelwirkungen an der Fraktur entstehen
leicht, wenn ein Teil des Oberarmes nicht
unterlagert ist oder der Ellenbogen tiefer als
das Schultergelenk liegt. Peinlich genau soll-

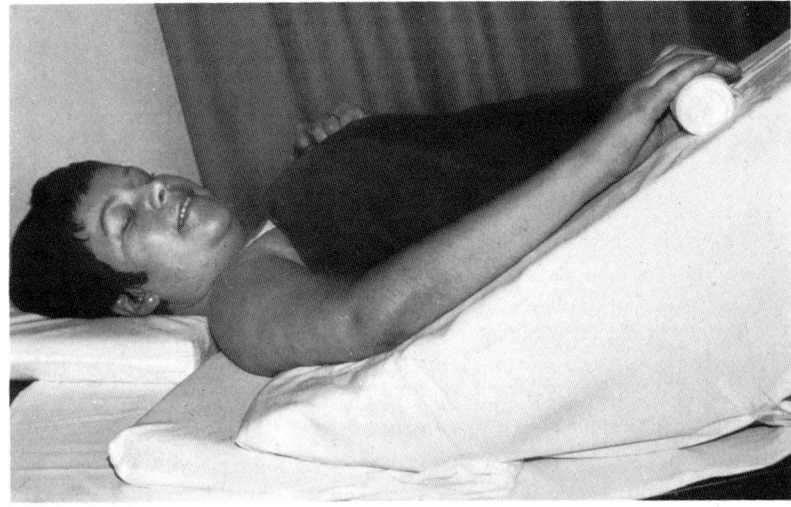

Abb. 44. Lagerung des Armes nach Oberarmschaftfraktur und bei Parese des N. radialis

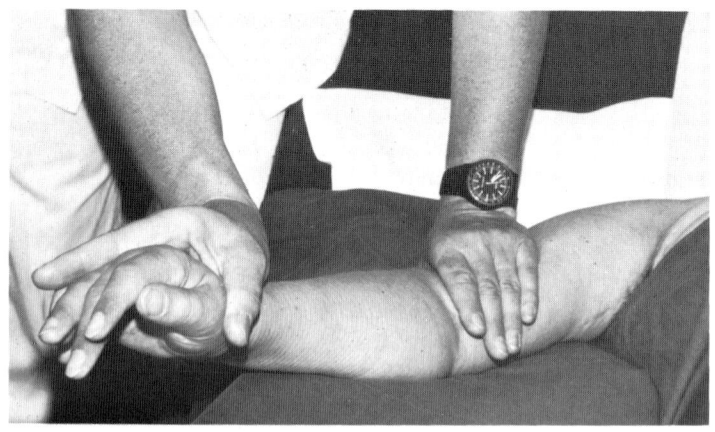

Abb. 45. Passive Fixation der Fraktur, Versuch Endstellung halten in Ellbogenextension

te auch auf die Rotationsnullstellung des Oberarmes geachtet werden. Ist das Schultergelenk nicht kontrakt, kann auf dem Handtisch geübt werden (s. Abb. 19). Ist es dagegen eingeschränkt, empfiehlt es sich, die Rückenlage als Ausgangsstellung zu wählen. Als Technik der Wahl bei Teststufe 2 ist die Technik „Endstellung halten gegen Führungskontakt" anzusehen (Abb. 45).

zu 2. s. Schulterluxationsbehandlung

zu 3. Entspannung verspannter Muskulatur: Unserer Erfahrung nach entsteht nach Oberarmschaftfrakturen sehr schnell eine M. biceps-Kontraktur. Sie kann unter die schmerzbedingten, muskulären Kontrakturen eingeordnet werden. Durch Auflegen von Eiskompressen über der gesamten Länge des M. biceps läßt sich die Spannung gut herabsetzen. Zusätzlich können die üblichen Entspannungstechniken aus dem PNF-Programm angewandt werden. Generell sind muskuläre Kontrakturen sehr behandlungszugänglich. Kann der Arm jedoch nicht schmerzfrei hängengelassen werden, wird der M. biceps als typischer Antischweremuskel hartnäckige Verspannung zeigen. Reflektorische Verspannungen der Schultergürtelmuskulatur können, wie im Kapitel Schulterluxation VII.1. beschrieben, behandelt werden. Techniken aus dem Schaarschuh-Haase Programm können auch lokal zur Muskel-

entspannung eingesetzt werden. Wichtig ist, daß der Patient selbst erfährt, wann die Muskulatur ge- oder entspannt ist. Zu Massagegriffen an der Oberarmmuskulatur ist nur zu raten, wenn die Fraktur klinisch fest ist.

zu 4. Die Mobilisierung des Schultergelenkes erfolgt anfangs unter Abnahme der Armschwere, d. h. der Arm des Patienten liegt auf dem des Krankengymnasten. Der Kontakt liegt zwischen Fraktur und Schultergelenk und gibt die Bewegungsrichtung an. Abduktion, Anteversion (s. Abb. 21) und Flexion (s. Abb. 18) werden nacheinander geübt. Rotationsbewegungen sind erst nach Frakturheilung erlaubt.

Achtung: Röntgenbild ansehen
Soll das Ellenbogengelenk aktiv mobilisiert werden (Abb. 46), wird bei vollständig aufliegendem Oberarm die Fraktur durch Griff zwischen Fraktur und Ellenbogengelenk passiv fixiert. Als angenehm wird es der Patient empfinden, wenn das Olekranon frei gelagert ist und nicht gegen die Unterlage gedrückt wird. Abgewandelte Techniken aus dem PNF-Programm bewähren sich gut.
In der Spätbehandlung können Techniken der Manuellen Therapie zur Schultergelenkmobilisation eingesetzt werden. Das Ellbogengelenk hingegen sollte möglichst lang und schonend mit aktiven Techniken mobilisiert werden.

zu **5. Kräftigung:** Ein gewonnener Bewegungsweg läßt sich auf die Dauer nur halten, wenn die schwächere Muskulatur im Anschluß an eine Mobilisationstechnik intensiv gekräftigt wird.

Erfahrungsgemäß ist der M. triceps der schwächere und muß deshalb vorrangig geübt werden. Die Technik „Wiederholte Kontraktionen mit wechselnden Drehpunkten" aus dem PNF-Programm kann gewählt werden. Ist die Fraktur ausgeheilt, bieten sich vielfältige Möglichkeiten mit Geräten wie Stab, Expander, Pullingformer etc. an. Häufiges Testen der Oberarmmuskulatur wird die Übungsauswahl und die Dosierung für die Beuge- und Streckmuskulatur bestimmen. Anfangs werden Verstärkungsmöglichkeiten über die Muskelketten ausgenützt. Im weiteren Verlauf der Behandlung wird die Anforderung an den zu kräftigenden Muskel isoliert gestellt.

zu **6. Das Schulen von Gebrauchsbewegungen** kann in komplexen Bewegungsmustern im Sinne von Umkehrbewegungen vorgeübt werden. Bewegungen, die die Körperpflege, Essen und Trinken betreffen, sind ebenso wichtig wie das Holen und Abstellen von Geräten und das Umgehen mit Werkzeugen. Ziel krankengymnastischer Bemühungen muß die Selbständigkeit des Patienten im häuslichen und beruflichen Bereich sein. Gutes Vorüben und Kontrollieren der notwendigen Bewegungsmuster werden es dem Kranken leichter machen, erfolgreich selbst weiterzuüben.

Schüleraufgabe

a) Wählen Sie Übungen aus, welche geeignet sind für eine Behandlung nach Schaftfraktur im mittleren Drittel des Oberarmes, die Fraktur wurde konservativ versorgt,

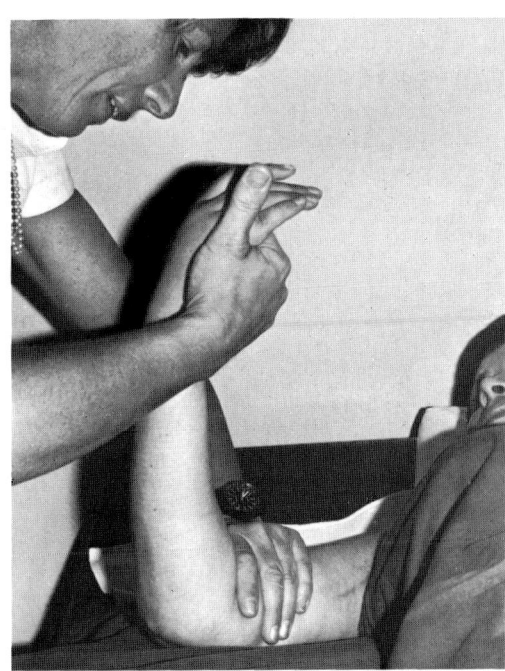

Abb. 46. Passive Fixation der Fraktur, Ellbogengelenkflexion

Abnahme des Lady Hamilton-Verbandes vor 1 Woche

b) Legen Sie Ihre Griffe genau fest

Literatur

1. Bandi W (1979) Probleme der Indikationsstellung zur Osteosynthese von Oberarmschaftbrüchen. Unfallheilkunde 148:372–379
2. Burri C et al. (1974) Unfallchirurgie. Springer, Berlin Heidelberg New York, S 69
3. Daniels L (1974) Muskelfunktionsprüfung. Fischer, Stuttgart
4. Knott M (1970) Komplexbewegungen (PNF). Fischer, Stuttgart, 2. Aufl.
5. Mentzel H (1982) Oberarmschaftfrakturen und Oberarmschaftpseudarthrosen. Aktuel Traumatol 12:229–234

IX. Krankengymnastische Behandlung nach ellbogennahen Frakturen und nach Ellbogenluxation

Ellbogennahe Frakturen sind die **Olekranon-** und **Radiusköpfchenfrakturen,** die **Humerus-kondylen-** und die **suprakondylären Frakturen.** Letzere betreffen häufig die Gelenkfläche und sind als schwere Verletzung anzusehen.

Ursachen

Direkte oder indirekte Gewalteinwirkung, Arbeitsunfälle an Maschinen oder Verkehrsunfälle.

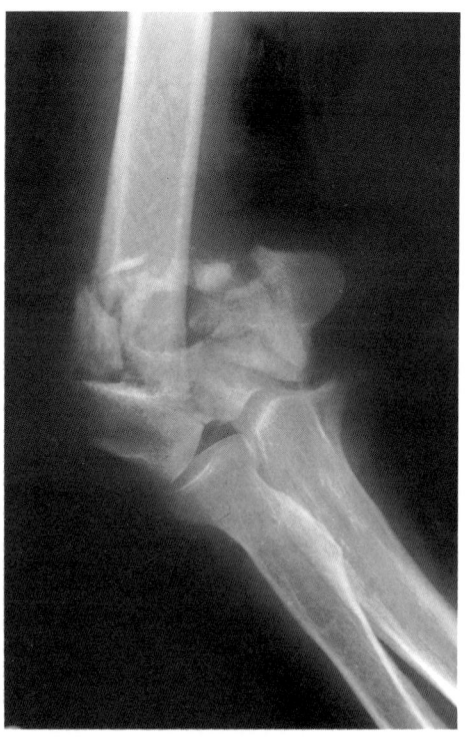

Abb. 47. Ellbogengelenkfraktur

Allgemeine Richtlinien, Symptome und ärztliche Maßnahmen

Ellbogengelenknahe Frakturen werden heute bevorzugt operativ behandelt (Abb. 47 u. 48). Es kommen in Frage: Zuggurtungs-, Platten- und Schraubenosteosynthesen mit und ohne Spickdrähte. Bei Luxationsfrakturen werden Bandnähte oder Plastiken durchgeführt. Wird das Radiusköpfchen nicht wieder angeschraubt, kann auch eine Resection erfolgen.

Nicht selten muß der N. ulnaris verlegt werden.

Für die krankengymnastische Behandlung ist die erreichte Stabilität der Osteosynthese von Bedeutung.

Stabile Osteosynthesen werden im Anschluß an die Operation für 5–6 Tage auf einer lateralen Oberarmschiene ruhiggestellt, anschließend wird alternativ ein Oberarmgips oder ein Oberarmbewegungsgips nach BUR-RI für 3–4 Wochen angelegt. Dann beginnt die aktive krankengymnastische Behand-Instabile Osteosynthesen und Luxationen werden 4–6 Wochen in einem Oberarmgips ruhiggestellt.

Die continuous passive motion (CPM) Motorschiene soll erst nach 20 Wochen angewendet werden, wenn die Fraktur absolut fest ist.

Das Ellbogengelenk zählt zu den empfindlichsten Gelenken, es reagiert auf zu starke Bewegungsreize oder passive Maßnahmen jeder Art mit entzündlichen Symptomen, starker Abwehrspannung der Muskulatur, Schmerzen und einer Calcification im Sinn der Dermatomyositis ossificans.

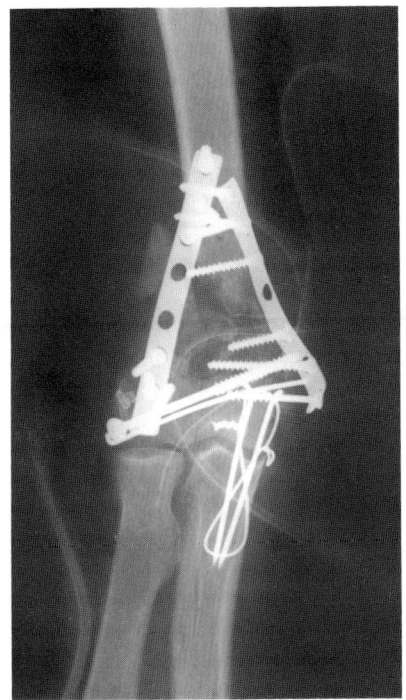

a   b

Abb. 48a, b. Osteosynthese nach Ellbogengelenkfraktur

Komplikationen

– Dermatomyositis, Myositis ossificans
– ischämische Kontraktur
– arthrogene Kontraktur
– Arthrose
– Infektion
– Ulnariskompressionssyndrom

Befunderhebung

Beurteile
– Röntgenbild, Operationswunde
– Hautdurchblutung, Schwellung
– Hauttemperatur
– Gelenkstellung

Messe
– aktives Bewegungsausmaß
– Umfang

Prüfe
Muskeltest kann nur bis Stufe 3 durchgeführt werden

– Rotationsbewegungen sind nur nach Rücksprache mit dem Arzt zu testen. Passive Gelenküberprüfung ist nicht erlaubt
– Sensibilität, vor allem N. ulnaris – N. medianus Bereich
– Puls

Notiere
– Art und Lokalisation von Schmerzen

Gesichtspunkte der Behandlung

1. Verbesserung der Durchblutung
2. Spannungsabbau
3. Verbesserung der Beweglichkeit
4. Verbesserung der Muskelkraft, Ausdauer und Geschicklichkeit
5. Verbesserung der Funktion

Behandlungsmöglichkeiten

zu 1. Günstige **Maßnahmen,** die Schwellung und Temperatur abbauen können, sind die Eisabtupftechnik oder der Eiswasserumschlag.

Wärme wird nicht vertragen; sie vergrößert sogar die Reizempfindlichkeit, so daß von den früher häufig angewandten Warmwasserteilbädern abzuraten ist. Während der Eisbehandlung können Spannungsübungen gegen Führungskontakt für die Oberarmmuskulatur durchgeführt werden.

Das Ellenbogengelenk reagiert anfangs am günstigsten auf aktive Umkehrbewegungen,

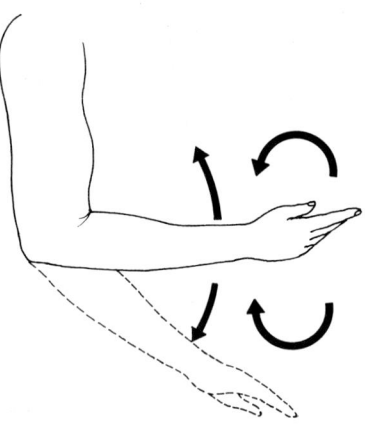

Abb. 49. Umwendbewegungen des Ellbogengelenkes

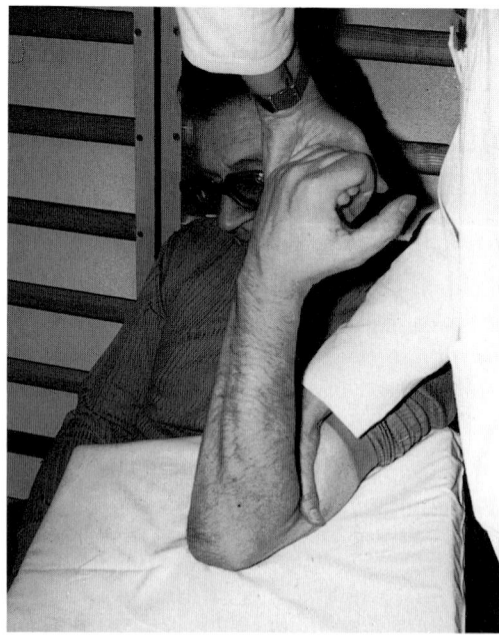

Abb. 50. Flexion mit Supination und Faustschluß

die aber die Schmerzgrenze nicht überschreiten sollen. Geringe Rotationsbewegungen beim Beugen und Strecken schleifen das Gelenk ein (bitte Rücksprache mit dem Arzt!) (Abb. 49–52), z. B. aktive Übungen aus dem PNF-Programm mit wechselndem Drehpunkt (Ellbogengelenk).

zu 2. Spannungsabbau: Am häufigsten ist die Abwehrspannung des M. biceps zu tasten. Dieser Muskel versucht reflektorisch das schmerzhafte Ellbogengelenk in Entlastungsstellung zu halten. Eine Eiskompresse auf dem M. biceps während aktiver Entspannungstechniken wirkt sehr günstig. Als Technik sei empfohlen: „Rhythmische Stabilisation, Entspannung" und die „Chirurgische Technik" aus dem PNF-Programm. Bewußtes Entspannen und Nachempfinden des bequem aufliegenden Armes können ebenfalls wirkungsvoll ausprobiert werden.

Der Patient soll selbst wahrnehmen können, wann seine Muskulatur gespannt oder entspannt ist.

zu 3. Verbesserung der Beweglichkeit: Nach gewonnener Entspannung der kontrakten Muskulatur sollte die Antagonistenmuskulatur gekräftigt werden, damit die gewonnene Bewegungsfreiheit muskulär gehalten werden kann. Aktiv-passives Weiterziehen in die eingeschränkte Bewegungsrichtung kann allerdings erst angewandt werden, wenn die Fraktur fest durchgebaut ist, und wenn der bisherige Bewegungsweg aktiv gehalten werden kann, d. h. Muskelteststufe 3 mit Vermerk „Kontraktur".

Vorsicht: Niemals ruckhaft nachziehen.

Das Röntgenbild gibt Aufschluß über Gelenkstellung, Einschränkung und die weitere Prognose. Das Ellbogengelenk kann nur voll funktionsfähig sein, wenn der Gelenkspalt weit ist.

Versuche mit passiven Mobilisationsgriffen am Ellbogen z. B. aus der Methode der manuellen Therapie können im Sinne der Traktion vorsichtig ausgeführt werden, wenn das

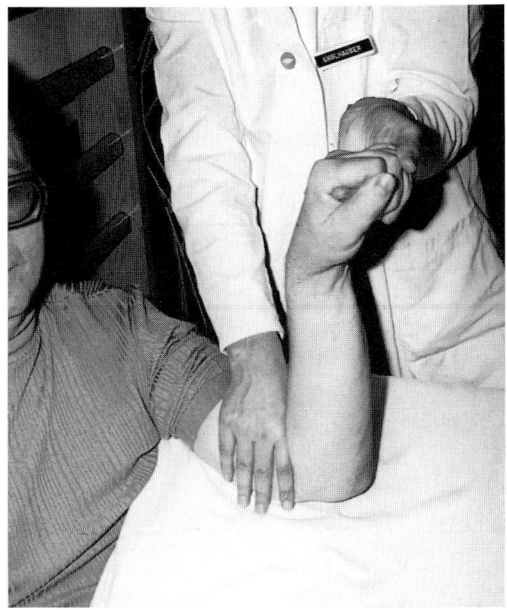

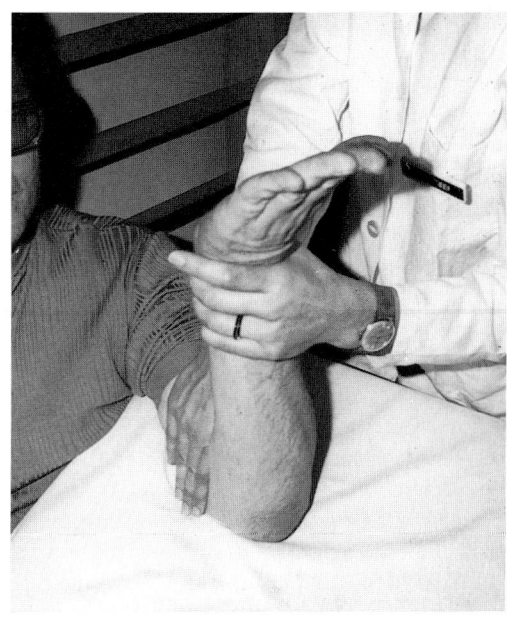

Abb. 51. Flexion mit Pronation

Abb. 52. Flexion mit Supination, Handgelenk- und Fingerextension

Endgefühl hartelastisch ist und die Fraktur durchgebaut ist.

In der Praxis bewährten sich aktive oder aktiv-passive Mobilisationstechniken unter Längszug. Auftretende Schmerzen im Bruchbereich oder direkt im Gelenk sollten immer respektiert und nicht überspielt werden. Besonders aufmerksam muß deshalb die Wirkung der Eiskompresse beobachtet werden. Durch ihren analgetischen Effekt entfällt der Schmerz als Schutzfaktor gegen Überdosierung. Ruckhaftes oder zu starkes aktiv-passives Ziehen in die gewünschte Bewegungsrichtung kann Mikrotraumen setzen. Einige Stundey nach der krankengymnastischen Behandlung treten dann erneut Schmerzen, Schwellungen, Bewegungseinschränkungen und ein Wärmestau auf.

Bewährt hat sich auch der Wechsel von punctum fixum und punctum mobile. Das bedeutet beispielsweise, den Versuch zu unternehmen, eine Ellbogenstreckung durch Außenrotation und Anteversion des Oberarmes einzuleiten.

Bei polytraumatisierten Patienten beobachten wir in der Spätbehandlungszeit starke Calcificationen. Nach ihrer Entfernung muß besonders sorgfältig und in kurzen Zeitabständen unter Langzeitkühlung mobilisiert werden. Die in jüngster Zeit entwickelten CMP-Motorschienen sind zusätzlich zur krankengymnastischen Behandlung günstig einzusetzen.

zu 4. Verbesserung der Muskelkraft, Ausdauer und Geschicklichkeit. Die Verbesserung der Muskelkraft wird durch Steigerung des manuellen Widerstandes in dynamischen Bewegungen geübt. Entsprechend der Konsolidierung der Frakturen und der gleichzeitig damit verbundenen Schmerzlosigkeit und Reizlosigkeit des Gelenkes kann der Widerstand gesteigert werden. Das intensive Üben eines Bewegungsmusters hat nun besonderen Vorrang. Bei Kondylen- oder suprakondylären Frakturen muß bis zur Knochenausheilung passiv über der Fraktur gut fixiert werden. Bei gelenknahen Unterarmknochenbrüchen muß die Widerstand gebende Hand in Frakturhöhe liegen, also ganz gelenknah.

An Techniken kommen in Frage „Wiederholte Kontraktionen", „Verstärkungstechniken" und „Techniken wechselnder Dreh-punkte" aus der PNF-Methode. Es können jedoch auch isolierte Bewegungen nach die-sen Techniken geübt werden. Die statische Muskelarbeit ist für das Ellenbogengelenk untypisch und verstärkt den Druck auf das Gelenk ungünstig.

zu 5. Verbesserung der Funktion: Komplexes Üben beinhaltet bereits eine Funktionsver-besserung. Im umfassenden Sinn ist hier je-doch eine Erweiterung des Übungsprogram-mes für die Alltags- oder Gebrauchsbewe-gungen gemeint, bei denen der Schultergür-tel der stabilisierende Teil und der Ellenbo-gen der mobile Part ist. Geführte Armbewe-gungen mit Geräten wie Stab, das gespannte Seil, Ball, Keule etc. können vielfältig ausge-führt werden, als Einzelbehandlung im Sitz auf dem Hocker vor dem Spiegel oder auch innerhalb einer Gruppe.
Zu vermeiden sind ruckhafte, unkontrollierte oder schwunghafte Bewegungen, die zu einer Ausweichbewegung der Skapula oder des Schultergelenkes führen und eine erneute schmerzhafte Abwehrspannung im Ellbogen-gelenk verursachen. Muskelkontrakturen des M. biceps und M. brachioradialis können so vermieden werden. Der Patient sollte lernen, seinen Ellbogen so natürlich wie möglich zu gebrauchen. Tragen von schweren Gegen-ständen sowie Stützen und Schieben sollten vorerst vermieden werden. Ungern wird zur Entlastung ein Dreieckstuch gegeben. Es führt unnötigerweise zur Adduktionskon-traktur des Schultergelenkes, jedoch sollte der Patient zu Hause den Arm so häufig wie möglich in entlastender Stellung lagern. Ent-sprechendes Vorüben ist Aufgabe des Kran-kengymnasten.

Schüleraufgabe

Stellen Sie ein Übungsprogramm zusammen, das systematisch einen M. triceps (Muskel-stufe 3 bei Behandlungsbeginn) auftrainiert. Berücksichtigen Sie dabei eine Oberarm-schaftfraktur im distalen Humerusdrittel, 8 Wochen nach dem Unfall.

Übungsbeispiele

Suprakondyläre Humerusfraktur: 4 Wochen postoperativ.

Ausgangsposition: Rückenlage oder **Sitz** vor einem kleinen Tisch. Oberarm und Unter-arm müssen ganz aufliegen, das Olekranon soll frei gelagert sein.

Die 1. Behandlung wird möglichst in der vom Gips her gewohnten Stellung des Armes aus-geführt, entsprechend müssen die Tischflä-che gekippt oder Lagerungspolster aufgebaut werden.

Übung: Isometrisches Spannen gegen Füh-rungskontakt für alle Oberarmmuskeln

Aktive Fixation: der Skapula, d.h. Skapula gegen Führungskontakt nach medial und kaudal an die Wirbelsäule ziehen und dort halten lassen

Kontakt: Richtungsweisend am Oberarm la-teral oder medial und stets proximal der Fraktur

Übungsauftrag: Lehnen Sie den Oberarm ge-gen die Hand, halten – nachlassen!

Übung: Umkehrbewegung: Flexion/Supina-tion – Extension/Pronation
Flexion/Pronation – Extension/Supination

Passive Fixation: Über der Fraktur mit Zei-gefinger so nah am Ellbogengelenk wie mög-lich, Daumen ist abgespreizt und greift weich aber sicher bis zum Epikondylus ulnaris.

Kontakt: Entsprechend distal am Unterarm oder an der Hand

Vorsicht: Kein Widerstand, kein Stretch, kein Zug, Hand und Finger bleiben in Neu-tralstellung

Übungsauftrag: Strecken Sie den Ellenbogen und drehen dabei den Daumen nach unten, beugen Sie den Ellenbogen und drehen den Daumen nach oben usw.

Zwischengeschaltet Eisabtupfen mit Eisbeutel oder eisgefülltem Waschlappen; dann Eiskompresse auf den M. biceps legen, evtl. anwickeln

Übung: Rhythmische Stabilisation, Entspannen bei Beugekontraktur

Fixation: s. o.

Kontakt: Distal am Unterarm wechselnd lateral und medial

Übungsauftrag: Strecken Sie den Ellenbogen so weit wie möglich (Griffwechsel distal), spannen Sie den Unterarm Richtung Beugung an und drehen Sie dabei die Hand nach außen (Griffwechsel distal). Nun drehen Sie die Hand nach innen und lehnen den Unterarm gegen die Hand in Richtung Streckung usw. 4–5mal, dann locker lassen und nun versuchen Sie, den Ellbogen weiter zu strecken!

Übung: „Chirurgische Technik" (PNF) mit gleichzeitig auf M. biceps aufliegender Eiskompresse gegen Beugekontraktur

Fixation: Über der Fraktur passiv

Kontakt: Unterarm distal

Übungsauftrag: Strecken Sie den Ellenbogen soweit wie möglich (Griffwechsel), spannen Sie kurz und vorsichtig in Richtung Flexion, lockerlassen (Griffwechsel) und nun versuchen Sie ein wenig weiter zu strecken usw.!

Übung: Wiederholte Kontraktion gegen Führungskontakt für M. triceps oder Endstellung halten

Fixation: s. o.

Kontakt: s. o.

Übung: Schaarschuch-Entspannungstechnik

Spüren Sie nach, ob der Schultergürtel locker ist, der Oberarm ganz aufliegt, der Unterarm bequem liegt usw.

dasselbe gegen M. triceps-Kontraktur

Übung: Oberarm Außenrotation und Anteversion gegen Führungskontakt

Fixation: Der Skapula aktiv

Kontakt: Am Oberarm proximal der Fraktur, medial

Übungsauftrag: Lassen Sie den Unterarm und die Hand liegen und drehen den Oberarm etwas zum Körper hin!

dasselbe spiegelbildlich für Streckkontraktur und anschließend wiederholte Kontraktionen für M. biceps mit Supination und für M. brachialis und M. brachioradialis mit Pronation oder Endstellung halten

Übung: Oberarm Innenratation und Abduktion gegen Führungskontakt

Übung: Isoliertes Üben aller Finger- und Handfunktionen

Widerstand: Richtungsweisend entsprechend der Bewegung

Fixation: passiv, distal am Unterarm

Übungsauftrag: Entsprechend für wiederholte Kontraktionen

Ausgangsstellung: Arm auf Arm des Therapeuten oder frei im Raum

Übung: Abduktion und Adduktion des Schultergelenkes konzentrisch und exzentrisch dynamisch, je nach Muskeltest gegen Kontakt oder Widerstand

Kontakt/Widerstand: lateral oder medial auf Höhe des Deltaansatzes entsprechend der Bewegung

Übungsauftrag: Schieben Sie den Ellbogen zur Seite, lassen sich nicht hereindrücken, locker lassen. Entsprechend spiegelbildlich für Adduktion!

dasselbe:
Anteversion, Flexion und Extension

Schulterbewegungen mit Widerstand proximal der Fraktur und Führungskontakt an der Hand:
1. Diagonale:
Extension/Abduktion/Innenrotation mit neutralem Ellbogen, Flexion/Adduktion/Außenrotation mit neutralem Ellbogen
2. Diagonale:
Flexion/Abduktion/Außenrotation mit neutralem Ellbogen, Extension/Adduktion/Innenrotation mit neutralem Ellbogen

Übung: Mit dem gespannten, 4fach zusammengelegten Seil:
Vor dem Körper waagrecht das Seil spannen und vom Körper aus nach vorn bewegen, bis größtmögliche Ellbogenstreckung erreicht ist.

Ausgangsposition: Sitz auf Hocker vor dem Spiegel:

Übung: Technik der wechselnden Drehpunkte, Ellbogengelenk zunächst aktiv, dann gegen leichten und später stärkeren Widerstand aus PNF-Programm

Übung: Gespanntes Seil so nah an das Brustbein heranziehen wie möglich

Übung: Gespanntes Seil waagerecht durch Strecken des einen Armes, dann des anderen Armes nach rechts und links verschieben

Übung: Gespanntes Seil senkrecht vor dem Körper drehen

Übung: Mit gespanntem Seil größtmögliche Figuren, z.B. eine 8, einen Kegel, beschreiben

Literatur

1. Burri C et al. (1974) Unfallchirurgie. Springer, Berlin Heidelberg New York, S 70
2. Burri C (1976) Ergebnisse bei 182 operativ versorgten distalen intraartikulären Humerusfrakturen. Akt Traumatol 6:105
3. Knott M (1970) Komplexbewegungen. Fischer, Stuttgart, 2. Aufl, S 86–90
4. Koppelmann J (1974) Eisanwendung als Ergänzung zur krankengymnastischen Behandlung. Berlin, Oskar-Helene-Heim FU
5. Koppelmann J (1971) Zur konservativen Behandlung und Anwendung der Kryotherapie bei posttraumatischen und postoperativen Gelenkkontrakturen. Mschr Unfallheilk 74:544 –549
6. Weller S (1974) Konservative oder operative Behandlung von suprakondylären Oberarmfrakturen. Akt Traumatol 4:79
7. Weller S (1978) Die Ellenbogenluxation. Akt Traumatol 8:95

X. Krankengymnastische Behandlung nach Unterarm- und distaler Radiusfraktur

1. Unterarmfrakturen

Unterarmschaftfrakturen kommen an beiden Unterarmknochen isoliert und kombiniert vor. In Verbindung mit einer Luxation des Radiusköpfchens heißt die Ulnaschaftfraktur **Monteggiafraktur** (Abb. 53 u. 54). In Verbindung mit einer distalen Luxation der Ulnaepiphyse wird die Radiusschaftfraktur als **Galeazzifraktur** bezeichnet (Abb.55 u. 56). Die isolierte Ulnaschaftfraktur nennt man **Parierfraktur.**

Ursachen

– indirekte Gewalteinwirkung, z.B. Sturz auf die Hand
– direkte Gewalteinwirkung, z.B. Schlag
Die Stabilität der Osteosynthese der Unterarmschaftfrakturen und die Kapsel-Bandläsion bestimmen den Beginn der krankengymnastischen Behandlung.
Die stabile Plattenosteosynthese erfordert keine Ruhigstellung (Abb. 57), die instabile Osteosynthese benötigt ebenso wie die dista-

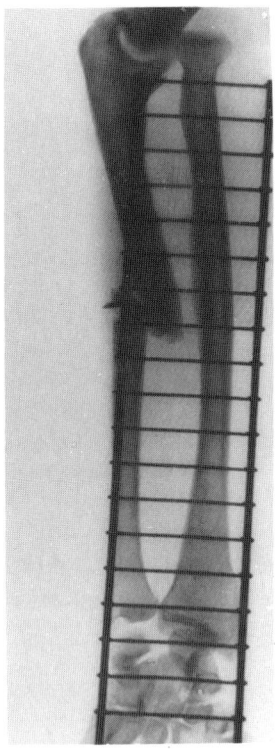

Abb. 53. Monteggiafraktur

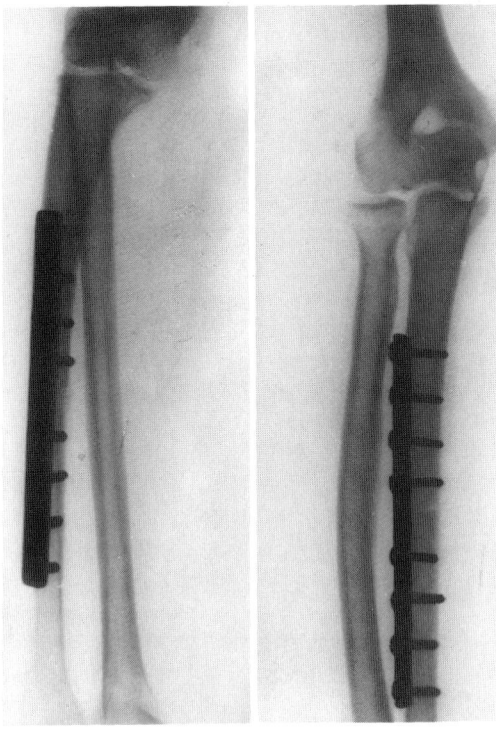

Abb. 54. Osteosynthese nach Monteggiafraktur

le Radiusfraktur eine 4–6wöchige Gipsbehandlung. Ebenso lang muß die Kapsel-Bandverletzung des Ellbogens ruhiggestellt werden.

Bei Spickung mit Kirschnerdrähten darf erst nach Entfernung der Pins mit der Pro- und Supinationsbewegung begonnen werden. Wurde der Gips schon nach 4 Wochen entfernt (normaler Heilungsverlauf einer klassischen Radiusfraktur) soll das aktive Üben der Umwendbewegungen bis zur 6. Woche zurückgestellt werden.

Besondere Kontrolle und Sorgfalt sollte bei der Anlage von Unterarmgipsen gelegt werden, die Handfläche darf nicht zusammengedrückt werden und die Fingergrundgelenke müssen frei sein.

Von besonderer Bedeutung für die Wiederherstellung der vollen Hand- und Ellbogengelenkfunktion ist die anatomische Rekonstruktion der beiden Gelenke. Der Krankengymnast muß die Gelenkstellung entsprechend erkennen und bewerten. Bei bestehendem Radius- oder Ulnavorschub muß die Handgelenkfunktion eingeschränkt sein (siehe auch Kapitel distale Radiusfraktur) Wurde eine stabile Osteosynthese erreicht, beginnt die krankengymnastische Behandlung nach Entfernung der Redondrainagen. Folgende Symptome werden erwartet:

postoperatives Ödem, geringe lokale Temperaturerhöhung, geringer Wundschmerz und

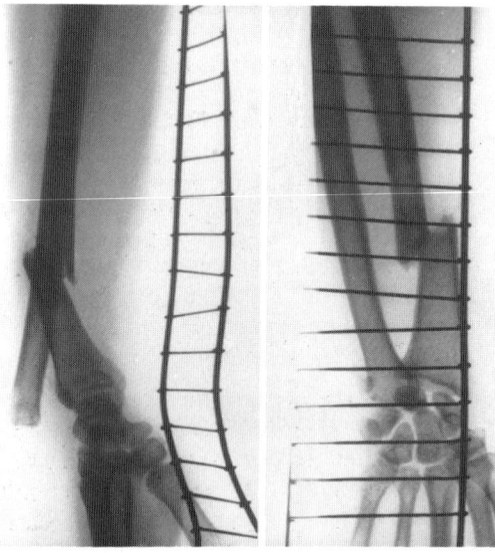

Abb. 55. Galeazzifraktur

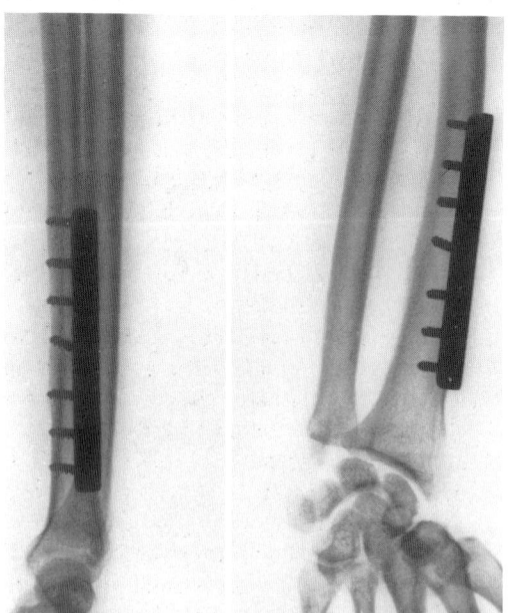

Abb. 56. Osteosynthese nach Galeazzifraktur

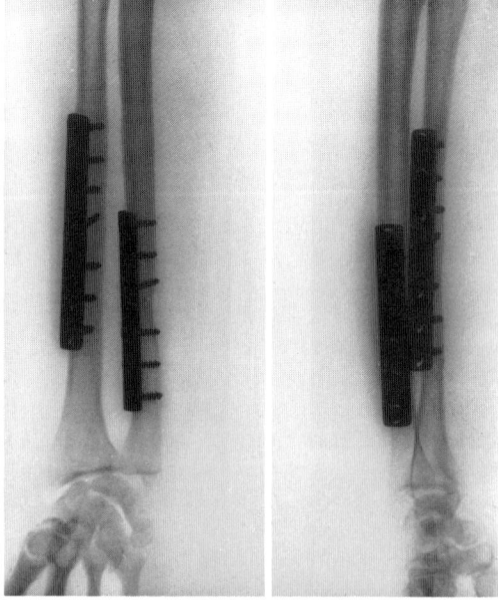

Abb. 57. Übungsstabile Osteosynthese nach Unterarmfraktur

eine Einschränkung der Beweglichkeit mit weichem Endgefühl.

herk:

Symptomatik und ärztliche Maßnahmen

Starke Beschwerden weisen auf zu engen Verband oder Instabilität hin. Nach einer Gipsbehandlung sind Durchblutungsstörungen, Kontrakturen und Atrophien zu erwarten.

Komplikationen

– Nervenverletzung z.B. des N. radialis in Form von Teilparesen oder kompletten Paresen der Hand- und Fingerstreckmuskulatur
– Infektion nach offenen Frakturen
– Pseudarthrose
– Brückenkallus
– Sudeck
– in Fehlstellung verheilte Fraktur

Befunderhebung

Beurteile
– Narben oder Operationswunden
– Hautdurchblutung
– Schwellung
– Unterarmstellung und Handstellung
– Atrophie
– das Röntgenbild: Frakturstellung, Radius- bzw. Ulnavorschub

Messe
– Gelenkbeweglichkeiten aktiv
– Umfang in festgelegten Abständen vom Olekranon aus

Prüfe
– Funktion durch Muskeltest, Art und Qualität von Gebrauchsbewegungen
– Sensibilität

Achtung: Schultergelenkbeweglichkeit nicht vergessen!

Notiere
– Schmerzen und andere Auffälligkeiten

Bei frischen Frakturen darf nur bis zur Muskelwertstufe 3 = aktive Bewegung gegen Eigenschwere getestet werden. Die Rotationsbewegungen sind nur nach Rücksprache mit dem Arzt aktiv durchzuführen. **Niemals** wird nach Abnahme des Gipses oder vor Konsolidierung der Fraktur **passiv** bewegt oder ein **distaler Widerstand** gegeben!

Gesichtspunkte der Behandlung

1. Verbesserung der Durchblutung
2. Spannungsabbau
3. Verbesserung der Beweglichkeit
4. Verbesserung der Muskelkraft, Ausdauer und Geschicklichkeit (Schnelligkeit)
5. Funktionsschulung

Behandlungsmöglichkeiten

zu 1. Verbesserung der Durchblutung: Entsprechend der von Knutsson nachgewiesenen Kontraktionsbereitschaft nach Kurzzeiteisanwendung wird die Abtupftechnik mit dem Eisbeutel bzw. dem eisgefüllten Frotteewaschlappen oder ein Handtauchbad angewendet. Abwechselnd wird die aktive Muskelarbeit und ein sorgfältiges Abtupfen mit Eis solange durchgeführt, bis ein angenehmes Wärmegefühl in der Hand und am Unterarm empfunden wird. Es empfiehlt sich, über der Unterarmmuskulatur möglichst proximal zu beginnen. Unter aktiver Muskelarbeit soll isometrisches Spannen ohne Widerstand, gegen Führungskontakt, verstanden werden. Wird Kälte nicht vertragen, kann wechselweise eine Bindegewebsmassage (Beckengänge und Thoraxgänge, Verschiebetechnik entlang des Randes des M. latissimus dorsi bis zum Schultergelenk und an den Fascienrändern der Oberarmmuskulatur bis zum Ellbogen) gemacht werden.
Eine Serie von sechs Behandlungen mit diadynamischen Störungen, DF oder eine galvanische Längsdurchflutung kann bei konservativer Behandlung angewendet werden. Sie ist kontraindiziert bei Metallimplantaten. Die Resorption posttraumatischer Ödeme wird durch Kühlen, Hochlagerung und Um-

lagerungsübungen nach Ratschow gefördert. Der Patient sollte diese Maßnahmen auch selbst durchführen. Lauwarme Armbäder mit indifferenten Temperaturen sind dagegen in der Frühbehandlung bei operativ versorgten Frakturen nicht indiziert. Nach Abnahme des Gipses bei konservativer Behandlung kann aber ein solches Bad als sehr angenehm empfunden werden. Die reaktive Durchblutungsregulation mit Eis hat jedoch gegenüber einer passiven Erwärmung den Vorzug.

zu 2. Spannungsabbau: Bei Verspannungen der Unterarm-, Hand- und Fingermuskulatur können die „Chirurgische Technik", die Technik „Langsame Umkehr – Halten gegen Führungskontakt – Entspannen" und die Technik „Rhythmische Stabilisation" gegen Führungskontakt und ohne Rotationsspannung angewandt werden (s. PNF nach M. Knott, S. 14–16). Dabei entfallen Stretch, Widerstand und distale Griffe. Der manuelle Kontakt muß zwischen Fraktur und Ellbogen gegeben werden, wenn Bewegungen des Ellbogengelenkes durchgeführt werden.

Bei durchlaufender Spannung der gesamten Unterarmmuskulatur mit nachfolgender bewußter Entspannung können Hebelwirkungen an der Bruchstelle vermieden werden, wenn der Unterarm und die Hand flach auf einem Tischchen oder entprechender Unterlage gelagert sind. Zusätzlich und gleichzeitig können bis zu 15 min Eiskompressen oder Eiswasserumschläge auf die zu entspannende Muskulatur aufgelegt werden. Das Kälteempfinden des Patienten und begründete Kälteschmerzen müssen erfragt und entsprechend beachtet werden, d. h. die Kompressen werden entfernt, sobald der Patient Schmerzen angibt, sie können nach wenigen Minuten wieder aufgelegt werden.

zu 3. Verbesserung der Beweglichkeit: Die aktive Ausnutzung des Spannungsabbaues wird nach jeder Entspannungstechnik durchgeführt. Es sollte die gewonnene Gelenkstellung mindestens gehalten oder aber durch dynamische Muskelarbeit verbessert werden.

Als Techniken kommen in Frage: Endstellung halten und wiederholte Kontraktionen gegen Führungskontakt.

An dieser Stelle sei unbedingt gewarnt vor zu intensiver Spannungssenkung durch Eis und deren Ausnutzung mit passiven Maßnahmen. Die hervorgerufene Analgesie als Effekt auf Eislangzeitanwendungen kann den Schmerz als Schutzfunktion ausschalten. Bei passivem Nachdrücken oder Ziehen werden sehr leicht Mikrotraumen gesetzt, die neue Narben und Schäden zur Folge haben. Rotationsbewegungen des Unterarmes können erst nach Ausheilung der Fraktur intensiv mobilisiert werden.

Techniken aus der Schaarschuch-Methode sind gut einzusetzen.

zu 4. Verbesserung der Muskelkraft, Ausdauer und Geschicklichkeit: Training eines Muskels oder einer Muskelgruppe bedeutet Steigerung der Ausdauer, der Kraft und der Schnelligkeit. Erreichbar ist dieses Ziel durch wiederholtes Üben, durch systematische Steigerung des Widerstandes, Verlängerung der Spannungszeiten und durch Einüben von methodisch aufgebauten komplexen Bewegungsmustern in rascher Folge.

Bis zur Konsolidierung der Fraktur darf keine Hebelwirkung an ihr erfolgen, sie würde die Heilung verzögern. Der Widerstand muß deshalb an richtiger Stelle zwischen Ellbogen und Fraktur oder distal des Handgelenkes bei sicherer passiver Fixation zwischen Fraktur und Handgelenk gegeben werden. Ist dies nicht möglich, muß auf distalen Widerstand verzichtet werden. Muskelzittern, Nichterreichen des möglichen Bewegungsausmaßes und auftretende Ausweichbewegungen werden den Krankengymnasten dazu veranlassen, seine Dosierung zu ändern. Die Finger- und Handgeschicklichkeit läßt sich erst im Spätstadium ausreichend üben. Zunächst werden Vorübungen des Spitz-, Klemm- oder Grobgriffes versucht, erst später werden Geräte eingesetzt.

zu 5. Funktionsverbesserung: Auch kleine Geräte wirken als Hebel und können erst nach ausreichender Frakturausheilung verwandt werden. Seil, Stab, Ball und Keule sollen beispielhaft genannt werden, mit diesen Geräten lassen sich vielfältig Übungen zur Handgelenkstabilisation und zu dynamischen Ellbogen- und Schultergelenkbewegungen finden.

Die für das Greifen sehr wichtige Supinationsbewegung kann „spielerisch" geübt werden. Der kräftige Faustschluß garantiert eine Gesamtspannung aller antagonistisch wirkenden Unterarmmuskeln und ist deshalb als Sicherung der Fraktur bei Umwendbewegungen anzusehen. Bevor der Patient allein üben kann, muß sorgfältig überprüft werden, welche Ausweichbewegungen er macht. Der Krankengymnast versucht bei aktiver Fixation, die gewünschte Bewegung solange einzuüben, bis der Patient sie selbst ausführen kann.

Sinnvoll erscheint das Üben mit dem Pullingformergerät, wenn es exakt angelegt und im Federwiderstand richtig dosiert wird. Bis zur Ausheilung der Fraktur liegen beide Schlaufen eines Zügels proximal der Fraktur. Im übrigen soll der Patient die Hand im Alltag benutzen.

Übungsbeispiele

Übungsstabil versorgte Unterarmschaftfraktur

Ausgangsposition: Sitz, Unterarm und Hand auf Handtisch in bestmöglicher Streckung gelagert

Übung: Isometrisches Spannen des M. triceps, Endstellung halten

Kontakt: Lateral und proximal der Fraktur

Fixation: Aktiv am distalen Oberarm

Übungsauftrag: Lehnen Sie den Ellbogen gegen die Hand des Therapeuten, halten und lockerlassen!

dasselbe mit aktivem Strecken und Spreizen der Finger

Übung: Isometrisches Spannen der Ellbogenbeuger

Kontakt: Medial und proximal der Fraktur

Fixation: Aktiv am Oberarm

Übungsauftrag: s. o.

dasselbe mit aktivem Faustschluß

Übung: Ellbogenextension mit wiederholten Kontraktionen

Kontakt: Lateral und proximal der Fraktur

Fixation: des Oberarmes passiv

Übungsauftrag: Strecken Sie den Ellbogen, halten, weiterstrecken, etwas nachgeben, wieder strecken usw.!

Übung: Ellbogenflexion mit wiederholten Kontraktionen

Kontakt: Medial und proximal der Fraktur

Fixation: s. o.

Übungsauftrag: entsprechend

Übung: Ellbogenextension mit aktiver Pronation und Fingerextension aus Schultergelenkstellung Ext. ABD, IR.

Übung: Ellbogenflexion mit Supination und Fingerflexion aus Schultergelenkstellung Flex. Add, AR

Übung: Ellbogenflexion mit Pronation und Fingerextension aus Schultergelenkstellung Ext. ADD, IR.

Übung: Ellbogenextension mit Supination und Fingerextension aus Schultergelenkstellung Flex. ABD, AR oder auch in der 1. Dia-

gonale als Tricepsstoßbewegung in Abänderung des Originalmusters mit Handgelenk-
und Fingerstreckung.

Kontakt: Richtungsweisend, jedoch stets
oberhalb der Fraktur

Übung: PNF, wiederholte Kontraktionen,
Drehpunkt Ellbogengelenk

Widerstand: Am Oberarm und dicht unterhalb des Ellbogengelenkes

Ausgangsposition: Unterarm flach auf dem
Tisch mit dem Handgelenk an der Kante

Übung: Hand: Dorsalextension, Volarflexion, Radial- und Ulnarabduktion, Fingerflexion, -extension

Kontakt: Richtungsweisend

Fixation: Passiv dicht oberhalb des Handgelenkes

Übungsauftrag: entsprechend

Übung: „Chirurgische Technik", „Langsame
Umkehr, halten, entspannen", „Rhythmische
Stabilisation, entspannen" aus PNF

Übung: Statische Arbeit für Ellbogenflexoren
mit aktiven Umkehrbewegungen für Hand-
und Fingergelenke

dasselbe für Ellbogenextensoren

Kontakt: proximal der Fraktur, dicht am Ellbogen

Distale Widerstände und Techniken mit
Stretch können erst gegeben werden, wenn
die Fraktur ausgeheilt ist. Das gilt auch für
entsprechende Geräte. Das Pullingformergerät kann vorzeitig verwendet werden. wenn
die Schlaufen proximal der Fraktur liegen.

2. Die distale oder „klassische" Radiusfraktur

Allgemeine Richtlinien zur Behandlung von Verletzungen im Handgelenkbereich

Die Beweglichkeit der beiden Handgelenke
als gemeinsame Funktion beträgt ca. 85 Dorsalextension und Palmar- oder Volarflexion.
Nach Lanz ist bei der Dorsalextension das
distale Handgelenk mit 50 Grad, das proximale mit 35 Grad beteiligt. Bei der Palmarflexion ist es umgekehrt, das proximale
Handgelenk ist mit 45–50 Grad, das distale
mit 30–35 Grad beteiligt.

Bei eingeschränkter Dorsalextension besteht
häufig auch eine Kontraktur in Richtung Radialabduktion.

Der Freiheitsgrad zwischen Radial- und Ulnarabduktion liegt bei 20–0–27 nach Lanz,
dabei dreht sich die proximale Handwurzelreihe um ihre eigene Achse. Das Skaphoid
wird bei der Radialabduktion nach volar, bei
Ulnarabduktion nach dorsal verschoben. Die
Handwurzelreihe gleitet zudem in entgegen-
gesetzter Richtung zur Handbewegung.

Die Ulnarabduktion geschieht bevorzugt im
proximalen Handgelenk und ist häufig eingeschränkt, wenn die Palmarflexion nicht
frei ist.

Pro- und Supination finden in den Radio-
Ulnargelenken statt, sie werden durch die
straffen Bänder auf die Hand übertragen.

Die Gefäßversorgung der Hand geschieht
überwiegend aus der Arteria radialis, von besonderer Bedeutung ist der oberflächliche
und tiefe Hohlhandbogen. In Zusammenhang mit einem zu engen Gips bei Radius-
oder Skaphoidfrakturen kann der oberflächliche und tiefe Hohlhandbogen abgedrückt
werden, aus dieser Situation kann eine **Sudecksche Dystrophie** entstehen.

Das venöse und lymphatische Gefäßnetz
wird von volar nach dorsal abgeleitet, Ödeme und venöse Stauungen werden deshalb
besonders am Handrücken sichtbar.

Stauungen und Druckläsionen peripherer
Nerven im Bereich des Retinaculum flexo-

rum führen zum Symptomenkomplex des Karpaltunnel-Syndroms. Kraftvolles Greifen ist dann nicht möglich, die Daumen und Kleinfingermuskulatur atrophiert, die Bewegungen der Handgelenke sind schmerzhaft, es kommt zu Parästhesien und motorischen Ausfällen der vom N. ulnaris und N. medianus versorgten Muskulatur.

Ein totaler Ausfall der Sensibilität ist nicht zu erwarten, da zwischen den einzelnen Nerven zahlreiche Anastomosen bestehen.

Die Besonderheiten der Handgelenke müssen sowohl bei der Frakturversorgung der distalen Radiusfraktur wie bei der sich anschließenden Krankengymnastik beachtet werden.

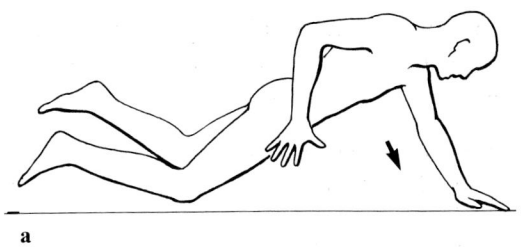

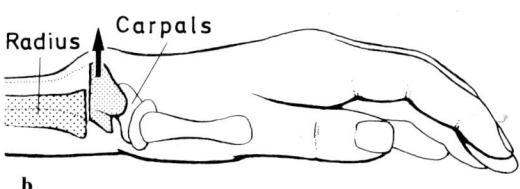

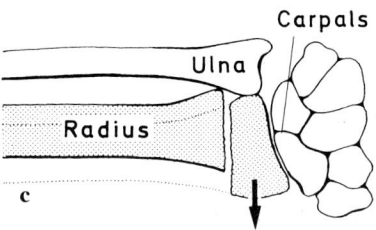

Symptomatik und ärztliche Maßnahmen

Bei Fall auf die ausgestreckte Hand bricht der Radius häufig im Bereich der ehemaligen Epiphysenfuge (Abb. 58 u. 59). Das distale Fragment kippt in typischer Weise nach dorsal und radial und verursacht die sog. Bajonettstellung.

Werden die Fragmente nicht korrekt reponiert, drücken sie den Inhalt des Karpaltunnels gegen das straffe Retinaculum flexorum. Auf diese Weise kann auch ein Karpaltun-

Abb. 58a–c. Distale Radiusfraktur, Dislokation aus Chailliet „hand, pain and impairment"

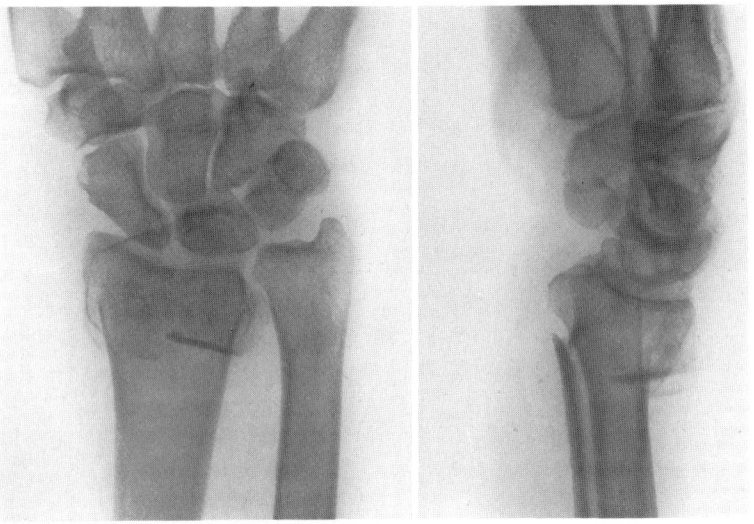

Abb. 59. Radiusfraktur

nelsyndrom entstehen. Der große Gelenk-kopf der proximalen Handwurzelreihe er-höht den Druck auf den N. medianus, N. ul-naris oder die Gefäße. Eine bleibende Fehl-stellung der Fragmente verursacht außerdem eine Inkongruenz im Radioulnargelenk mit nachfolgender Einschränkung der Pro- und Supinationsbewegung. Calliet gibt eine Drucksteigerung bei Dorsalextension auf den Karpaltunnel um das 3fache an.

Als entlastete Stellung wird deshalb nach Re-position der Fraktur eine Stellung in leichter Palmarflexion und Ulnarabduktion gewählt. Zunächst wird eine ulna und radiale Gips-schale oder ein aufgeschnittener Gips ange-legt, der dann nach Abschwellung circulär vervollständigt wird (Abb. 60). Der Daumen kann bis zum Grundgelenk mit eingegipst sein. Die Gipszeit beträgt ca. 4–5 Wochen, bei jüngeren Patienten weniger.
Alle Fingergrundgelenke und das Ellenbo-gengelenk sollen frei bleiben.
Der Gips darf nie zu eng sein. Auch heute gilt der zu enge Gips als Hauptursache zur Entstehung eines Sudeckschen Syndroms. (Siehe auch eigenes Kapitel, S. 21).

Engmaschige Röntgenkontrollen sind nötig, um ein Abrutschen der Fraktur früh zu er-kennen (2× wöchentlich). Gelingt eine zu-friedenstellende Frakturstellung nicht, wird eine Fixierung mit Kirschner-Pins vorge-nommen. In seltenen Fällen wird eine Osteo-synthese mit Kleinfragmentplatten aus der Handchirurgie durchgeführt (Abb. 61). Die zusätzliche Gipsruhigstellung dauert 4 Wo-chen, nach 6 Wochen können die Pins ent-fernt werden.
Die Behandlung des Karpaltunnelsyndroms geschieht über eine Spaltung des Retinacu-lum flexorum. Eine vorherige Abklärung, ob die Sensibilitätsstörungen nicht durch ein Halswirbelsäulensyndrom hervorgerufen sind, ist unbedingt erforderlich.

Gesichtspunkte der Behandlung

1. **Verbesserung der Durchblutung**
2. **Spannungsaufbau** der die Fraktur sichern-den Muskulatur
3. **Entspannen** der Binnenmuskulatur
4. **Mobilisation** der Handgelenke

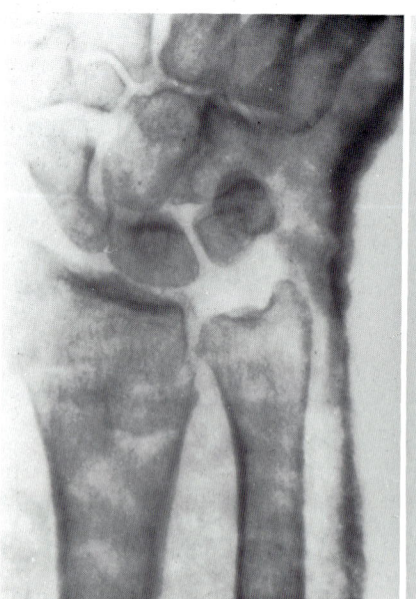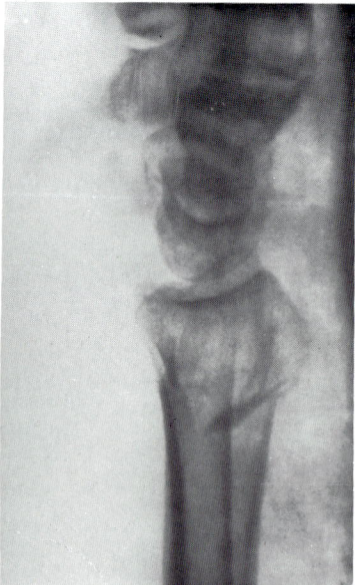

Abb. 60. Radiusfraktur in Gips ruhiggestellt

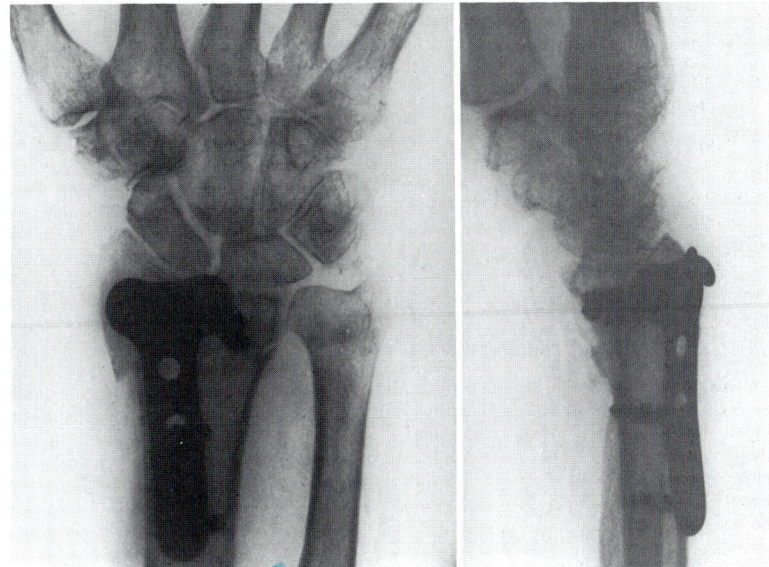

Abb. 61. Osteosynthese nach Radiusfraktur

5. Verbesserung der Muskelkraft, Ausdauer und Geschicklichkeit (Schnelligkeit)

6. Funktionsschulung

Entsprechend dem unterschiedlichen Behandlungsbeginn müssen Schwerpunkte gesetzt werden.

Während der Gipsbehandlung kann auch eine Gruppenarbeit durchgeführt werden, die darauf zielt, die freien Gelenke voll funktionstüchtig zu erhalten, Durchblutungsstörungen zu vermeiden und Komplikationen frühzeitig abzufangen. Bei Verdacht auf eine Sudeck-Symptomatik wird medikamentös behandelt.

Behandlungsmöglichkeiten

zu 1. Verbesserung der Durchblutung (siehe Kapitel Unterarmfraktur)

zu 2. Spannungsaufbau

Da das proximale und distale Handgelenk an allen 4 Bewegungsrichtungen der Hand, wenngleich auch in unterschiedlichem Umfang beteiligt sind, soll die Spannung möglichst komplex aufgebaut werden.

Die Fraktur wird am besten gesichert durch dorsal und volar gleichzeitig angesetzte Spannung, z. B. über Dorsalextension der Handgelenke und Flexion der Finger (Abb. 62) oder Palmarflexion und Extension der Finger.

Günstig ist auch die aus dem PNF-Programm abzuändernde Tricepsstoßbewegung (Abb. 63a u. b). Sie wird mit einer radialen Dorsalextension und Fingerextension angegeben. Ändert man nur die Fingerstellung zur Faust ab, wird diese Übung zu einer wertvollen Übungsform bei der Behandlung der Radiusfraktur.

Eine ähnliche Änderung zum Faustschluß ist auch bei der PNF-Übung Flexion, Abduktion, Außenrotation möglich. Analog dazu kann die Originalübung Extension, Adduktion, Innenrotation zu Volarflexion und Fingerstreckung geändert werden.

Bei niedrigen Muskeltestwerten direkt nach Gipsabnahme oder in den ersten Tagen der Behandlung bei stabilen Osteosynthesen wird die Technik „Endstellung halten" verwendet. Dynamisches Üben gegen Führungskontakt oder angepaßten Widerstand wird dann durchgeführt, wenn der Befund es zuläßt.

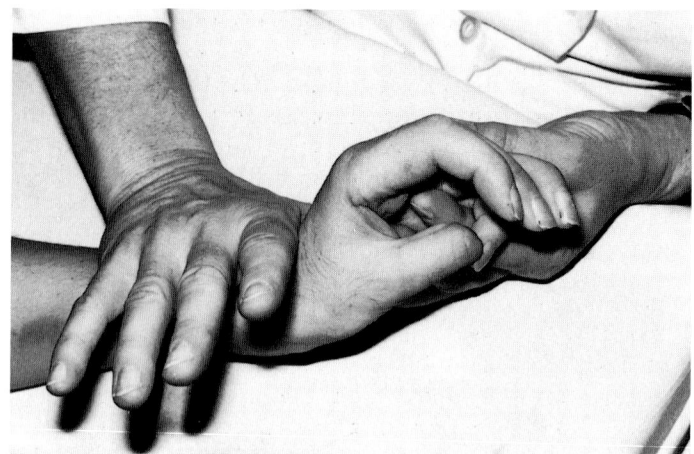

Abb. 62. Dorsalextension des Handgelenkes bei Flexion der Finger

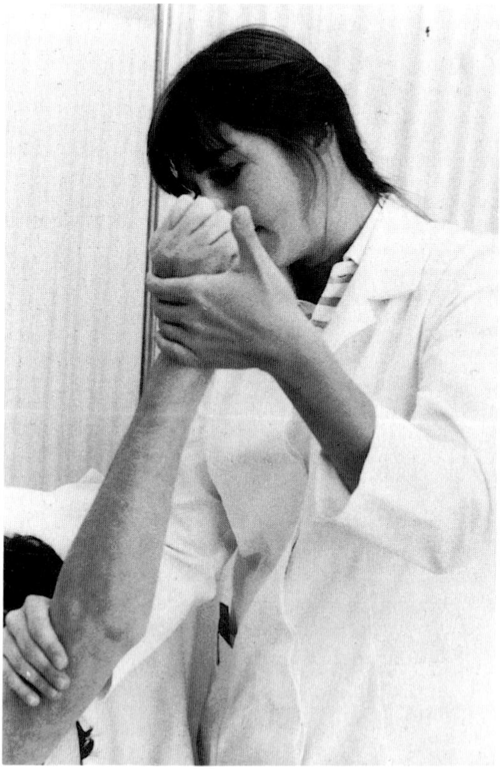

a

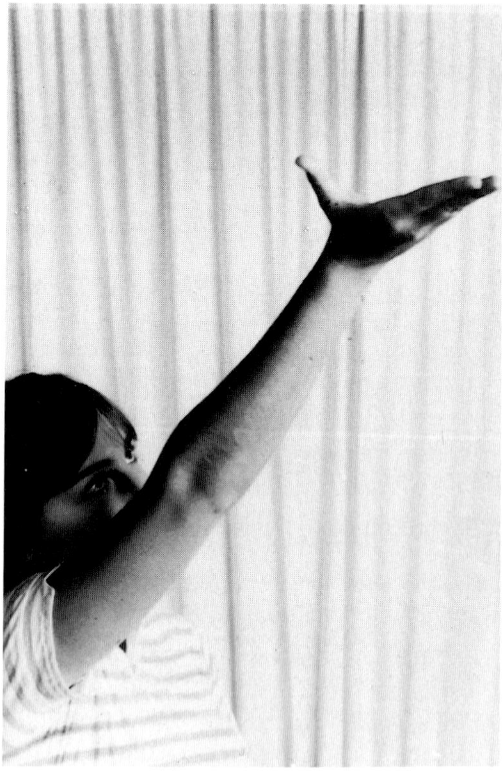

b

Abb. 63. a Abänderung der PNF-Triceps-Stoßbewegung mit Faustschluß und Handgelenkstreckung. **b** Zum Vergleich: Triceps-Stoßbewegung aus PNF

zu 3. Entspannen der Binnenmuskulatur

Dieser Behandlungspunkt gewinnt an Bedeutung, wenn die Gipsbehandlung beendet ist oder/und eine Durchblutungsstörung im Sinn eines Sudeckschen Syndroms sich abzeichnet. (Siehe auch Kapitel Unterarmfraktur)

zu 4. Mobilisation

Grundsätzlich gilt gleiches wie im vorangehenden Kapitel beschrieben. Zu beachten ist die besondere Beteiligung der beiden Handgelenke an den eingeschränkten Funktionen. Ist das Endgefühl weichelastisch, können PNF-Entspannungstechniken gewählt werden. Für die Verbesserung der Dorsalextension muß die Traktion im distalen Handgelenk aus dem Programm der Manuellen Therapie Anwendung finden. Erst nach Konsolidierung der Fraktur darf Gleiten zwischen den Handwurzelknochen durchgeführt werden, wenn das Endgefühl hart-elastisch ist.

Der Krankengymnast muß sich ein Bild über die Stellung des proximalen Handgelenkes machen. Bei Ulnavorschub oder verbleibender Bajonettstellung kann die Beweglichkeit der Handgelenke nicht entscheidend verbessert werden.

Die Mobilisation der Pro- und Supination soll zum Schutz der Fraktur immer mit Faustschluß vorgenommen werden. Die Hand ist ein empfindliches Organ. Weiche, subtile Mobilisationstechniken, die den Patienten an dem Vorgang des Spannens und Entspannens beteiligen, haben den Vorzug. Schmerzhafte Verspannungen dürfen nicht überspielt werden, die vielseitig zu verwendenden Eisbehandlungen können dabei helfen.

Die Beweglichkeit von Schultergelenk, Skapula und Halswirbelsäule soll immer überprüft und prophylaktisch in endgradigen PNF-Mustern geübt werden.

Wärmebehandlungen und passive Maßnahmen wie Massage und passives Bewegen und Manipulieren sind m.E. kontraindiziert, sie führen eher zur Sudeckschen Dystrophie. (Siehe auch Kapitel Unterarmfraktur)

zu 5. Verbesserung der Muskelkraft

Geeignet zum Training geschwächter Muskulatur im Handgelenkbereich sind die Techniken: Endstellung halten gegen Führungskontakt oder angepaßten Widerstand, die wiederholte Kontraktion mit Drehpunkt Handgelenk und die langsame Umkehr Halt gegen angepaßten Widerstand. Wenn möglich soll die Spannungszeit 7–10 sec betragen. Andere Dosierungsmöglichkeiten ergeben sich aus der Zahl der Wiederholungen, der Widerstandsstärke und der Pausendauer. Anzustreben ist die Stabilisation des Handgelenkes in leichter Dorsalextension als Voraussetzung für kraftvolles Greifen der Finger.

zu 6. Funktionsschulung

Greifen kann als grob- und feinmotorische Leistung gewertet werden. Der geschickte Gebrauch der Finger ist sowohl von der Gleitfähigkeit wie der Stabilisation der einzelnen Gelenke abhängig. Greifen und Halten von Gegenständen aller Art kommen als Kombinationsübungen in Frage. Kleine Geräte, leicht von Gewicht wie z.B. Seil, kurzer Stab, Keule, kleiner Ball, Tuch oder Knetmasse können frühzeitig eingesetzt werden, Federhanteln, Geräte mit elastischen Zügen oder Hanteln können erst nach Ausheilung der Fraktur zur Anwendung kommen. Insgesamt gilt auch hier, daß die Hand möglichst natürlich im Alltag eingesetzt werden soll. Tragen von schweren Gegenständen und Abstützen sind bis zur Heilung der Fraktur nicht erlaubt. (Siehe auch Kapitel Handchirurgie)

Schüleraufgabe

Überlegen Sie, welche Grifftechnik notwendig wird, wenn sie PNF-Übungen mit wechselndem Drehpunkt am Handgelenk ausführen sollen.

Übungsbeispiele nach distaler Radiusfraktur

Ausgangsposition: Sitz, Unterarm und Hand flach auf dem Tisch gelagert, Hand leicht höher als Ellbogen, bei polytraumatisierten Patienten Rückenlage

Übung: Isometrisches Spannen der Ellbogenbeuger und -strecker

Kontakt: Entsprechend medial oder lateral, proximal der Fraktur

Übungsauftrag: Spannen Sie den Unterarm etwas nach innen, halten, lockerlassen usw.!

dasselbe mit aktiver Dorsalextension des Handgelenkes und Faustschluß als Endstellung halten

Übung: Handdorsalextension und Faustschluß als wiederholte Kontraktion

Fixation: Passiv über der Fraktur, dicht am Handgelenk

Kontakt: Am Handrücken ganz proximal

Übungsauftrag: Ziehen Sie die Faust hoch, halten, etwas nachgeben, wieder hochziehen usw.!

dasselbe für Daumenabduktion und Extension

dasselbe für Fingerextension, -flexion und -spreizen

Übung: Isometrische Arbeit der Handextensoren bei dynamischen aktiven Bewegungen des Daumens und der Finger

Fixation: s.o.

Führungskontakt: Auf Handrücken ganz proximal

Übungsauftrag: Ziehen Sie das Handgelenk hoch und bleiben Sie so, nun den Daumen spreizen, heranziehen usw. (4–5mal)!

Übung: Radialabduktion Endstellung halten

Fixation: s.o.

Kontakt: An der Radialseite des Daumenmittelhandknochens mit einem Finger

Übungsauftrag: Daumen und Hand in dieser Stellung halten

dasselbe spiegelbildlich mit Ulnarabduktion

dasselbe mit wiederholten Kontraktionen, d.h. z.B. Hand hochziehen bis ca. $\frac{2}{3}$ des möglichen Bewegungsweges, halten, dann weiterziehen, ein wenig nachlassen für exzentrische Muskelarbeit, wieder weiterziehen usw. Zwischengeschaltet wird eine Eisabtupftechnik über der zu übenden Muskulatur

Ausgangsposition: Handgelenk in Nullstellung, d.h. Kleinfingerseite liegt auf

Übung: Supination mit aktivem Faustschluß

Kontakt: Unterarm medial, kein Kontakt an der Hand

Übungsauftrag: Machen Sie eine Faust und drehen die Handfläche nach oben!

dasselbe für Pronation mit aktivem Faustschluß

dasselbe jeweils mit aktiver Fingerextension

Ausgangsposition: Hand flach auf dem Tisch an der Tischkante oder in Unterarmnullstellung

Übung: Palmarflexion und Fingerstreckung Endstellung halten

Fixation: Über der Fraktur

Kontakt: Palmar an den Handwurzelknochen

Übungsauftrag: Ziehen Sie die Hand nach unten und strecken die Finger!

dasselbe auch als wiederholte Kontraktion

84

Ausgangsstellung: s. o., gleichzeitig Eiskompresse unter dem ganzen Unterarm

Übung: Mobilisation der Palmarflexionskontraktur (anfangs Faustschluß beibehalten) langsame Umkehr – Halten – Entspannen

Fixation: s. o.

Kontakt: Auf dem Handrücken dicht neben dem Gelenk, nach Wechsel palmar über Handwurzelknochen, Zug ansetzen!

Übungsauftrag: Ziehen Sie die Hand hoch, soweit es geht (dann erfolgt Kontaktwechsel nach palmar), lehnen Sie die Hand nach unten an und lassen locker (dann erfolgt Kontaktwechsel) und nun ziehen Sie weiter hoch usw.!
Anwendbar ist auch die Rhythmische Stabilisation – Entspannung und wenn notwendig die chirurgische Technik
Es darf *kein Stretch* und *kein Widerstand* gegeben werden, wenn die Fraktur noch nicht durchgebaut ist.

Ausgangsposition: Oberarm liegt auf dem Tisch, Unterarm aufgestellt und in Rotationsnullstellung

Übung: Mobilisation der Pronationskontraktur mit Faustschluß
Technik: „Rhythmische Stabilisation" aus PNF

Fixation: des Schultergelenkes distal am Oberarm

Kontakt: proximal der Fraktur z. B. in der Mitte des Unterarmes

Übungsauftrag: Machen Sie eine Faust und drehen den Unterarm nach außen, versuchen Sie entsprechend dem Handkontakt 4–5mal nach innen zu spannen, nach außen zu spannen, dann lockerlassen und weiter nach außen drehen!

dasselbe für die eingeschränkte Pronation

Ausgangsposition: Oberarm liegt auf, Unterarm ist gebeugt

Übung: Ellbogenextension gegen Widerstand mit aktiver Hand- und Fingerextension als wiederholte Kontraktionsfolge (Finger und Hand strecken)

Fixation: des Schultergelenkes distal am Oberarm

Kontakt: Lateral am Unterarm und proximal von der Fraktur

Übungsauftrag: Strecken Sie den Ellbogen, halten, dann aktive Umkehrbewegung der Hand oder Finger

dasselbe für Ellbogenflexoren mit Faustschluß

dasselbe mit Rotation des Unterarmes bei Extension und als gesonderte Übung bei Flexion des Ellbogens, dabei aber die Stärke des Widerstandes und die Anzahl der Wiederholungen steigern

Greifformen der Finger mit kleinen Geräten z. B. Knetmasse, kleinem Ball, Münzen, Wäscheklammern etc. üben. Dabei kann aktive Fixation des Handgelenkes mit entsprechendem Kontakt dorsal durchgeführt werden

Ausgangsposition: Sitz, Arm frei ohne Unterstützung

Übung: PNF, wiederholte Kontraktionen mit wechselndem Drehpunkt der Hand

Literatur

1. Blauth W (1982) Arthrolysen bei posttraumatischen Ellbogenstreifen. Aktuel Traumatol 6:246
2. Erdweg W (1982) Zur Behandlung der Flexionsfrakturen am distalen Radius. Aktuel Traumatol 5:205
3. Hertel P et al. (1974) Die Ergebnisse nach operativer Behandlung von 48 frischen Monteggia-Verletzungen. Aktuel Traumatol 4:147

4. Kaps H (1982) Radiusköpfchenresection als wiederherstellende Maßnahme am Ellbogengelenk. Aktuel Traumatol 6:12
5. Knutsson E (1969) Effects on local cooling on monosynaptic reflexes in man. Scand J Rehabil Med I:126
6. Pannike A (1973) Frakturen des distalen Radiusendes: Indikation und Technik operativer Behandlung. Langenbecks Arch Chir (Kongreßbericht 1973) Springer 334
7. Pannike A (1973) Die Osteosynthesen epiphysennaher Frakturen einschließlich der Korrektureingriffe. Aktuel Traumatol 3:93
8. Schicker N (1982) Zur Behandlung distaler Radiusfrakturen. Aktuel Traumatol 3:129
9. Tscherne H (1974) Konservative oder operative Behandlung bei kompletten Unterarmfrakturen. Aktuel Traumatol 5:85

XI. Krankengymnastische Behandlung in der Handchirurgie

1. Einteilung

Frakturen und Luxationen
Sehnenverletzungen und Bandverletzungen
Muskelverletzungen
Nervenverletzungen
Gefäßverletzungen
Kombinationsverletzung von Knochen, Sehnen, Nerven und Gefäßen, z. B. auch als schwerste Form die **Fingerabtrennung** (Abb. 64)

Ursachen

Traumen
Schnitt-, Quetsch- und Rißverletzungen, Verbrennungen

z. B. Kreissägenverletzungen
Maschinenverletzungen
Glasscherbenverletzungen

Symptomatik und ärztliche Maßnahmen

Frakturen
– alle Zeichen der Fraktur sind vorhanden. Röntgenbild, Krepitation, abnorme Beweglichkeit
– ausgeprägte Schwellung, nicht selten offene Frakturen mit Hautdefekt
– Funktionslosigkeit (teilweise oder ganz)
– Schmerz

Sehnenverletzungen
Strecksehnenabriß: Unfähigkeit, das Endglied zu strecken

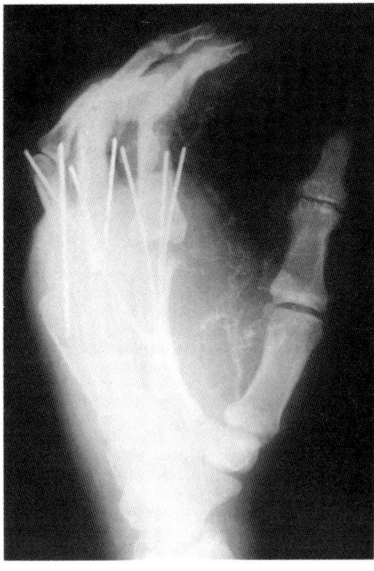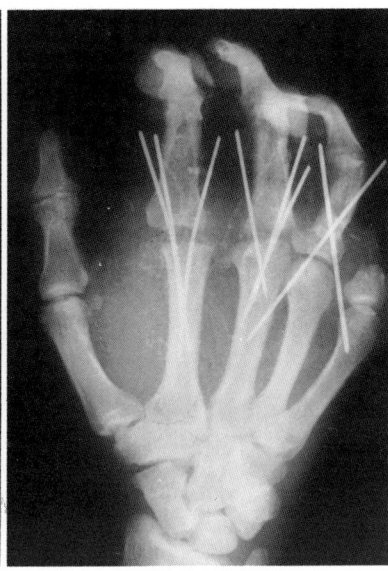

Abb. 64. Kreissägenverletzung mit Fingerabtrennung, Replantation und Osteosynthese mit Kirschnerdrähten

Beugesehnendurchtrennung: Unfähigkeit, die entsprechenden Mittel- und Endgelenke zu beugen (M. flex. dig. sup., M. flex. dig. long., entsprechende Funktionslosigkeit bei der Sehne des M. abd. pollicis, M. ext. pollicis oder M. opponens)

Muskelverletzung

An der Handinnen-, Kleinfingerballen- und Daumenballenmuskulatur
Unfähigkeit, entsprechende Funktionen auszuführen

Nervenverletzung

- Sensibilitätsverlust (Berührung, Zweipunkt-Diskriminierung, Warm-Kaltempfinden)
- Ausfall der Motorik für Binnen-, Daumenballen- und Kleinfingerballenmuskulatur bei Schäden im Karpaltunnelbereich oder distal davon

Gefäßverletzung

- Pulse schwach oder fehlend
- Hautdurchblutung gestört
- Temperaturveränderung
- Muskeltonuserhöhung
- Hautverletzungen
- Defekte
- Verbrennnungen

Kombinationsverletzung

Meist schwere offene Verletzung mit Defekten und Verschmutzung, evtl. Fingerverlust oder Teilabtrennung

Der Beginn der krankengymnastischen Behandlung ist verschieden

Frakturen

Os skaphoid: konservativ, Gips ca. 12 Wochen bei Pseudarthrose, Verblockung mit kortikospongiösem Span. Anschließend 16 Wochen Gips

Perilunäre Luxation: Gips ca. 3 Wochen

Mittelhandbrüche: AO übungsstabil am 3. Tag oder nach Redondrainagenentfernung Kirschner pins 3–4 Wochen

Bennett-Rolando-Wintersteinfraktur: AO übungsstabil versorgt am 3. Tag, wenn nicht, Gips für 6 Wochen

Fingerfrakturen: AO übungsstabil am 3. Tag bei instabiler Osteosynthese Gips 3–4 Wochen

Beugesehnenplastik und Naht

Versorgung nach **Kleinert:** Gips in Handgelenkflexion von 60 Grad bei Grundgelenkstellung in 70 Grad Beugung und gestreckten Mittel- und Endgelenken. Gummizügel werden in Höhe des proximalen Handgelenkes befestigt und garantieren die gewünschte Entlastungsstellung der Sehnennaht.
Nach 3 Wochen kann die Annäherung aufgegeben werden, der Gips wird abgenommen und ein Verband für weitere 2 Wochen angelegt. Während der ersten 5 Wochen darf nur passiv gebeugt werden, die Streckung der Fingergelenke wird aktiv gegen die Gummizügel geübt.
Nach 5 Wochen wird mit aktiver Beanspruchung der Beugesehne begonnen und langsam die Nullstellung aller Gelenke erreicht. Nach 6 Wochen ist dies i. a. möglich.

Strecksehnennaht

In der dorsalen Gipsschiene wird eine Ruhigstellung der Fingermittel- und -endgelenke in Nullstellung vorgenommen. 60–70° Beugestellung des Grundgelenkes und maximaler Handgelenkdorsalextension. Je distaler die Verletzung der Strecksehnen, um so länger ist die Ruhigstellungszeit.
Verletzungen in Handgelenkhöhe: 3 Wochen
Verletzungen in Mittelhandhöhe: 4 Wochen
Verletzungen in Grundgelenkhöhe: 4–5 Wochen
Verletzungen am Endgelenk oder distal: 6 Wochen
Bei konservativer Behandlung der distalen Strecksehnendurchtrennung werden Winterstein- oder Staakschienen verwendet.

Karpaltunnelsyndrom und Sprengung des Retinakulum flexorum: keine Ruhigstellung. Die krankengymnastische Behandlung beginnt nach Entfernung der Redondrainage.

Mußte der N. ulnaris und medianus verschoben werden aus seiner Lage, wird eine Gipsschiene für 2 Wochen angelegt.

Nach Tendolysen muß sofort krankengymnastisch geübt werden. Aktives Üben gegen Führungskontakt und vorsichtiges Mobilisieren muß vor allem **während der kritischen Zeit zwischen dem 7. und 15. (bis 20.) Tag** durchgeführt werden. In dieser Zeit besteht **erhöhte Rißgefahr.**

Nervennaht

Nach Naht motorischer Nerven wird eine Ruhigstellung für 3–4 Wochen, bei Verletzungen sensibler Nerven 14 Tage bis 3 Wochen in Nullstellung von Hand- und Fingergelenken angegeben.

Verbrennungen: Bei Verbrennungen 1. und 2. Grades Behandlung in der feuchten Kammer mit Betaisadonna. Nach 2–3 Tagen kann der Patient selbständig aktiv üben, nach 10 Tagen evtl. Krankengymnastik. Bei Verbrennungen 3. Grades operatives Vorgehen, am 4. Tag Beginn der Krankengymnatik, evtl. verzögert bei Hautverpflanzung. Generell gilt, daß bei Hauttransplantationen im Verletzungsbereich 10 Tage lang Ruhe sein soll. Erst dann wird der Verband gewechselt, bei Einheilung kann die Krankengymnastik beginnen.

Komplikationen

– Wundheilungsstörung
– Infektion
– Pseudarthrosen
– Sudecksche Dystrophie (Abb. 65)

Befunderhebung

s. Muster (Abb. 66–69 u. Abb. 70–74)

Gesichtspunkte der Behandlung

1. Verbesserung der Durchblutung
2. Entspannen der Handmuskulatur
3. Aktivierung der inaktiven Muskulatur
4. aktive Mobilisation der kontrakten Gelenke

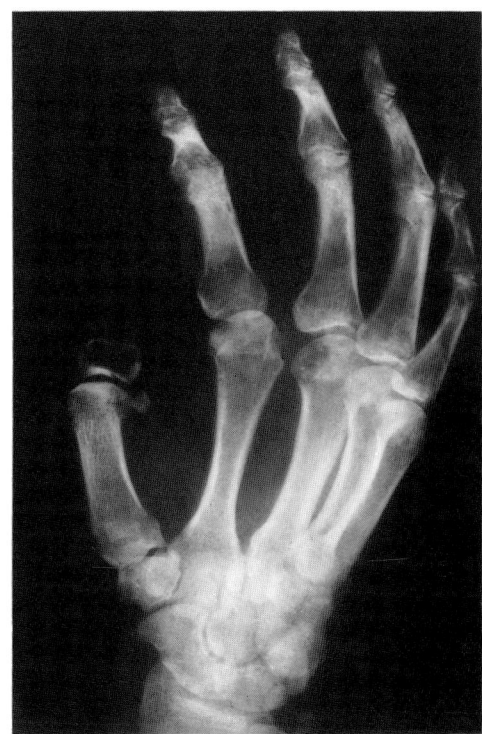

Abb. 65. Sudecksche Dystrophie

5. Kräftigung der atrophischen Muskulatur
6. Schulen der Muskelkontraktionsbereitschaft bei Paresen oder nach Replantation
7. Funktionsschulung

Zusatzbehandlung: Erhaltung der Beweglichkeit der proximalen Gelenke, Ellenbogen-, Schultergelenk, Skapula und der Funktion der Armmuskulatur
Die frühestmögliche aktive Übungsbehandlung vermeidet Durchblutungsschäden und erhält die Elastizität der Sehnen und Muskulatur. Dies ist für die Greiffunktion der Hand von ebenso großer Bedeutung wie
– die *Beweglichkeit der Gelenke*
– die *Elastizität der Haut*
– die *ausgewogene Spannung* der Finger-Beuge-, -Streck-, -Spreiz- und -Schließmuskulatur
– die *normale Sensibilität*
– die *Stabilisation der Schlüsselgelenke* (Handgelenk, 3. Fingergrundgelenk)

Datum: **Krankengymnastischer HAND-BEFUND**

NAME: VORNAME: ALTER:

ADRESSE: KASSE:

Arzt: KG: stationär ☐
ambulant ☐

DIAGNOSE:

Anamnese:

SICHT- und TAST-BEFUND

Durchblutung:

Pulse A. axillaris ☐ A. radialis ☐ + = tastbar
A. brachialis ☐ A. ulnaris ☐ − = nicht tastbar

	dorsal		**palmar**

Hauttemperatur ☐ kühl ☐
☐ herabgesetzt ☐
☐ erhöht ☐
☐ seitengleich ☐

Hautfältelung ☐ verstrichen ☐
☐ vermindert ☐
☐ verstärkt ☐
☐ normal ☐

Hautfärbung ☐ livide ☐
☐ blaß ☐
☐ rot ☐

Narbenbildung:

Verletzungsnarbe frisch ☐ in Abheilung ☐ entzündl. infiltr. ☐

OP-Narbe ☐ cm verschieblich ☐ unverschieblich ☐

Abheilung: primär ☐ sekundär ☐ reizlos ☐

Schwellungen:

Atrophien:

Abb. 66. Formular für Handbefund

90

Datum: **GELENK-MESSBEFUND** Obere Extremität

Aktives Bewegungsausmaß

Angaben in: *Farbkennung:*

⁰ = Neutral-Null-Methode **verletzte** Extremität =
cm = Fingerkuppen-Abstandsmaße **gesunde** Extremität =

Fingergelenke **AST**

		D 1	D 2	D 3	D 4	D 5	End-gefühl
GG (MIP) Flexion	⁰						
MG (PIP) Flexion	⁰						
EG (DIP) Flexion	⁰						
FK → Hand	cm						

D 1 Abduktion a) ⁰ Endgefühl
b) cm = DK → ZFK

Handgelenk Endgefühl **AST**

Dorsalflexion ⁰
Radialabd. ⁰

Ellbogengelenk Endgefühl

Flexion ⁰
Supination ½ ⅓ ⅔ eingeschränkt ☐ o. B. ☐
Pronation ½ ⅓ ⅔ eingeschränkt ☐ o. B. ☐

Schultergelenk Endgefühl **AST**

Abduktion ⁰
Anteversion ⁰
Flexion ⁰
Innenrotation ⁰

Abb. 67. Formular zur Kontrolle aktiver Gelenkbewegungen der oberen Extremität

91

Sensibilität:

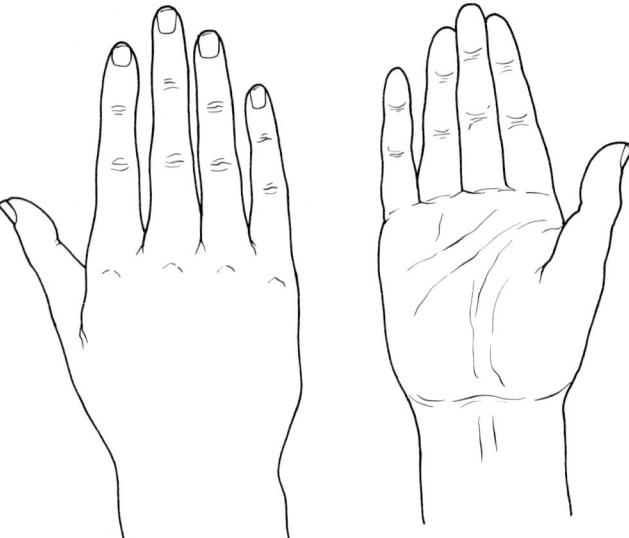

Schlüssel:	**Ästhesien:**	**beeinträchtigt:**
	△ Par~	≈ kalt/warm
	○ Hyp~	☐ spitz/stumpf
	✳ Hyper~	∴ 2-Punkte-Diskriminierung
	≡ Schmerz	‖ ‖ Temperatur erhöht

Papillarlinien: **Schweißsekretion:**   Test?

		dorsal		**volar**
aufgehoben	☐	☐	erhöht	☐
abgeflacht	☐	☐	aufgehoben	☐
normal	☐	☐	seitengleich	☐

GREIFFORMEN

	D 2	D 3	D 4	D 5
Spitzgriff zw. D 1 und	D 2	D 3	D 4	D 5
Klemmgriff zw. D 1 und	D 2			
Tragegriff				
Faustschluß				

Schlüssel:
kräftig	+ +
normal	+
vermindert	(−)
deutl. beeintr.	−
aufgehoben	− −

Rechtshänder ☐
Linkshänder ☐

Abb. 68. Formular zur Kontrolle und Prüfung der Sensibilität und der Greifformen

Datum: **MUSKEL-Befund** Obere Extremität

Schlüssel:

Kraft:		**Tonus:**	
	1 = Zuckung		0 = o. B.
bei vollem Bewegungs-ausmaß	2 = deutliches Anspannen		↑ = erhöht
	3 = gegen Eigenschwere		↑↑ = stark erhöht
	4 = gegen Widerstand		↓ = herabgesetzt
	5 = gegen maximalen Widerstand		↓↓ = schlaff

Farbkennung: Wenn Kontraktur besteht, wird der Testzahl ein „K" hinzugefügt

verletzte Extremität =
gesunde Extremität =

Arm- und Hand-Muskeln

NERV	MUSKEL	KRAFT	TONUS
axillaris	deltoideus	....	....
musculocutaneus	biceps brachii	....	....
	brachialis	....	....
radialis	triceps brachii	....	....
	brachioradialis	....	....
	supinator	....	....
	ext. carpi radialis lg. + br.	....	....
	ext. carpi ulnaris	....	....
	ext. digitorum communis	....	....
	ext. D1 longus	....	....
	ext. D1 brevis	....	....
	abd. D1 longus	....	....
	ext. D2 proprius	....	....
	ext. D5	....	....
medianus	pronator teres	....	....
	pronator quadratus	....	....
	flexor carpi radialis	....	....
	palmaris longus	....	....
	flexor dig. superficialis	....	....
	flexor dig. profundus II + III	....	....
	flexor D1 longus	....	....
	flexor D1 brevis	....	....
	abductor D1 brevis	....	....
	opponens D1	....	....
	lumbricales I + II	....	....
ulnaris	flexor carpi ulnaris	....	....
	interossei volares	....	....
	interossei dorsales	....	....
	adductor D1	....	....
	flexor dig. profundus	....	....
	abductor D5	....	....
	flexor D5	....	....

Schultergürtel-Muskeln (Hauptmuskeln)

	trapezius	....	....
	serratus anterior	....	....
	rhomboidei	....	....
	levator scapulae	....	....
	pectoralis major	....	....
	latissimus dorsi	....	....
	subscapularis	....	....

Abb. 69. Muskelfunktionsprüfungen

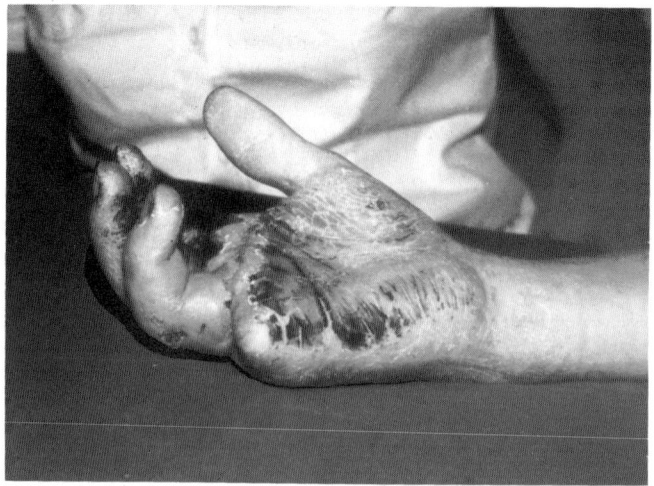

Abb. 70. Sichtbefund einer verletzten Hand von palmar

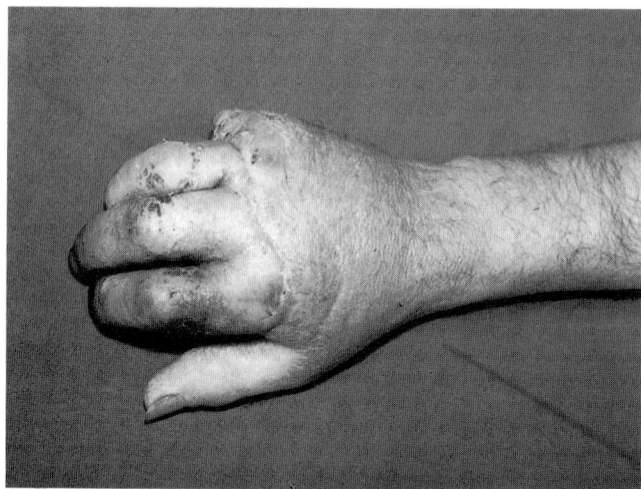

Abb. 71. Sichtbefund von dorsal

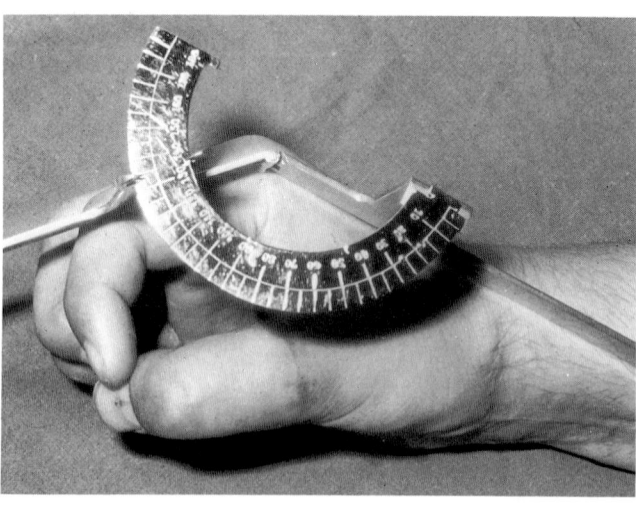

Abb. 72. Aktives Gelenkmaß: MP-Gelenk

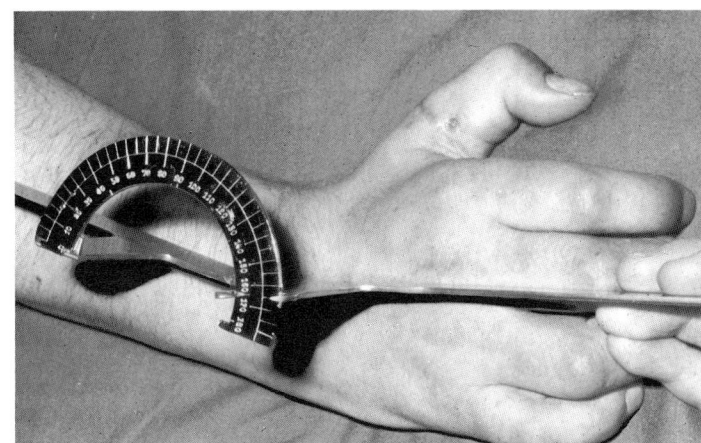

Abb. 73. Aktives Gelenkmaß: Radialabduktion

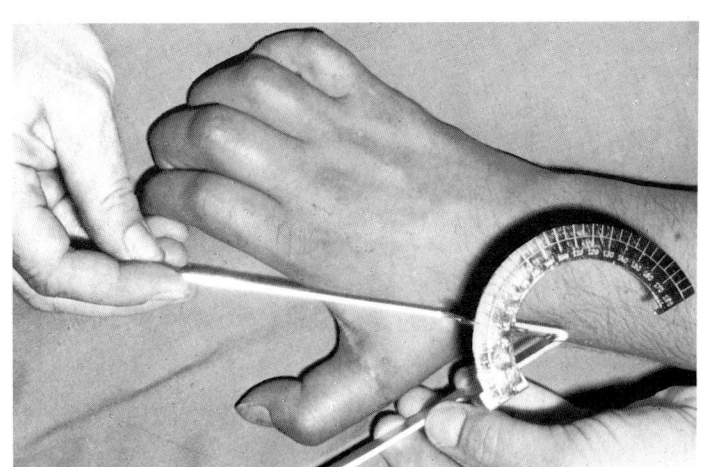

Abb. 74. Aktives Gelenkmaß: Abduktion des Daumens

Behandlungsmöglichkeiten

zu 1. Verbesserung der Durchblutung: Die Durchblutungsverhältnisse an der Hand bestimmen entscheidend den Heilungsverlauf. Entgleisungen der Durchblutung haben schwere Funktionsschäden zur Folge und werden in den Symptomkreis der Sudeckschen Dystrophie eingeordnet (s. eigenes Kapitel, S. 21).
Zur Anwendung kommen alle im Kapitel „Unterarmschaftfraktur und distale Radiusfraktur" beschriebenen Maßnahmen. Besondere Beachtung ist darauf zu legen, daß die Hand vor Eisanwendungen warm ist. Die gewünschte Eigenregulation der Hautgefäße

kann nur ausgelöst werden, wenn ein Temperaturgefälle vorhanden ist (Abb. 75). Ist die Hand zu Beginn der Behandlung kühl, muß zunächst aktiv geübt werden. In Eiswasser getauchte Kompressen können auch während der Übungszeit um die Fingergelenke gelegt werden. Welche Eisform angewendet werden kann, entscheidet die Wundsituation.
Vorsicht ist geboten bei Patienten mit **replantierten Fingern. Bis zum 10. Tag soll kein Eis angewendet werden,** da meist nur ein Gefäß rekonstruiert werden konnte und die Revaskularisierung erst abgewartet werden muß. Bis zu 6 Wochen soll besonders vorsichtig und weich passiv bewegt werden, das aktuel-

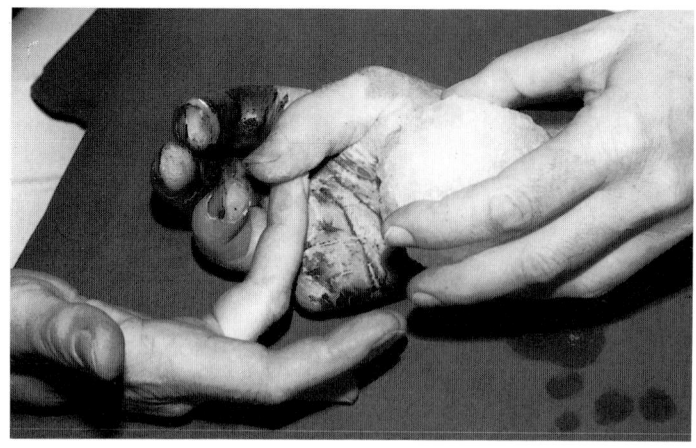

le Endgefühl soll nicht überschritten werden. Erst nach Entfernung der Kirschner Pins kann aktiv geübt werden. Die Patienten sollen auch angewiesen werden, ihre Hand häufig hoch zu lagern und nicht dauernd hängen zu lassen.

zu 2. Entspannen der Handmuskulatur: Patienten nach Handverletzungen klagen häufig nicht nur über die Funktionslosigkeit der Hand, sondern auch über das unangenehme Spannungsgefühl an der Hand. Sie beschreiben ihre Hand so als ob sie von einem Eisenring umklammert sei. Die Finger kleben förmlich aneinander, der Handteller scheint verschmälert, ein lockeres Ablegen der Hand ist unbewußt kaum möglich. Die krankengymnastischen Möglichkeiten zur Entspannung und Verbesserung der Durchblutung überschneiden sich häufig. Es können Entspannungstechniken wie z. B. das bewußte Entspannen und Nachempfinden von Hand- und Armpositionen nach Schaarschuch ebenso erfolgreich angewendet werden wie die Techniken aus dem PNF-Programm. Alle Techniken nützen den Effekt der bewußten Anspannung und der anschließenden, bewußten Spannungslösung aus. Gleichzeitig unterstützt eine Eislangzeitanwendung (15–20 min) dieses Vorgehen. Bewährt haben sich Eiskompressen oder Eiswasserumschläge exakt über der zu entspannenden Muskelgruppe. Selbstverständlich müssen

Fehlempfindungen oder sogar Kälteschmerzen erfragt und beachtet werden. Ebenso wichtig erscheint es, Fixationsgriffe und den richtungsweisenden Kontakt so weich wie möglich anzusetzen und häufig zu lösen. Im frühen postoperativen Stadium wird nur aktiv geübt und niemals der Versuch unternommen, passiv den Bewegungsweg zu vergrößern. Es bewährt sich, die Entspannungsphase bewußt nachspüren zu lassen, dazu braucht der Patient eine gewisse Zeit und auch Vertrauen zum Krankengymnasten. Weiß der Patient jeden Behandlungsschritt, denkt er besser mit und lernt schneller, seine Bewegungsmöglichkeiten wahrzunehmen.

Eine Lagerung in schmerzfreier Stellung bei leicht erhöhter Hand ist günstig und soll auch für zu Hause empfohlen werden. Dies ist z. B. möglich auf einem Schaumstoffkeil. In der Praxis bewährt sich ein in Höhe und Neigungswinkel verstellbarer Handtisch. Zur Kontrolle und zur Spannungslösung können die Mittelhandknochen weich gegeneinander bewegt werden. Kontraindiziert ist dieser Griff jedoch bei frischen Frakturen der Metakarpalknochen und während der Kirschner-pin-Versorgung. Ein sorgfältiges Beobachten und Nachfragen nach Schmerzen werden das Behandlungsresultat positiv beeinflussen. Nie sollte man auftretende Schmerzen mißachten und mit gleicher Technik weiterarbeiten. Ein Wechsel der Grifftechnik, eine Pause oder eine Lagerungskorrektur können spontan zur Beseitigung der aufgetretenen Schmerzen führen. Techniken aus PNF und nach Schaarschuch können kombiniert werden.

Merke: Schmerzen bedeuten immer eine Irritation im Heilungsverlauf. Überdosierung an der Hand führt zur Sudeckschen Dystrophie.

zu 3. Kontraktionsschulung der inaktiven Muskulatur: Auch wenn in der modernen Handchirurgie heute versucht wird, längere äußere Ruhigstellungen zu vermeiden, kommt es an der Hand des Erwachsenen zu Atrophien der gesamten Unterarm- und Handmuskulatur. Wiederholtes Üben innerhalb der Muskelkette nutzt eine Overflow-Reaktion positiv aus. Dabei bewähren sich die bekannten Greifmuster für die Fingerflexoren über die Synergie des M. deltoideus, M. biceps, M. supinator, M. extensor carpi radialis und ulnaris. Die Vordehnung der Mm. flexor digitorum longus und superficialis durch die Handdorsalextensoren wirkt sich günstig für das Kraftmoment der Fingerbeuger aus (Abb. 76). Als Muster der Wahl kann aber auch die Volarflexion mit Ellbogenbeugung und Supination ausgesucht werden. Dieses Muster ist funktionell nicht so günstig, es nützt aber die weitergeleitete Spannung von proximal nach distal positiv aus (Prinzip der Irradiation). Besonders stimulierend für einzelne Fingerflexoren

oder Extensoren ist das Vorspannen der Nachbarfinger in die gewünschte Richtung. Die statische Kontraktion des M. opponens oder M. flexor pollicis longus erleichtert die Kontraktionsfähigkeit der Langfingerbeuger (Abb. 77–79) ebenso wie die Spannung des M. abductor pollicis die Langfingerstreckbewegung. Bei Muskeltestwerten unter 2 kann neben Kontraktionshilfen über Exterozeptoren auch Reizstromtherapie zur Anwendung kommen. Im späteren Verlauf werden die Hilfen der stärkeren Muskelkette abgebaut. Es wird zu isoliertem Üben der geschädigten Muskulatur übergegangen. Den besten Effekt erzielt man durch wiederholtes Üben einer Bewegungsrichtung. Der vorher angewandte, manuelle Kontakt wird zu Widerstand verstärkt. Die zu übende Technik beinhaltet jetzt wiederholte Kontraktionen als konzentrisch und exzentrisch dynamische Muskelarbeit oder das Endstellung halten (Abb. 80).
Eine Besonderheit stellt die Behandlung replantierter Finger dar, die Behandlung wird bis zur 4. postoperativen Woche überwiegend passiv durchgeführt. Mentales Training sollte ebenfalls versucht werden.

zu 4. Mobilisation: Die Verbesserung der Gelenkbeweglichkeit resultiert aus dem Spannungsabbau der Hand- und Unterarmmuskulatur. Erst dann kann aktiv oder aktivpassiv die Bewegungsgrenze erweitert werden. Die Übungspausen sollen möglichst

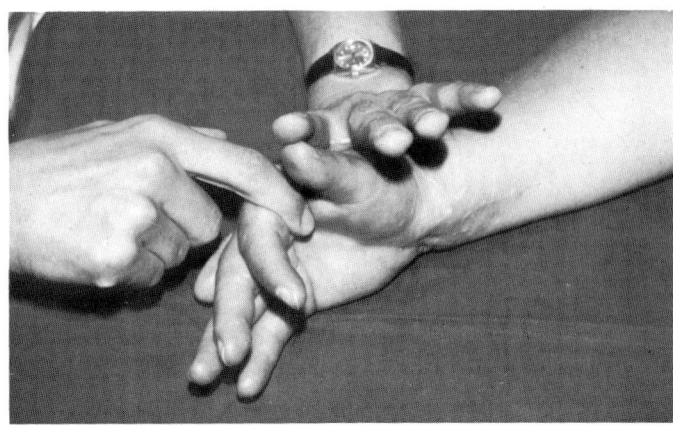

Abb. 76. Zustand nach Beugesehnen- und Nervennähten: Aktive Stabilisation des Handgelenkes, MP 2 Endstellung halten

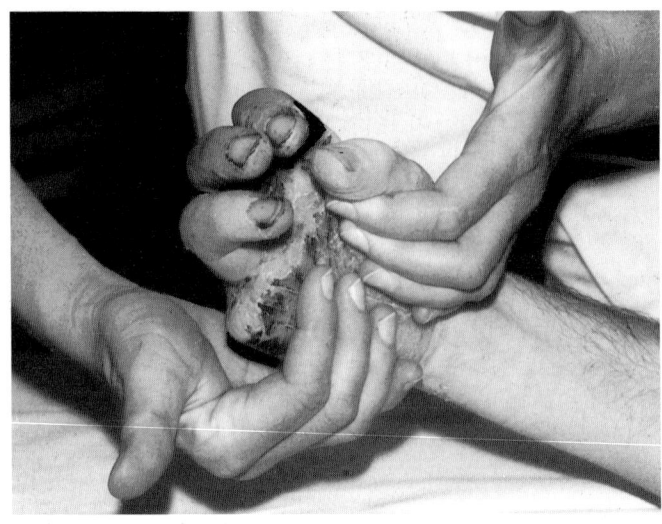

Abb. 77. Vorspannen der Daumenballen- und Kleinfingerballenmuskulatur zur Stimulation der Langfingerbeuger

lang sein. Eine Eislangzeitanwendung ist gleichzeitig möglich (s. auch Kapitel Unterarmschaftfraktur und distale Radiusfraktur). Während der Mobilisation wird ein leichter Längszug als angenehm empfunden. In der akuten, postoperativen Phase muß auf passive Manipulationen ebenso verzichtet werden wie auf jegliche Form von Wärmeanwendung. Hände, die Eisanwendungen nicht vertragen, können im indifferenten, lauwarmen Handbad mobilisiert werden. Erst in der Spätphase können Griffe der manuellen The-

rapie oder warme Kompressen angewendet werden. Schwellungen, Schmerzen und lokale Temperaturerhöhung sind Reaktionen, die die Dosierung bestimmen. Zur Anwendung kommen alle PNF-Entspannungstechniken, wenn sie ohne Rotation für die Fingergelenke, mit gelenknaher Fixation und gezielt an dem jeweilig betroffenen Gelenk angesetzt sind (Abb. 81).

Globales Mobilisieren hat wenig Effekt. Bei Karpaltunnelsyndrom darf nur bis zur Null-

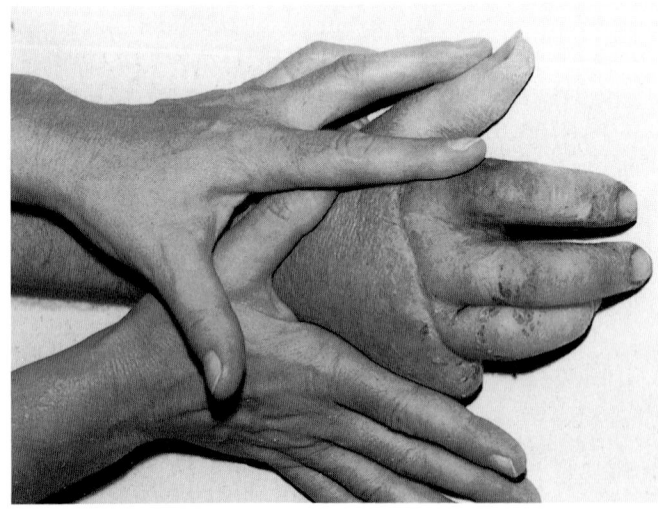

Abb. 78. Vorspannen des Daumens und Kleinfingerstumpfes zur Stimulation der Fingerstreckung

98

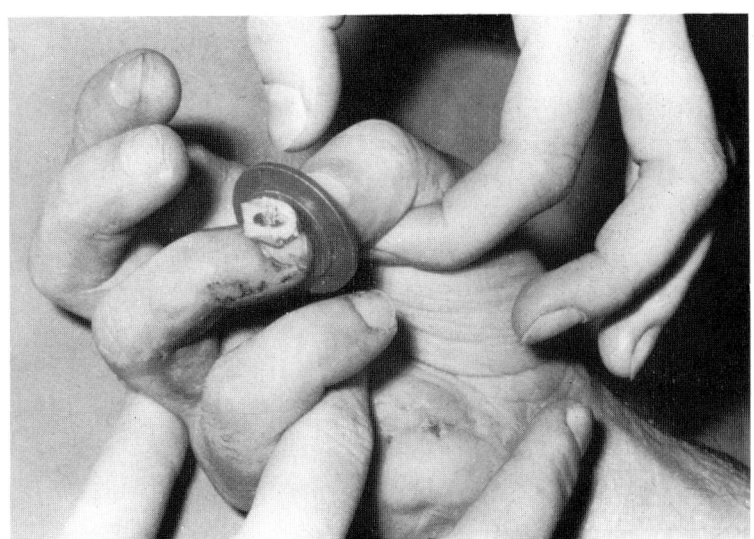

Abb. 79. Üben des Spitzgriffes nach Beugesehnenplastik D 4 mit Verstärkung von Daumen und Kleinfinger

stellung mobilisiert werden (s. auch Kapitel distale Radiusfraktur S. 78).

zu 5. Verbesserung der Kraft, Ausdauer und Schnelligkeit: Möglichst im Anschluß an die Mobilisation sollte die Kräftigung der atrophierten Antagonisten erfolgen. Als Technik kann die Übungsform Endstellung halten und wiederholte Kontraktionen gegen manuellen Widerstand gewählt werden bei aktiver Fixation des Handgelenkes in Funktionsstellung, z. B. in leichter Dorsalextension.

Die Patienten müssen außerdem ein entsprechendes Aufgabenprogramm zum Selbstüben erhalten. Kleine elastische Geräte aus Gummi oder Plastilin sind dann gut einzusetzen.

Verlängern der Übungszeiten und Verkürzen der Pausen bei zunehmendem manuellen Widerstand verbessert die Leistungsfähigkeit der Hand- und Fingermuskulatur.

zu 6. Schulen der Muskelkontraktionsbereitschaft: Sehnen- und Nervenverletzungen an

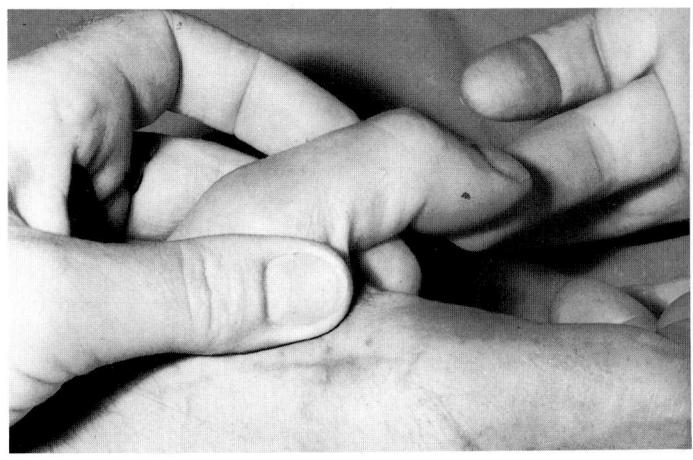

Abb. 80. Flexor pollicis longus: Wiederholte Kontraktion mit wechselndem Drehpunkt PID D 1

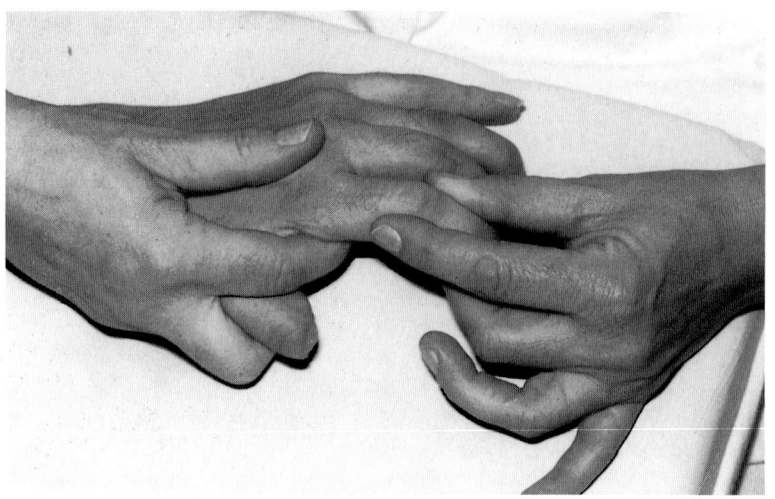

Abb. 81. Griff zur Mobilisation MP 2

der Hand erfordern eine subtile Schulung der Kontraktionsfähigkeit der betroffenen Muskulatur. Da mit langen Zeiträumen bis zur normalen Kontraktion gerechnet werden muß, werden Nachtschienen in Funktionsstellung der Hand und Finger oder in korrigierter Stellung in Annäherung der paretischen Muskulatur angefertigt (Abb. 82). Sie werden zum Üben abgenommen und können aus Gips, Lightcast oder Orthoplast u. ä. hergestellt sein. Bestehen keine Frakturen, darf vorsichtig aus der Gelenkmittelstellung bis zur Muskelannäherung passiv bewegt

werden. Keineswegs sollten Sehnen- und Nervennähte vor ihrer Ausheilungszeit unter Dehnspannung geraten. Bei Muskelwerten unter 2 wird Reizstromtherapie angewendet. Stimulierend wirkt auch eine Eisabtupf- oder Eisabreibetechnik über der paretischen Muskulatur. Die Ausgangsposition für den Spannungsversuch ist die Muskelannäherung (Endstellung). Als Hilfen können eingesetzt werden: Tapping über der Muskulatur, wenn in diesem Bereich keine Fraktur vorhanden ist, Streichen über dem dazugehörigen Hautbezirk, Streichen parallel zur Sehne,

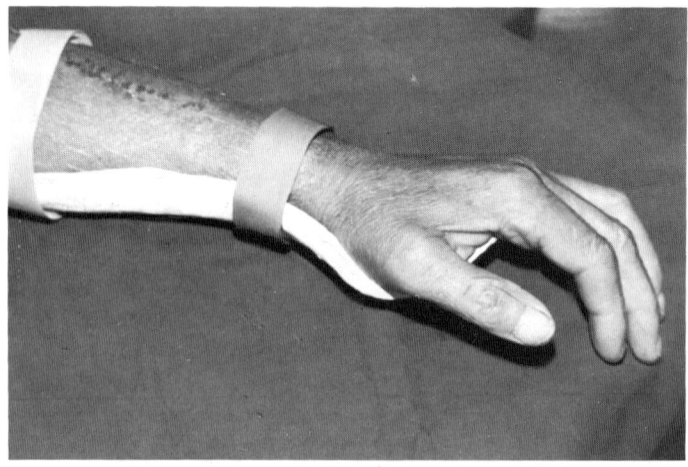

Abb. 82. Funktionsschiene aus Gips

100

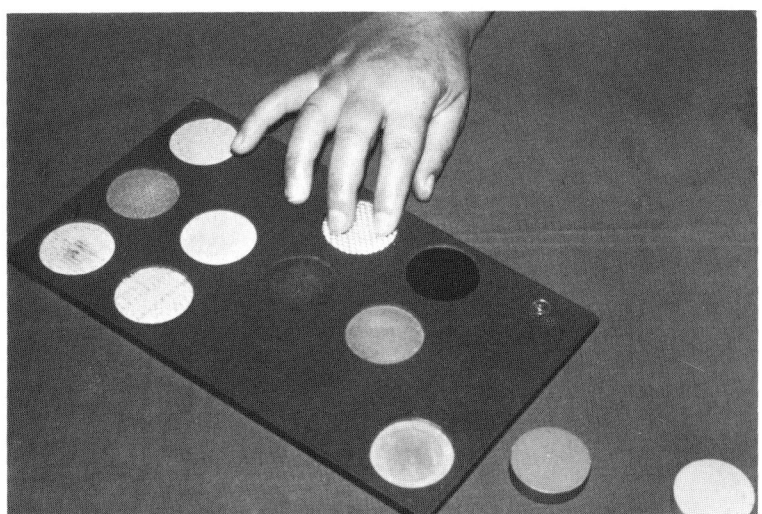

Abb. 83. Erkennen verschiedener Materialien mit den Fingerkuppen

Greifen in den Muskel oder Bürsten nach der Rood-Technik. Da das Bewegungsgefühl häufig verlorengegangen ist, wird der Patient zur optischen Kontrolle der Bewegung aufgefordert. Das symmetrische Mitüben der kontralateralen Seite erleichtert ebenfalls die Kontraktion. Die Übungsaufträge sollen kurz, klar und stimulierend sein. Das Einbeziehen paretischer Muskeln in eine Komplexbewegung kann im Sinn der Verstärkungstechniken nach der PNF-Methode günstig ausgenützt werden. Der Erfolg der Behandlung ist um so besser je größer die Reizsummation ist. Anwendbar sind auch die Antagonistentechniken aus dem PNF-Programm: „Langsame Umkehr und Langsame Umkehr mit Halt". Erst wenn die Muskelstufe 3 fast erreicht ist, kann aus der Dehnstellung mit Stretch geübt werden. Dies sollte auch erst nach Rücksprache mit dem Arzt geschehen. Möglichst frühzeitig sollte die Sensibilität geschult werden, durch Bewußtseinslenkung auf verschiedene Materialien (Abb. 83), den Handkontakt des Krankengymnasten und die Berührung der eigenen Finger untereinander. Eine Hand, die nicht fühlt, wird nie voll gebrauchsfähig sein, denn sie wird niemals unbewußt eingesetzt werden.

Das Mentaltraining kann eine große Hilfe

zur Wiederherstellung der Kontraktionsfähigkeit sein. Der Patient soll sich dabei Greifen von gewohnten Gegenständen intensiv vorstellen und immer wieder bewußt machen. Vojta gibt ebenfalls Techniken an, die den peripheren Muskel zur Kontraktion zwingen können, sie beruhen auf einer maximalen Overflow-Reaktion gegen gezielt angesetzten Druck.

zu 7. Funktionsschulung: Finger- und Handfunktionen sollen entsprechend den natürlichen Greifvorgängen zunächst komplex, als weitergeleitete Bewegungen aller Gelenke der oberen Extremitäten, geübt werden. Die Spannung sollte von der die Skapula stabilisierenden Muskulatur zur Schultergelenk, Ellbogengelenk, Handgelenk und Fingergelenke bewegenden Muskulatur aufgebaut werden. Wichtiges Schlüsselgelenk ist dabei das proximale Handgelenk, das für ein kraftvolles Greifen unbedingt in leichter Dorsalextension stabilisiert werden muß (Abb. 84, s. auch Abb. 76). Es besteht eine Insuffizienz der Beugesehnen bei Handgelenk-Volarflexionsstellung. Einzelbewegungen der Finger sind schwerer, aber zur Schulung differenzierter Bewegungen unbedingt erforderlich. Die einzelnen Griffe: Grobgriff (Abb. 85, 86 u. 87), Tragegriff, Schlüsselgriff, lumbrikaler

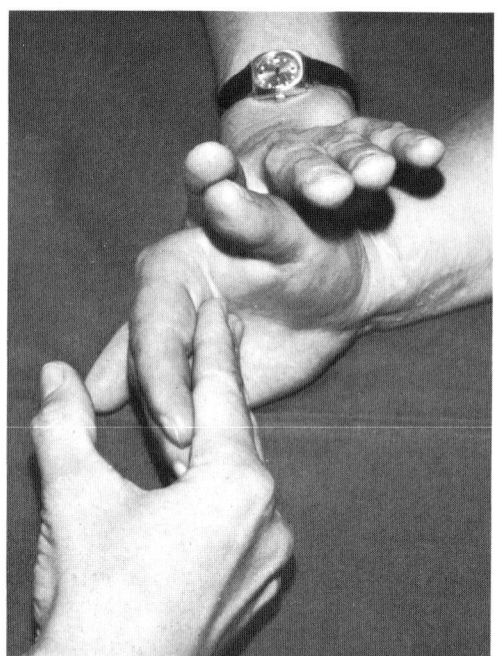

Abb. 84. Schulung der Mm. lumbrikales bei aktiver Fixation des Handgelenkes

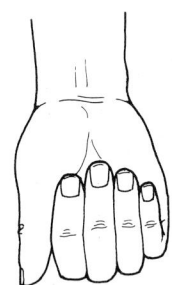

Grobgriff

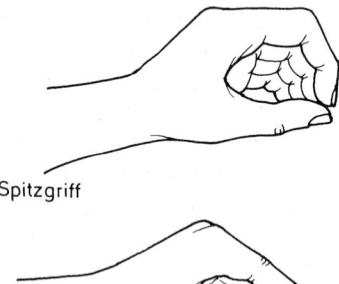

Spitzgriff

lumbrikaler Griff

Abb. 85. Greifformen der Hand

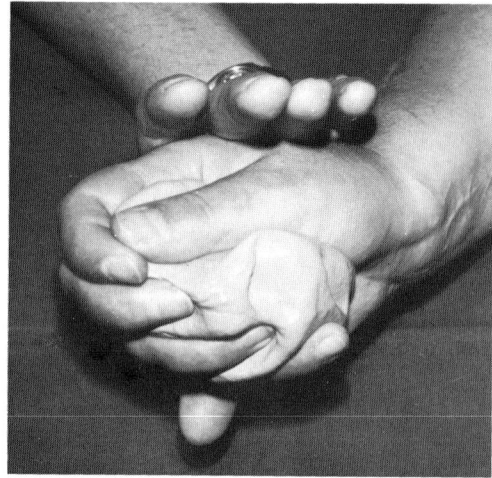

Abb. 86. Üben des Grobgriffes mit der Knetmasse bei aktiver Fixation des Handgelenkes

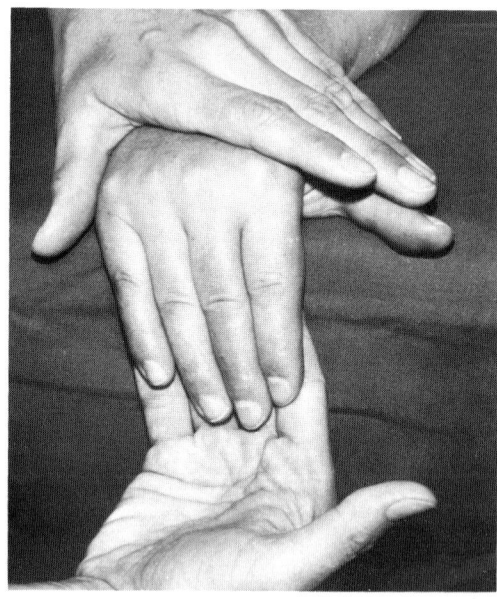

Abb. 87. Schulung des lumbrikalen Griffes an der Tischkante

Griff (Abb. 87) und Spitzgriff (s. Abb. 79) sind isoliert zunächst gegen manuellen Kontakt, dann gegen Widerstand zu üben. Greifen und Halten von kleinen Geräten schließt sich an.

Selbständiges Üben ist erst sinnvoll, wenn der Patient keine Ausweichbewegungen mehr macht. Auf den jeweiligen Beruf des Kranken sollte Rücksicht genommen und entsprechend seiner Arbeitswelt Greifformen eingeübt werden.

Kleine Geräte aus verschiedenen Materialien und von unterschiedlicher Größe lassen sich dazu leicht finden und müssen nicht unbedingt vorgefertigt sein. Eine sorgfältige Überwachung dieser Übung ist zur Vermeidung von Ausweichbewegungen unbedingt erforderlich. Am effektivsten ist jedoch immer der Einsatz der Hand im Alltag.

Ergänzend zur Behandlung der Hand und Finger sollte immer eine Kräftigung der gesamten Armmuskulatur, am besten mit Komplexübungen, durchgeführt werden. Die volle Funktion der proximalen Gelenke muß unbedingt erhalten bleiben. Häufig wird übersehen, daß bei Schonung der Hand gleichzeitig das Ellbogengelenk und Schultergelenk nicht mehr natürlich benützt werden. Bei einer Sudeckschen Symptomatik ist das sogar sehr häufig der Fall.

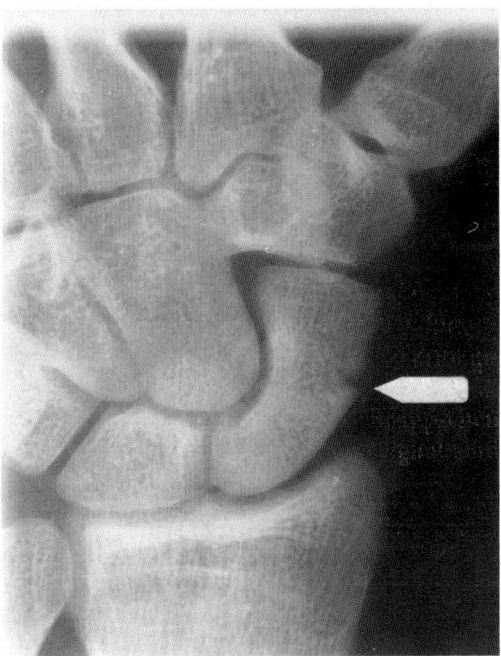

Abb. 88. Skaphoidfraktur

Achtung: Schultergelenkkontraktur durch Schonung

2. Allgemeine Richtlinien

Frakturen und Luxationen

- **Fixation** der jeweiligen Fraktur mit weichen aber sicheren Griffen
- in der Frühbehandlung nur **aktives Üben** oder Bewegen gegen manuellen Führungskontakt
- **Ruhigstellung** bei nicht übungsstabiler Frakturversorgung in **Funktionsstellung der Hand**
- **keine heißen Bäder,** Wärme oder passives Bewegen

Skaphoidfraktur

Die Skaphoidfraktur wird häufig bei normalen Röntgenaufnahmen übersehen (Abb. 88). Bei Verdacht auf eine Skaphoidfraktur sollte eine spezielle Serie von Röntgenaufnahmen in verschiedenen Winkeleinstellungen vorgenommen werden. Skaphoidfrakturen entstehen durch Sturz auf die Hand. Alle Bewegungen der Handgelenke irritieren die Fraktur. Bewegungen in Richtung Palmarflexion lassen den Bruchspalt dorsal klaffen, in Richtung Dorsalextension volar (Abb. 89 u. 90). Bei Ulnarabduktion werden die Fragmente auseinandergezogen, bei Radialabduktion wird das Skaphoid gedreht, die Fragmente rutschen aneinander vorbei. Es besteht deshalb erhöhte Pseudarthrosegefahr, wenn die Fraktur nicht exakt und lange genug in Mittelstellung ruhiggestellt wird. Das Daumengrundgelenk muß mit eingegipst werden. Die Ruhigstellung soll mindestens 12 Wochen betragen. Operatives Vorgehen ist möglich mit einer Schraubenosteosynthese, ebenfalls eine Verblockung mit einem kortikospongiösen Span. Die Ruhigstellung dauert in letzterem Fall 16 Wochen. Die krankengymnastische Behandlung ähnelt der nach Radiusfraktur. Die Mobilisation steht im Vordergrund nach Gipsabnahme. Zur Anwendung kommen PNF-Entspannungstechniken,

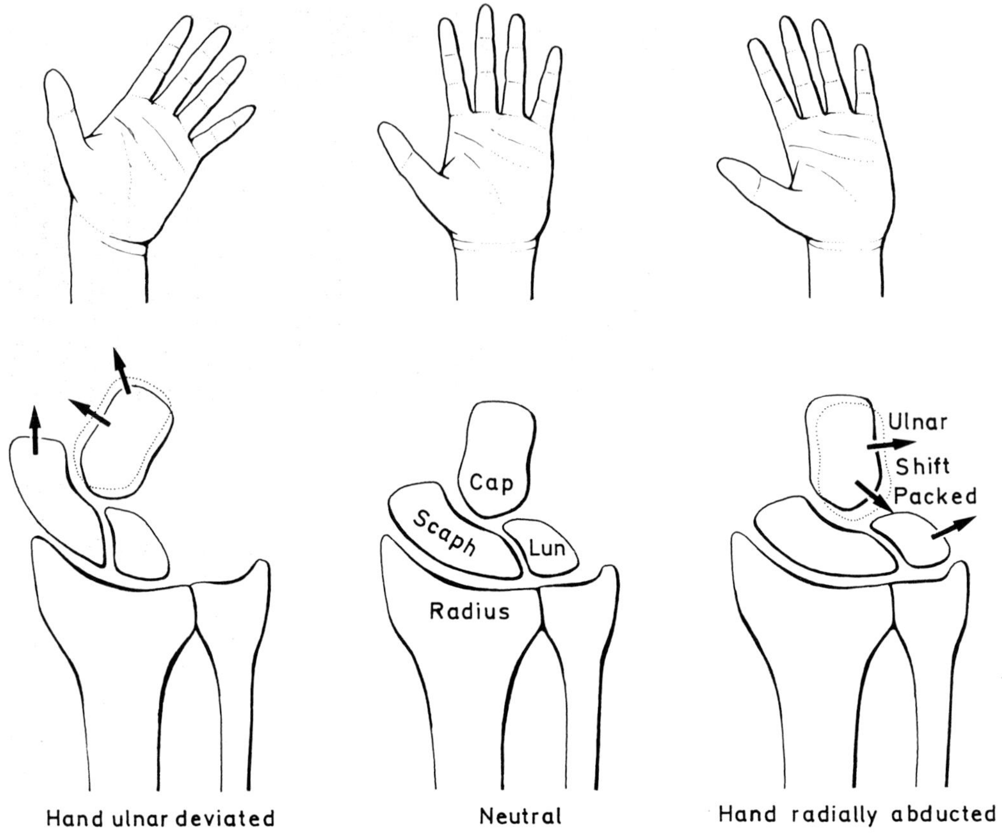

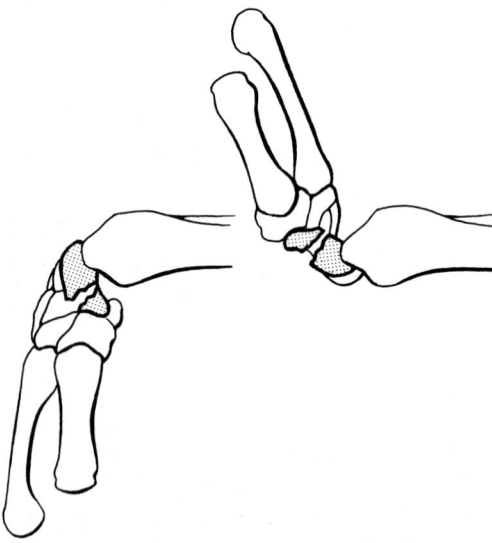

Hand ulnar deviated   Neutral   Hand radially abducted

Abb. 89. Gleitbewegung des Skaphoids bei Handgelenkab- und adduktion aus Cailliet „Hand pain and impairment"

Abb. 90. Klaffen des Bruchspaltes bei Dorsal- und Volarflexion

wenn das Gelenkendgefühl elastisch ist. Die Gleitfähigkeit des Skaphoid bei der Radial- und Ulnarabduktion muß besonders geübt werden, entsprechend können Griffe der Manuellen Therapie gezielt angesetzt werden.

Beugesehnentransplantate und -Nähte

Im Bereich des Bunnellschen Niemandslandes wurden bis vor wenigen Jahren wegen der Adhäsionsgefahr von Sehnennähten keine primären Nähte gemacht.

Es wurde ein zweizeitiges Vorgehen angegeben. In der ersten Operation wurde die Sehnenscheide reseziert, die Sehnenstümpfe markiert und ein Silikonschlauch einbezogen. Ca. 10 Wochen nach der ersten Operation wurde das Transplantat eingesetzt mit

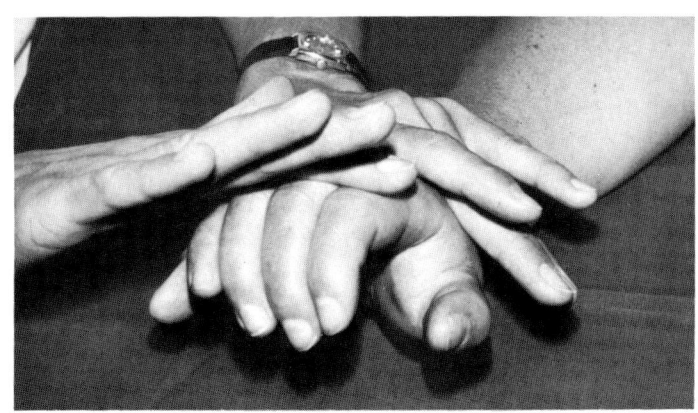

Abb. 91. Schulung der Mm. extensores digitorum

einer Durchflechtungsnaht im Hohlhandbereich, und mit einer Ausziehdrahttechnik am Endglied befestigt.

In jüngster Zeit werden auch im Niemandsland Nähte gesetzt und ein Funktionsgips nach Kleinert angelegt, bei dem Gummizügel die Finger beugen und passiv in Beugung halten, während aktives Strecken der Finger gegen Gummizug durchgeführt werden soll. In der Regel bleibt der Gips 6 Wochen angelegt. Der Gips ist in den Handgelenken und Fingergrundgelenken in ca. 60°–70° gebeugt, so daß die Naht nicht in Dehnspannung geraten kann. Diese Stellung ist auch die Ausgangsposition für das erste aktive Üben nach Gipsentfernung. Zur Anwendung kommen dann alle Techniken, die eine Förderung der Kontraktionsbereitschaft bewirken (siehe vorheriges Kapitel). Es kann bei zuverlässigen Patienten vorzeitig passiv im Rahmen des vorgegebenen Bewegungsmaßes bewegt werden.

Bei der Technik Endstellung halten müssen Ausweichbewegungen der Mm. lumbrikales ausgeschaltet werden.

Strecksehnenverletzung

Strecksehnenverletzungen am Endglied entstehen häufig beim Bettenmachen, wenn die Hausfrau das Laken einsteckt oder bei Ballsportarten, wie Volley-, Basket- oder Handball. Sie werden in der Regel mit einer kleinen Schiene für 6 Wochen in Überstreckung

gehalten. Operatives Vorgehen mit Sehnennaht und temporärer Arthrodese mittels Kirschnerdrähten wird ebenfalls angegeben.

Die Krankengymnastik beginnt nach der Ruhigstellung von ca. 4–6 Wochen aus Fingerstellungen, die die verletzte Sehne in Annäherung bringt (Abb. 91–93). Immer gibt der Befund die Dosierung an. Volle Belastbarkeit und Arbeitsfähigkeit für einen handwerklichen Beruf kann nach ca. 10–12 Wochen erreicht werden.

Verletzung peripherer Nerven

Aufschluß über das Ausmaß der Nervenschädigung und ihrer Zuordnung zu den 3

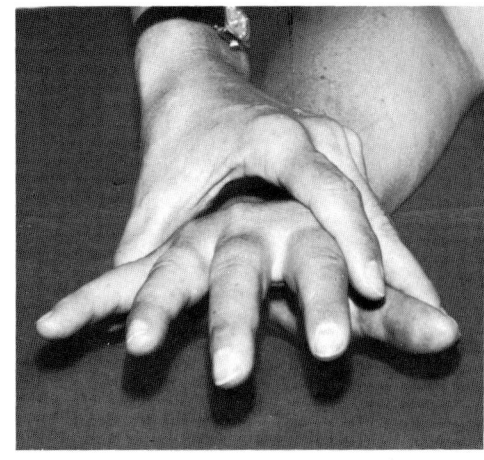

Abb. 92. Schulung der Mm. interossei und Fingerextensoren

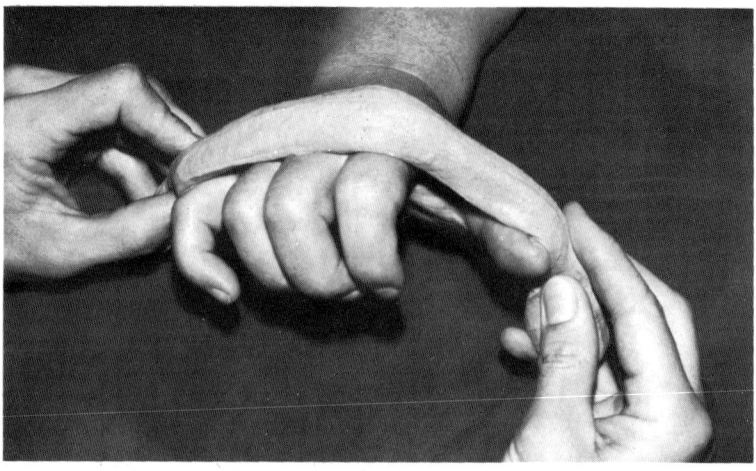

Abb. 93. Üben gegen Widerstand: Finger- und Daumenextension/Abduktion mit der Knetmasse

Unterarmnerven gibt die Sensibilitäts- und Muskelfunktionsprüfung (Feinsensibilität, 2-Punktediskriminierung, Kalt-Warmempfinden, Muskeltest nach Daniels, Kendall). Nach einem Intervall von ca. 4 Wochen kann ein EMG oder eine Prüfung der Nervenleitgeschwindigkeit die Diagnose erhärten. Ist operatives Vorgehen auch an anderen Handstrukturen notwendig, werden Nervennähte primär in gleicher Sitzung durchgeführt. Anderenfalls werden sie zu einem späteren Zeitpunkt, etwa nach 6 Monaten, nachgeholt.

Nach Ruhigstellung in entlastender Stellung beginnt die Krankengymnastik mit Techniken zur Schulung der Kontraktionsbereitschaft. Die ersten sensiblen Reinnervationszeichen sind etwa 4 Monate nach der Naht, die motorischen 6–9 Monate postoperativ zu erwarten. Die Behandlungen sind, weil intensiv durchgeführt, sehr ermüdend für die betroffene Hand. Deshalb empfiehlt es sich, 2mal täglich 20–30 min zu üben.

Mentaltraining soll vom Patienten selbst durchgeführt werden.

Kombinationsverletzungen

Sie sind besonders schwerwiegende Verletzungsbilder (auch Replantationen von Fingern) und erfordern viel Geschicklichkeit in der Grifftechnik. Häufig zwingen sie zu

mehrfachem operativem Vorgehen, so daß die Narbenbildung und die Verklebungen sehr ausgedehnt sind. Im Vordergrund stehen die Durchblutungsverhältnisse. Nachtschienen, individuell angefertigt, sind häufig notwendig, um lange Inaktivitätszeiten wenigstens in Funktionsstellung der Hand und Finger zu überbrücken.

Wegen der schweren Durchblutungsstörungen sind jedoch Quengelschienen oder Verbände nicht angezeigt.

Häufig muß die Hand als Haltehand umgeschult werden; eine Feinmotorik wird evtl. nicht mehr erreicht.

Verbrennungen

Verbrennungen 1. und 2. Grades werden heute in einem Gummihandschuh in Betaisadonna feucht behandelt. Die Patienten sollen möglichst sofort aktiv bewegen. Die feuchte Behandlung dauert i. a. 10 Tage. Nur nicht-kooperative Patienten bedürfen einer krankengymnastischen Betreuung und Anleitung zu endgradigen Bewegungen. Bei drittgradigen Verbrennungen wird am 4. Tag eine Epigard- oder Hauttransplantation vorgenommen. Nach 10 Tagen beginnt die krankengymnastische Behandlung.

Ziel der Maßnahmen ist die Zurückgewinnung der Elastizität, das Vermeiden von Nar-

benkontrakturen und Bewegungseinschränkungen. Manueller Kontakt oder Fixation
soll auf die empfindliche Wunde abgestimmt
sein. Aktive Techniken in spielerischer Form
ausgeführt sind erfolgreicher als hartes passives Dehnen.
Wenn die Transplantate eingeheilt sind, können fette Salben verwendet werden. Bei
großflächigen drittgradigen Verbrennungen
werden die Patienten notfallsmäßig auf der
Intensivstation behandelt. Intensive Atemtherapie und Thromboseprophylaxe stehen
dann im Vordergrund.
Pflegepersonal und Krankengymnasten müssen aseptische Verhältnisse beachten.

Dupuytrensche Fascienfibrose

Im strengen Sinn gehört die Behandlung der
Dupuytrenschen Kontraktur nicht in den
Fachbereich der Traumatologie, jedoch wird
sie operativ von Handchirurgen behandelt
(Abb. 94). Aus diesem Grund soll auch die
krankengymnastische Behandlung hier auf-
gezeigt werden.

3. Allgemeine Richtlinien zur Behandlung

Man unterscheidet **vier Schweregrade** der
Fascienfibrose
1. Knötchenbildung in der Palmaraponeuro-
   se
2. Kontraktur im Bereich der Grundgelenke
3. Kontraktur im Bereich der Grund- und
   Mittelgelenke (MIP, PIP)
4. Zusätzliche Überstreckbarkeit der Endgelenke (DIP)

Die chirurgische Behandlung ist zwingend.
Die totale Aponeurectomie das Mittel der
Wahl. Zusätzlich werden manchmal Z-Plasti-
ken nötig oder eine Hauttransplantation.
In der Regel beginnt die krankengymnastische Übungsbehandlung nach Entfernung
der Redondrainage. Nicht selten entsteht eine Nachblutung. Wenn das Hämatom nicht
ausreichend abfließen kann, muß eine Naht-
stelle aufgemacht werden. Einschränkungen

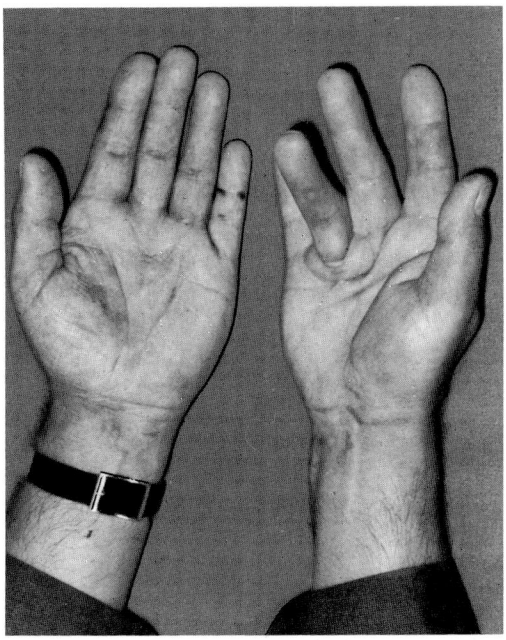

Abb. 94. Dupuytren'sche Fascienfibrose

bezüglich der aktiven Behandlung bestehen
nicht. D. h. der Funktionsbefund gibt die Be-
handlung an.
Schwerpunkte der krankengymnastischen
Behandlung sind:
– **Abbau des Hämatoms** und postoperativen
  Ödems
– **Entspannung** der verspannten Handbin-
  nenmuskulatur
– **Verbesserung der Gleitfähigkeit** der Beu-
  gesehnen
– **Kräftigung der Hand-** und Fingerstrecker
– **Kräftigung** der Beugemuskulatur
– **Funktionsschulung**

Aponeurectomien im Stadium 1 und 2 haben
eine gute Prognose, die Patienten erreichen
nach wenigen Behandlungen ihre volle
Handfunktion zurück. Langzeitig bestehende
Kontrakturen des Typs 3 und 4 haben eine
schlechte Prognose.
Die PIP- und DIP-Gelenke zeigen oft harte
Kontrakturen, die schwer zu mobilisieren
sind. Nicht selten entwickelt sich auch aus
der übermäßig gespannten Binnenmuskulatur ein Dauerdruck auf den Hohlhandbogen.

Als Folge tritt ein Sudeckscher Symptomen-komplex auf.

Bei diesen Patienten muß der Krankengym-nast besonders sorgfältig und einfühlsam Spannen und Entspannen einüben und be-wußtmachen. Die Langzeiteisbehandlung kann Techniken aus dem PNF oder nach Schaarschuh-Haase unterstützen.

Hartes Greifen oder Mobilisieren ist zu ver-meiden. Darüber hinaus muß beachtet wer-den, daß eine Rehabilitation abhängig ist von der bestehenden Grundkrankheit. Reci-dive, wie sie bei allen Kollagenosen vorkom-men, sind durch Krankengymnastik nicht zu vermeiden.

Schüleraufgabe

Ändern Sie Grifftechnik und Ausgangsposi-tionen für eine entsprechende Behandlung nach Strecksehnennaht.

Übungsbeispiele

Behandlung nach Beugesehnentransplanta-tion D_4 und Abnahme des Gipses

Ausgangsposition: Unterarm und Hand auf Handtisch gelagert, die Hand liegt mit der Kleinfingerseite auf

Übung: Isometrisches Spannen der Unter-armbeuger und -strecker gegen manuellen Führungskontakt in schnellem Tempo als Ausdauerprogramm

Kontakt: Medial oder lateral distal am Un-terarm

Übungsauftrag: Lehnen Sie den Unterarm gegen die Hand des Therapeuten nach innen, außen usw.!

dasselbe für Handgelenkdorsalextensoren und Palmarflexoren

dasselbe für Handgelenkradial- und Ulnar-abduktoren

Übung: Maximales Anspannen der 3 nicht betroffenen Fingerflexoren D_1, D_2, D_3 gegen manuellen Widerstand, Spannung halten, anschließend ausführlich Hand entspannen

Passive Fixation: des Handgelenkes in leich-ter Palmarflexion

Kontakt: Palmar an allen drei Fingern

Übungsauftrag: Versuchen Sie, die 3 Finger zu beugen, halten und lockerlassen!

Diese Übung wechselt mit dem Versuch ab, den Unterarm, das Handgelenk, die Hand-fläche und die einzelnen Finger bewußt auf die Unterlage abzulegen

Übung: Spreizen aller Langfinger und des Daumens gegen manuellen Widerstand, be-wußtes Lockerlassen (s. Abb. 92)

Kontakt: Basis Grundglied D_1 und D_5

Übungsauftrag: Spreizen Sie alle Finger weit auseinander, Spannung halten und lockerlas-sen!

Übung: Strecken der nicht betroffenen Fin-ger gegen Widerstand, bewußtes Lockerlas-sen

Kontakt: Grundglieder D_2, D_3 und D_5

Aktive Fixation: des Handgelenkes in Null-stellung

Übungsauftrag: Strecken Sie die Finger-grundgelenke, halten und lockerlassen! (s. Abb. 91)

Ausgangsposition: Hand flach auf dem Tisch

Übung: Radial- und Ulnarabduktion gegen manuellen Widerstand und aktives Spreizen der Finger, bewußtes Entspannen

Aktive Fixation: Entsprechend distal am Un-terarm

Kontakt: Radial am Metacarpale I, bzw. ulnar am Metacarpale V

Übungsauftrag: Ziehen Sie das Handgelenk nach innen, entsprechend nach außen, halten, Finger spreizen und lockerlassen!

Ausgangsposition: Die Hand liegt mit der Kleinfingerkante auf

Übung: Statische Haltearbeit der Beugesehnen D_2 und D_3, Endstellung halten gegen Führungskontakt der Beugesehne D_4, dabei über die Sehne streichen oder über Muskelbauch Tapping ausführen

Passive Fixation: des Grundgelenkes/Mittelgelenkes in aktueller Flexionsstellung, Widerstand volar für die Nachbarfinger

Kontakt: Volar/lateral an Mittel- und Endgelenken D_4

Übungsauftrag: Spannen Sie den Zeigefinger und dritten Finger fest an und versuchen nun, den 4. Finger im Mittel- und Endgelenk ein wenig zu beugen!
Ist eine deutliche Kontraktion erreicht, können wiederholte Kontraktionen ohne Stretch versucht werden.

dasselbe auch bei aktiver Stabilisation des Handgelenkes in Nullstellung, nach 6 Wochen i. a. auch in Dorsalextensionsstellung

dasselbe auch bei Handvolarflexion- und Grundgelenknullstellung (D_4)

Übung: Mobilisation der Mittel- und Endgelenke in Richtung Flexion: „Rhythmische Stabilisation" oder „Chirurgische Technik" aus dem PNF-Programm mit aktivem Weiterziehen

Passive Fixation: des Grundgelenkes in Nullstellung

Kontakt: Richtungsweisend dorsal/lateral und volar/lateral

Übung: Mobilisation des Mittel- und Endgelenkes in Richtung Extension mit aktivem Weiterziehen, Technik s. o.

Passive Fixation: des Grundgelenkes in Beugestellung, erst nach gesicherter Ausheilung der Sehnennaht in Nullstellung

Kontakt: Richtungsweisend volar/lateral und dorsal/lateral

Übung: Wiederholte Streckung des Fingergrundgelenkes bei Handgelenk-Volarflexion oder Nullstellung

Aktive Fixation: des Handgelenkes

Kontakt: dorsal/lateral über Fingergrundglied, passive, später aktive Fixation des Handgelenkes

Übungsauftrag: Strecken Sie das Grundgelenk (D_4), halten, weiterstrecken, etwas nachlassen, wieder strecken usw.!

Übung: Strecken des Mittel- und Endgelenkes aus Hand- und Grundgelenkbeugestellung

Passive Fixation: des Grund- und Handgelenkes

Kontakt: dorsal/lateral am Endglied

Übungsauftrag: Strecken Sie den Finger, halten, weiterstrecken, etwas nachgeben, wieder strecken usw.!

Ausgangsposition: Hand flach auf den Tisch

Übung: Fingergrundgelenkstreckung aller Finger gegen Knetmasse, bei Handgelenknullstellung (s. Abb. 93)

Übungsauftrag: Lassen Sie das Mittel- und Endgelenk locker, und schieben die Knetmasse mit Ihren Grundgliedern auseinander!

Übung: aus PNF

Flexion/Adduktion/Außenrotation zu gebeugtem Ellbogen, Volarflexion und Faust, wechselnde Drehpunkte der Grundgelenkbeugung

Abwandlung aus PNF

Flexion/Adduktion/Außenrotation zum gebeugten Ellbogen, Dorsalextension und Faust

Extension/Adduktion/Innenrotation zum gebeugten Ellbogen, Volarflexion und Faust, wechselnde Drehpunkte der Fingergelenke

Extension/Abduktion/Innerotation zum gebeugten Ellbogen, Volarflexion und Faust, wechselnde Drehpunkte der Fingergelenke (Abwandlung aus PNF)

Übung: Spitzgriff D_1 zu D_4, Tragegriff D_4, D_5, lumbrikaler Griff D_4, D_5, Grobgriff D_4, D_5. Das Üben der Greifformen fällt leichter, wenn die beiden letzten Finger zusammen üben können. Zunächst wird manuell vorgeübt, dann mit kleinen Gegenständen. Wenn die Sehne stabil ist, kann aus der Handdorsalextensionsstellung trainiert werden.

Literatur

 1. Cailliet R (1971) Hand Pain and Impairment. Davis Co, Philadelphia/USA
 2. Daniels L (1974) Muskelfunktionsprüfung. Fischer, Stuttgart
 3. Ehrenberg H (1970) Über die Lösungs- und Atemtherapie von A. Schaarschuch. Krank Gymn 22:176
 4. Honigmann M (1977) Krankengymnastische Behandlungsschwerpunkte nach traumatischen Sehnen- und Nervenverletzungen. Krank Gymn 4:208
 5. Knott M (1970) Komplexbewegungen (PNF). Fischer, Stuttgart, 2. Aufl.
 6. Koppelmann J (1974) Zur konservativen Behandlung und Anwendung der Kryotherapie bei posttraumatischen und postoperativen Gelenkkontrakturen. Unfallheilkunde 544
 7. von Lanz-Wachsmuth (1959) Praktische Anatomie, Arm. Spinger, Berlin Heidelberg New York, 2. Aufl.
 8. List M (1968) Die krankengymnastische Behandlung der verletzten Hand. Krank Gymn 10:409
 9. List M (1970) Zur krankengymnastischen Behandlung nach Beugesehnentransplantation. Krank Gymn 11:325
10. List M (1977) Knochen- und Weichteilverletzungen der Hand aus der Sicht des Lehrenden. Krank Gymn 4:196
11. List M (1978) Eisbehandlung in der Krankengymnastik. Broschüre Zentralverband KG, München
12. List M (1984) Untersuchung des Handgelenkes und Behandlung mit PNF-Techniken. KG 7, Pflaum
13. Loeweneck H (1977) Anatomie der Hand. Krank Gymn 4:186
14. Millesi H (1976) Unfallschäden peripherer Nerven. In Chir. der Gegenwart, Bd IV. Urban-Schwarzenberg, München
15. Mumenthaler M (1973) Läsionen peripherer Nerven. Thieme, Stuttgart
16. Nigst H (1976) Chirurgie der Beugesehnen. Handchir Mikrochir Plant Chir 8:225
17. Pannike A, List M (1971) Erfahrungen und Wiederherstellungsresultate bei einzeitigem und zweizeitigem Beugesehnenersatz. Unfallheilkunde 74:211
18. Pannike A (1973) Finger- und Mittelhandverletzungen. Therapiewoche 23:1831
19. Pannike A (1968) Zur operativen Knochenbruchbehandlung im Handbereich. Krank Gymn 10:405
20. Pannike A (1973) zur Technik und Histologie des zweizeitigen Beugesehnenersatzes im „Niemandsland". Aktuel Traumatol 3:121
21. Pannike A (1974) Die Osteosynthesen epiphysennaher Frakturen einschließlich der Korrektureingriffe. Osteosynthesen im Hand- und Fingergelenkbereich. Aktuel Traumatol 4:93
22. Scharitzer E (1979) Finger- und Handwurzelluxationen. Unfallheilkunde 82:427–434
23. Scharitzer E (1982) Die Beurteilung des Kahnbeinbruches der Hand. Aktuel Traumatol 312:134–139
24. Scharitzer E (1981) Die Makroanatomie der Beugesehnen. Aktuel Traumatol 3, 11:75–80
25. Spier W (1977) Moderne Technik der Versorgung frischer Handverletzungen. Krank Gymn 4:190
26. Stellbrink G (1974) Die Rolle von Anatomie, Form und Funktion in der Rehabilitation der Hand. Krank Gymn 10:306
27. Stober, R (1984) Die Verwendung volarer Venen zur Fingerreplantation. Aktuel Traumatol 14:215

XII. Krankengymnastische Behandlung nach Beckenfrakturen

Ursachen

Verkehrsunfälle
Bauunfälle

Allgemeine Richtlinien zur Behandlung

Die Zunahme schwerer Verkehrs- und Bauunfälle führt auch häufiger als früher zu **Bekkenfrakturen** (Abb. 95).
Diese zeigen eine Vielfalt von Bruchformen, von denen diejenigen, die in die Hüftgelenkspfanne hineinreichen, die schwierigsten sind (Abb. 96 u. 97). Da das Becken Kraftüberträger zwischen den unteren Extremitäten und dem Rumpf ist, haben Frakturen, die den geschlossenen Beckenring unterbrechen, wesentliche statische Bedeutung.

In jüngster Zeit werden **Acetabulumfrakturen und Beckenfrakturen mit Stabilitätsverlust** operativ versorgt. Anwendung finden der Fixateur externe, Platten- und Schraubenosteosynthesen.
Folgende Entlastungszeiten werden angegeben:
Bei vertikalen Beckenfrakturen mit Osteosynthesen 8–10 Tage Bettruhe, dann Bewegungsbad und Beginn der Teilbelastung je nach Schmerzsituation und Muskelkraft.
Bei **Beckenfrakturen mit Acetabulumverletzung:** 3–4 Wochen Bettruhe, anschließend Bewegungsbad und Teilbelastung für 6 Wochen (20 kg)
Konservative Versorgung: 6–8 Wochen Extension, anschließend Bewegungsbad und Teilbelastung für 10–12 Wochen, die lang-

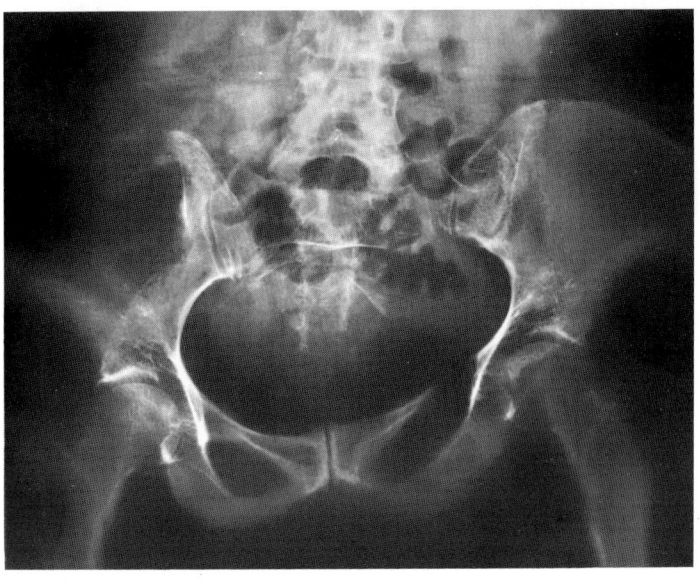

Abb. 95. Beckenfraktur

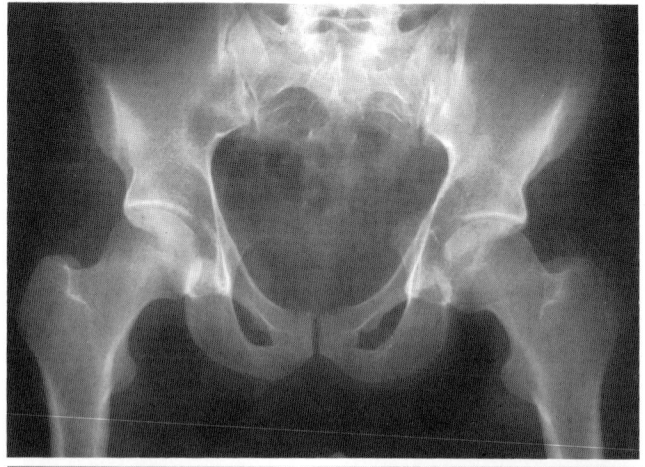
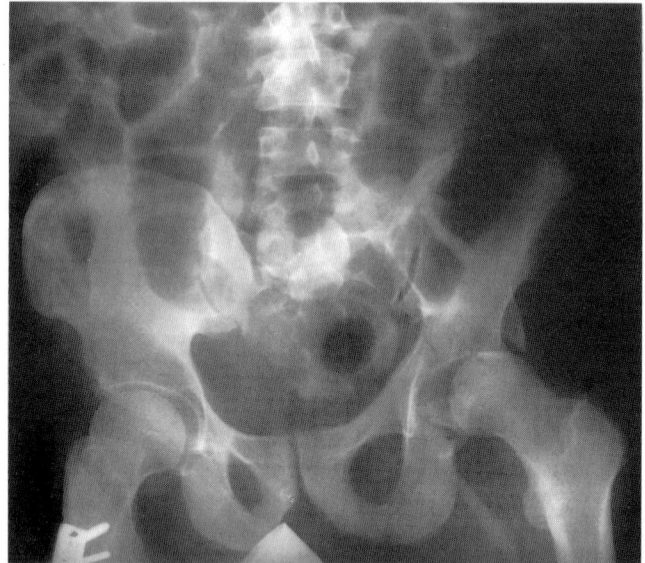

Abb. 96. Acetabulumfraktur

sam gesteigert werden soll (alle 2 Wochen 10–15 kg).

Vordere Ringbrüche ohne Stabilitätsverlust und ohne Acetabulumbeteiligung dürfen wenige Tage nach dem Unfall aufstehen.

Die Schmerzsituation gibt an, wieviel der Patient belastet.

Komplikationen

Komplikationen und Nebenverletzungen, mit denen ein Krankengymnast rechnen muß, sind:

- Kreislaufinstabilität, Thrombose, Embolie
- Ateminsuffizienz bei Zwerchfellirritation oder sogar dessen Verletzung, Milz-, Leberruptur
- Organverletzungen im Beckenbereich
- Verletzung des N. ischiadicus
- Symphysen- und Iliosakralgelenksprengung
- Beinverkürzung als Spätfolge, ebenso
- Arthrose der Hüftgelenkpfanne bei deren Mitverletzung

Die Frühkomplikationen bestimmen vorrangig das krankengymnastische Vorgehen und

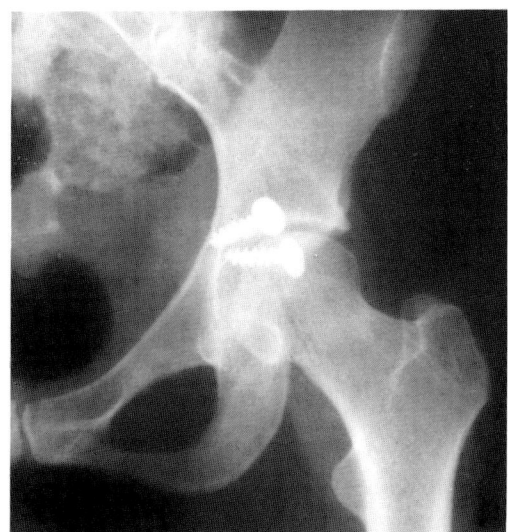

Abb. 97. Osteosynthese der Hüftgelenkpfanne

machen es oft unmöglich, eine Bewegungstherapie frühzeitig zu beginnen. Diese Nebenverletzungen zwingen oft dazu, den Patienten auf der Intensivstation zu überwachen.

Befunderhebung

Beurteile
- Röntgenbild u. den Bezug der Frakturlinien zur Muskulatur
- AZ, Gesichtsfarbe, Gesichtsausdruck, Atmung
- Pulsfrequenz und -qualität
- Durchblutung der Beine und Füße
- Tonus der Haut und Muskulatur
- Turgor
- Trophik

Messe
- Aktives Bewegungsausmaß der Zehen- und Sprunggelenke im Seitenvergleich und der Knieextension
- die Umfangmaße der Beine

Prüfe
- Muskeltest der Fußheber, Zehenextensoren, Plantarflektoren, Pronatoren und Supinatoren
- die Sensibilität

Nicht erlaubt ist ein Muskeltest der Hüftgelenksmuskulatur bei konservativer Behandlung, da dabei die Beckeninstabilität weiter verschlechtert würde. So wirken z. B. der M. iliopsoas irritierend auf vertikale Beckenringbrüche; die Mm. adductores scherend bei vorderen Ringbrüchen. Die Kenntnis des Röntgenbildes ist deshalb unbedingt erforderlich, ebenso die Überlegung, welche Muskeln bei entsprechender Fraktur abscherend wirken können.

Notiere
- subjektive Angaben über Schmerzen und unbequeme Lagerung

Beckenrandbrüche zeigen kaum eine nennenswerte Symptomatik. Sie werden selten krankengymnastisch behandelt

Gesichtspunkte der Behandlung

1. **Pneumonie-, Thrombose- und Embolieprophylaxe**
2. **Dekubitusprophylaxe**
3. **Lagerungskontrolle**
4. **Erhalten der Armkraft**
5. **Erhalten der Beinkraft** bei Verletzung einer Beckenseite auf der nicht betroffenen Körperhälfte
6. **Aktive Stabilisation** des Beckenringes in der Lage
7. **Kräftigung** der atrophischen Muskulatur (Vorbereitung des Gehmusters aus der Lage)
8. **Erhalten der Gelenkbeweglichkeit** in den Knie- und Sprunggelenken
9. **Erarbeiten der Gelenkbeweglichkeit** in den Hüftgelenken, soweit der Befund es erlaubt (Mobilisation im Spätstadium)
10. **Vorbereitung und Einüben** der Belastung und des Gehens.

Behandlungsmöglichkeiten

zu 1. Pneumonie- und Thromboseprophylaxe:
S. Kapitel Grundzüge der prä- und postoperativen krankengymnastischen Behandlung.

zu 2. Dekubitusprophylaxe: Ständiges Liegen auf dem Rücken führt bei ungenügender Pflege leider sehr häufig zu einem Dekubitus. Zu dessen Vorbeugung wird der Patient angehalten, möglichst häufig seine Gesäßmuskeln anzuspannen und das Becken von der Unterlage abzuheben. Wenn möglich sollte der gefährdete Patient auf einem Schaffell liegen. Bei instabilen Frakturen wird ein Quaderbett benutzt. Ist Umlagerung erlaubt, wird aus Seitenlage eine Eis-Fön-behandlung gemacht.

zu 3. Lagerung: Erfahrungsgemäß ist eine sachgerechte Lagerung dem Aufgabenkatalog der Krankengymnasten und des Pflegepersonals zugeordnet. Schwestern und Krankengymnasten sollten darauf achten, daß die Hüftgelenke in absoluter Nullstellung gelagert sind, d.h. keine Flexions-/Adduktions-oder Außenrotationsstellung haben. Am günstigsten wird dies mit einer Schaumstoff-U-Schiene erreicht. In ihr ist dann auch der Fuß sachgerecht in 90° Dorsalextension fixiert. Manche Kranke benötigen eine winzige Schaumstoffpolsterung unter dem Knie. Zu vermeiden ist in jedem Fall eine Oberkörperhochlagerung.

zu 4. Erhalten der Armkraft: Als Vorübung für evtl. notwendiges Gehen mit Unterarmstützen kann der Kranke selbst mit Expandern, Pullingformer oder Baligerät üben. Der Krankengymnast wird anfangs zusätzlich komplexe Widerstandsübungen ausführen lassen, z.B. aus dem PNF-Programm mit der Technik der wiederholten Kontraktionen.

zu 5. Erhalten der Beinkraft auf der nicht betroffenen Seite: Während an den Armen alle Bewegungsmuster möglich sind, muß bei den komplexen Beinmustern daran gedacht werden, daß sich bei Widerstandsarbeit Verstärkungsmuster aufbauen. Diese können sich an der Beckengegenseite abscherend auswirken. So kann eine vermehrte Spannung der Mm. adductores, M. iliopsoas oder M. recuts femoris irritierend auf die Frakturheilung wirken. Allgemein gilt, daß die Ad-duktoren auch die Adduktoren der Gegenseite verstärken. Vom Gehmuster aus gesehen verstärkt die Extension eines Hüftgelenkes die Flexion der anderen Seite. Nach Interpretation des Röntgenbefundes wird entschieden, welches Muster geübt und welches vermieden werden soll.

zu 6. Stabilisation des Beckenrings: Isometrische Spannungsübungen der Muskelketten, die zwischen Rumpf und Beinen liegen, stabilisieren das Becken. Dies trifft für die ventralen Muskelketten ebenso zu wie für die dorsalen. In korrigierter Mittellage werden diagonale Spannungen aufgebaut über die schräge Bauchmuskulatur zu den Mm. glutaeus medius und minimus. Über den M. latissimus dorsi und M. quadratus lumborum werden Spannungen zu den Mm. glutaeus medius und minimus der anderen Seite geleitet.

Die Stabilisation der Beckenabduktion (Herausschieben der Ferse) ist meist eine der ersten Übungen, die am Becken selbst ausgeführt werden kann. Bei zunehmender Konsolidierung der Fraktur werden in der Lage alle Beckenmuster bei aktiver Fixation des Femur ausgeführt.

Abduktion = Herunterziehen der gleichen Beckenseite (Abb. 98) oder Herausschieben des Beines

Adduktion = Heraufziehen des Beckenkamms der gleichen Seite (Abb. 99)

Extension = Aufrichten des Beckens

Flexion = Kippen des Beckens

Außenrotation = Vordrehen der gleichen Seite, Zurückdrehen der anderen Seite (Abb. 100)

Innenrotation = Vordrehen der Gegenseite, Zurückdrehen der gleichen Seite (s. Abb. 100)

Dies bedeutet Vertauschen von *punctum fixum* und *punctum mobile*.

zu 7. Kräftigung der atrophierten Glutaealmuskulatur kann, soweit sie nicht durch die Stabilisationsübungen (Haltephasen ca. 7 sec) schon erfolgt ist, ergänzt werden durch

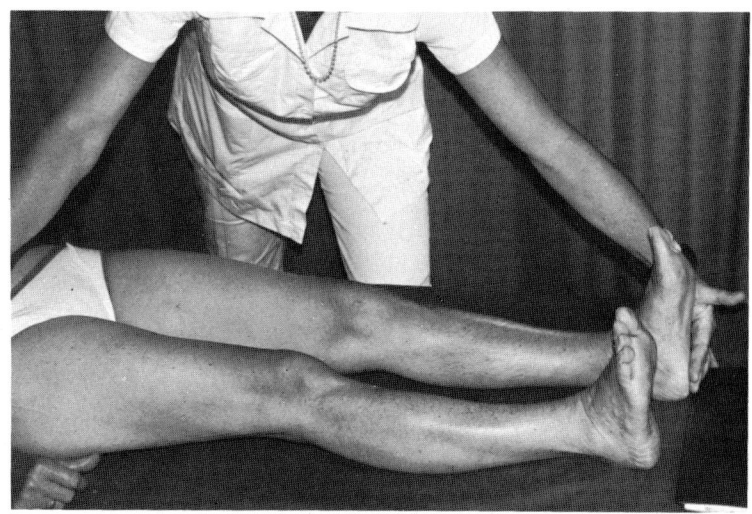

Abb. 98. Beckenabduktion durch Herausschieben des in Nullstellung liegenden Beines gegen Handkontakt an der Ferse

dynamische Übungen in konzentrisch und exzentrisch dynamischer Spannungsfolge.

Die Übungen können reinachsig, isoliert oder komplex in den PNF-Mustern durchgeführt werden. Verstärkungsmuster müssen abgebaut werden, wenn die Einzelleistungen der Muskeln glutaeus medius, minimus und maximus verbessert werden sollen. Sind Umlagerungen erlaubt, kann aus Bauchlage oder Vierfüßlerstand geübt werden. Bei einseitigen Beckenfrakturen ist ein Üben aus Seitenlage möglich, z. B. Beckenpattern aus dem PNF-Programm. PNF-Beckenmuster werden aus Seitenlage durchgeführt. Das Becken kann im Sinn der ersten Diagonale in Flexion/Adduktion und Extension/Abduktion oder im Sinn der zweiten Diagonale als Extension/Adduktion und Flexion/Abduktion gegen Kontakt oder Widerstand bewegt werden. Die Ausführung kann als Endstellung halten oder wiederholte Kontraktionen erfolgen. Die Bewertung der Frakturlage bezogen auf die Muskelkette und die Festigkeit der Osteosynthese oder der Fraktur bestimmen die Dosierung und Übungsauswahl.

zu 8. Erhalten der Gelenkbeweglichkeit in den Knie- und Sprunggelenken: Aktive Um-

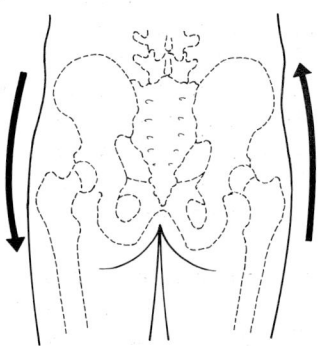

Abb. 99. Abduktion/Adduktion des Beckens

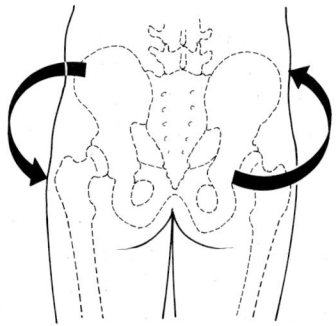

Abb. 100. Beckenrotation

kehrbewegungen im vollen Bewegungsmaß sind bei der vorgeschriebenen flachen Lagerung nur im seitlichen Überhang des Unterschenkels möglich. Bei passiver Fixation des Oberschenkels dicht oberhalb der Patella ist ein Üben der Knieflexion in vollem Umfang durchzuführen. Sollte bei verspätetem Übungsbeginn von Schwerverletzten eine Kontraktur vorhanden sein, können zunächst aktive Entspannungstechniken wie „Gegenspannen – Entspannen – aktives Weiterziehen" oder die „Rhythmische Stabilisation" (an der Bewegungsgrenze) – Entspannen – aktives Weiterziehen angewandt werden. Selbstverständlich darf bei keiner Technik am Kniegelenk rotiert werden.

Als Ausgangsposition bieten sich die Rücken- und Bauchlage an. Ungünstig ist die Seitenlage. Das Sprunggelenk muß vor allem gegen die starke Neigung zur Spitzfußkomponente mobilisiert und die Fußheber gekräftigt werden. Intensives Auftrainieren dieser Muskeln ist täglich durchzuführen. Der Kranke muß außerdem ständig angehalten werden, selbst zu üben und auf exakte Lagerung zu achten.

zu 9. Erarbeiten der Hüftgelenkbeweglichkeit: Erst nach Konsolidierung der Frakturen kann die Mobilisation der Hüftgelenke intensiv erfolgen. Die Hüftgelenkflexion wird zuletzt erarbeitet; Extension (15°) ist vordringlich, ebenso die Innenrotation. Die Mobilisation kann im Schlingentisch oder im Wasser am schonendsten durchgeführt werden.

zu 10. Belasten und Gehen: Das Gehmuster kann in der Rückenlage vorgeübt werden. Schwung- und Stützphasen der Beine und Arme werden für den „Zwei-Punkte-Gang" oder „Drei-Punkte-Gang" geschult. Dabei wird je nach Vermögen so vorgegangen, daß einzeln oder komplex mit allen vier Extremitäten geübt wird. Es besteht auch die Möglichkeit, drei Extremitäten statisch in entsprechenden Mustern arbeiten zu lassen und dynamisch nur mit einer Extremität zu üben. Wichtig ist das Üben der Mittelstand- und

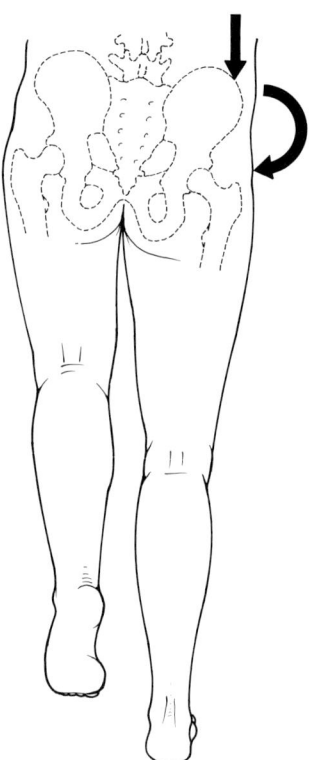

Abb. 101. Stabilisation des Beckens in der Mittelstandphase

Fersenablösungsphase der Beine (Abb. 101). Umkehrübungen zur Schulung des Bewegungsablaufs lassen sich besser gegen manuellen Widerstand ausführen. Zur Stabilisation und Technik der wiederholten Kontraktionen kann der Pullingformer ausgezeichnet verwendet werden.

Die ersten Belastungsübungen werden auf Anordnung des Arztes mit Gehhilfen und auf Waagen vorgenommen. Anfangs wird mit 10, dann 20, 30 kg usw. belastet. Die Belastung kann gesteigert werden, wenn keine Ausweichbewegungen (Trendelenburg), keine Schmerzen und keine Ermüdungszeichen auftreten. Wenn möglich kann auch auf dem kippbaren Stehbrett die Belastung vorgeübt werden.

Schüleraufgabe

Stellen Sie ein Übungsprogramm zusammen, welches bei einer Beckenringfraktur links nach 2 Wochen durchführbar ist.

Übungsbeispiele

Ausgangsposition: Rückenlage

Übung: Stabilisation des Beckens zwischen Oberschenkel und Thorax, Haltephase möglichst 7–10 sec.

Kontakt/Widerstand:
– Becken lateral und am anderen Oberschenkel lateral
– Becken dorsal und am anderen Oberschenkel ventral
– Becken ventral und an der anderen Beckenseite dorsal
– Becken dorsal und an der Gegenschulter ventral
– Becken ventral und an der Gegenschulter dorsal u. ä.

Übungsauftrag: Lassen Sie sich nicht verschieben, halten und lockerlassen!

dasselbe mit Hebelverlängerung durch Kontakt/Widerstand an den Armen oder Beinen, Diagonalspannungen, Ausnützen von Mustern aus der Brunkow-Technik

Übung: Abduktion mit wiederholten Kontraktionen

Kontakt/Widerstand: Lateral am Becken und an der Ferse (s. Abb. 98)

Übungsauftrag: Schieben Sie die Ferse lang heraus, geben etwas nach, schieben wieder heraus usw.!

dasselbe mit Abduktion/Innenrotation des Beines

Übung: Extension/Außenrotation

Kontakt/Widerstand: Dorsal am Oberschenkel oder Unterschenkel und an der Spina iliaca anterior superior

Übungsauftrag: Lehnen Sie sich gegen die Hand des Therapeuten, strecken Sie das Bein nach unten, halten, weiterziehen, etwas nachgeben, weiterziehen usw.!

Wenn Seitenlage erlaubt:

Übung: Beckenpattern aus Seitenlage

Übung: Extension/Abduktion/Innenrotation aus Seitenlage

Kontakt/Widerstand: Dorsal/lateral an Oberschenkel und Fuß

Übungsauftrag: Heben Sie das Bein nach oben hinten, halten, weiterziehen, etwas nachlassen, weiterziehen usw.!

Ausgangsposition: Rückenlage, Beine angestellt

Übung: Becken abheben und mit den Füßen auf der Stelle gehen

Übung: Becken abheben und ein Bein in die Luft strecken

Ausgangsposition: Bauchlage, Knie gebeugt

Übung: Abheben des Oberschenkels gegen Widerstand

Kontakt/Widerstand: dorsal am Oberschenkel

Übungsauftrag: Heben Sie den Oberschenkel ab, halten und lockerlassen!

dasselbe auch mit wiederholten Kontraktionen

Ausgangsposition: Vierfüßlerstand

Übung: Stabilisation des Beckens

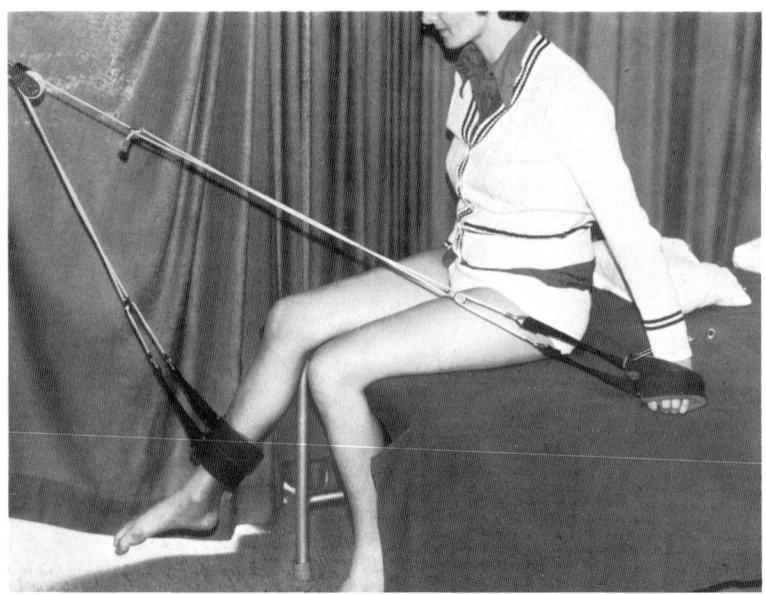

Abb. 102. Gastrocnemiustraining gegen Pullingformer aus Sitz

Kontakt/Widerstand: s. o.

Übungsauftrag: s. o.

Ausgangsposition: Rückenlage, Fersen am Bettende

Übung: Gehmuster

Kontakt/Widerstand: an Fußsohle lateral, anderes Bein am Fußrücken

Übungsauftrag: Halten Sie das Bein gestreckt nach unten/außen, ziehen Sie das andere mit gebeugtem Knie nach oben/innen in Richtung der Gegenschulter, halten, weiterziehen, nachlassen, weiterziehen usw.!

Zu gegebener Zeit

Übung: gegen Pullingformer: Extension/Abduktion, Innenrotation mit gestrecktem Bein

Schlaufenlage: Eine Schlaufe dicht oberhalb der Patella und eine am Fuß, das andere Paar in der gegenseitigen Hand

Übungsauftrag: Spannen Sie die Feder mit der Hand nach außen/unten, jetzt das Bein nach unten/außen führen, halten, weiterziehen usw.!

Ausgangsposition: Rückenlage, Knie am Bettende oder Sitz

Übung: Wiederholte Kontraktionen gegen Pullingformer für den M. gastrocnemius, Ischiocrurales

Schlaufenlage: Am distalen Unterschenkel und Fuß, das andere Paar in der gegenseitigen Hand (Abb. 102)

Übungsauftrag: Spannen Sie die Feder mit der Hand nach unten/außen, jetzt strecken Sie Zehen und Fuß nach unten und beugen das Knie, halten, Knie etwas nachgeben, wieder beugen usw.!

dasselbe aus Bauchlage. Das andere Schlaufenpaar wird dann in der gleichseitigen Hand gehalten und nach vorne/unten gezogen (Schwungarm)

Gehschulung und Korrektur: s. Kapitel „Schenkelhalsfraktur"

Literatur

1. Bold R, Gossmann A (1978) Stemmführung nach R. Brunkow. Enke, Stuttgart
2. Elam BD (1976) Calculating weight bearing on a tilt table. Physical therapy, Vol 56, No 5
3. Havemann D (1982) Behandlung von Becken-ringfrakturen mit Fixateur externe. Aktuel Traumatol 2:12
4. Klein-Vogelbach S (1976) Funktionelle Bewegungslehre. Springer, Berlin Heidelberg New York, S 148, 149
5. Knott M (1970) Komplexbewegungen. Fischer, Stuttgart, 2. Aufl, S 154–158
6. Müller KH (1978) Die Osteosynthese mit dem Fixatur externe am Becken. Arch Orthop Trauma Surg 92:273–283
7. Wolter D (1974) Ein neues System zur Lagerung von Patienten unter besonderer Berücksichtigung der Dekubitusprophylaxe und -therapie. Aktuel Traumatol 4:137

XIII. Krankengymnastische Behandlung nach Frakturen und Luxationen im Bereich des Hüftgelenkes

1. Acetabulumfraktur

Ursache

Indirekte Gewalt

Allgemeine Richtlinien zur Luxationsfraktur (Acetabulumfraktur), Symptomatik und ärztliche Maßnahmen

Bei jüngeren Menschen bricht bei Sturz auf den Trochanter major oder Stauchung des Beines eher der Pfannenboden, beim älteren Menschen häufiger der Schenkelhals.
Besonders häufig heute bei schweren Auto- und Motorradunfällen. Im Frühstadium kann der Patient flach im Bett gelagert sein. 2 Drahtextensionszüge mit ca. $\frac{1}{7}$ des Körpergewichtes sorgen dann für einen Dauerzug in der Längsachse des Beines und in der Schenkelhalsachse. Das Bein kann in einer Schaumstoff-U-Schiene liegen. Operative Reposition kann vorausgegangen sein. AO-Versorgung wird heute zunehmend häufig angewandt. Die Entlastung wird für 8–12 Wochen erforderlich.

Komplikationen

N. ischiadicus-Verletzung
Als Spätfolge: Koxarthrose

Befunderhebung

Während der Extensionsbehandlung ist eine Lageveränderung nicht möglich.

Beurteile
– Operationsnarbe oder Wunden, Atrophien, Verfärbungen
– Lage des Beines
– Röntgenbild

Messe
– Sprunggelenkbeweglichkeit
– Umfangmaße des Beines an vorgegebenen Stellen
– Beinlänge (später Kontrolle im Stand)

Prüfe
– Sensibilität und Muskeltestwerte der Sprunggelenkmuskulatur

Notiere
– Schmerzen und sonstige Beschwerden

Gesichtspunkte der Behandlung

Frühstadium
1. **Thrombose- und Embolieprophylaxe**
2. **Atemtherapie**
3. **Lagerungskontrollen** (achsengerechter Zug, Nullstellung)
4. **Dekubitusprophylaxe**
5. **Erhaltung der Funktion der Fußheber**
6. **Erhaltung der Beweglichkeit** und **Kraft** des anderen Beines und der oberen Extremitäten
7. **Herabsetzen der Muskelspannung** und **Entlastung des Gelenkes**
8. **Verbesserung der Durchblutung**

Nach Entfernung der Extensionszüge (6–8 Wochen) oder in entsprechendem Stadium nach der Op.

9. **Einschleifen der Hüftgelenkbeweglichkeit** ohne Erhöhung der zentralen Druckspannung
10. Zunehmend langsamer **Aufbau der Tragfähigkeit des Gelenkes**
11. **Kräftigung** der Muskulatur
12. **Vorbereitung zum Gehen**

Behandlungsmöglichkeiten

zu 1. u. 2. s. Kapitel *Grundzüge prä- und postoperativer krankengymnastischer Behandlungen*

zu 3. u. 4. s. krankengymnastische *Behandlungsmöglichkeiten der Beckenfraktur*

zu 5. u. 6. Zur **Erhaltung der Elastizität** und der **Kraft** der Arme, des anderen Beines und der Unterschenkelmuskulatur des verletzten Beines sollten Widerstandsübungen mit und ohne Gerät (s. Beckenfraktur) geübt werden. Zu beachten ist lediglich, daß bei maximalen Widerstandsübungen die Abduktoren die Abduktoren der verletzten Seite verstärken. Diese Spannungserhöhung soll als Druckbelastung für das geschädigte Gelenk vermieden werden. Die Bewegungsmuster Extension/Abduktion und Flexion/Abduktion sollten auf der nicht betroffenen Seite deshalb nur gegen Führungskontakt geübt werden.

zu 7. Herabsetzung der Muskelspannung der betroffenen Hüftgelenkmuskulatur: Unter dem Gedanken der Druckentlastung des Hüftgelenkes soll die Spannungserhöhung der Mm. glutaeus medius und minimus abgebaut werden:
– durch Auflage von Eiskompressen
– durch bewußtes Entspannen nach der Methode *Schaarschuch*
– durch entspannte Lagerung
– durch bewußtes Anspannen und Lösen der Spannung
– durch Rhythmische Stabilisation und Entspannen gegen Führungskontakt (ohne Rotation)
– evtl. durch weiche Massagegriffe

Nach entsprechender Vorbereitung wird ein manueller Zug durch Griff mit beiden Händen an den Kondylen angewendet und intermittierend neu angesetzt.
Dies wird nach Beendigung der Extensionszüge vom Patienten als besonders angenehm empfunden.

zu 8. Zur **Durchblutungsverbesserung** können Eisabtupftechnik und Spannungsübungen ohne Widerstand gemacht werden. Die Adduktoren, der M. glutaeus maximus und die kleinen Außenrotatoren sollen dabei bevorzugt geübt werden.

zu 9. Nach Entfernung der Extensionszüge können **dynamische Umkehrbewegungen** unter Abnahme der Beinschwere und passivem Längszug ausgeführt werden. Mögliche Bewegungsrichtungen sind:
– von der Nullstellung in die Adduktion/Außenrotation
– von der Nullstellung in die Adduktion/Flexion/Außenrotation und
– von der Flexion/Rotationsnullstellung in die Extension/Adduktion/Außenrotation
Üben im Schlingentisch oder im Bewegungsbad erleichtert die Ausführungen der Bewegungen, erschwert aber die Fixation des Beckens. Die Beckenbewegungen Adduktion, Extension und Außenrotation können auch aus der Seitenlage geübt werden.
Ausdrücklich sei nochmals darauf hingewiesen, daß vor Ausheilung der Fraktur im Gegensatz zur Hüftgelenkluxation **keine Abduktion/Innenrotation** geübt werden darf. Diese Bewegung setzt nämlich den Pfannenboden vermehrt unter Druckspannung. Erst nach erneuter Röntgenkontrolle und Anweisung durch den Arzt werden diese für das Gehen so wichtigen Muskelgruppen geübt.

zu 10. Zunehmende Tragfähigkeit des Gelenkes wird erreicht durch isometrische Arbeit der kleinen Gluten in der Dehnstellung, d. h. in Adduktionsstellung des Beines. Teilbelastung muß vom Arzt genehmigt sein.
Die Druckerhöhung auf das Gelenk wird durch vorsichtigen Druckstretch zur Bewe-

gungseinleitung gesteigert. Langsame Umkehrbewegungen werden bald gegen Widerstand und die Beinschwere ausgeführt. Das nach unten gekippte Bett kann zur Vorübung der Standphase an Stelle eines Stehbrettes verwendet werden. Erste Teilbelastungen werden am besten im Wasser vorgenommen. Zur Erarbeitung der normalen Tragfähigkeit des Hüftgelenkes sollte die Frakturheilung klinisch abgeschlossen sein, keine Schmerzen bei Teilbelastung und keine Ausweichbewegungen beim Gehen mit Unterarmstützen vorhanden sein.

zu 11. Kräftigung der Muskulatur: Die Funktion der Mm. glutaeus medius und minimus wird geschult mit der Technik der wiederholten Kontraktionen aus Rückenlage und Seitenlage gegen Eigenschwere des Körpers, gegen manuellen Widerstand oder gegen Pullingformerzug.

zu 12. Die **Vorbereitung zum belasteten Gehen** wird wie in Kapitel Beckenfraktur beschrieben ausgeführt. Die Vollbelastung wird im allgemeinen erst nach 6 Monaten erlaubt. Eine Gehschulung sollte in ähnlicher Weise wie im Kapitel „Schenkelhalsfraktur" beschrieben vorgenommen werden.

Schüleraufgabe

Stellen Sie ein Übungsprogramm im Bewegungsbad zusammen, das für Patienten mit Hüftgelenkluxationsfraktur geeignet ist.

Übungsbeispiele

Ausgangsposition: Rückenlage

Übung: Isometrisches Spannen der Mm. adductores bei Längszug am Bein und aufliegendem Bein

Kontakt: Medial oberhalb des Kniegelenkes, Längszug an der Ferse

Übungsauftrag: Lehnen Sie den Oberschenkel gegen die Hand des Therapeuten, halten und lockerlassen!

Übung: Rhythmische Stabilisation, entspannen ohne Weiterziehen, nur gegen Handkontakt bei lateraler Spannung

Kontakt: Wechselnd für Adduktion, Abduktion

Übungsauftrag: Lehnen Sie den Oberschenkel nach innen, außen usw., entspannen!

Übung: Isometrisches Spannen des M. glutaeus maximus

Kontakt: Medial/dorsal

Übungsauftrag: Lehnen Sie den Oberschenkel gegen die Hand des Therapeuten, halten und lockerlassen!

Übung: Dynamische Umkehrbewegungen von der Nullstellung in Adduktion/Außenrotation und zurück, in Adduktion/Flexion/Außenrotation und zurück und in Extension/Adduktion/Außenrotation und zurück bei abgenommener Beinschwere

Kontakt: entsprechend richtungsweisend

Übungsauftrag: Drehen Sie die Ferse nach innen und ziehen das Bein nach innen/oben entsprechend innen/unten! Nach Griffwechsel wieder zurück in die Ausgangsstellung

dasselbe aus Seitenlage

Übung: Adduktion/Außenrotation gegen Widerstand und mit wiederholten Kontraktionen, bei starkem Längszug

Übung: Isometrisches Spannen der Abduktoren in Adduktionsstellung des Beines

Kontakt: Lateral am distalen Oberschenkel

Übungsauftrag: Lehnen Sie den Oberschenkel gegen die Hand des Therapeuten!

Merke: Immer wieder Längszug an Kondylen zwischenschalten. Erst bei erlaubter Teilbelastung werden die kleinen Glutaeen mit wiederholten Kontraktionen geschult.

Im Spätstadium

Übung: Stabilisation des Hüftgelenkes im Halbkniestand und Kniestand, Stehbrett, Stand (evtl. auf dem Schaukelbrett)

Gehschulung wie im Kapitel Schenkelhalsfraktur beschrieben

2. Hüftgelenkluxation

Einleitung

Einteilung nach der Luxationsrichtung als
luxatio iliaca
luxatio ischiadica
luxatio suprapubica
luxatio obturatoria

Ursachen

Direkte und indirekte Gewalt, oft mit Rotationsmechanismus

Symptomatik und ärztliche Maßnahmen

Zum Zeitpunkt der ersten krankengymnastischen Behandlung wird flache Lagerung und Bettruhe oder Extensionsbehandlung verordnet. Zu erwarten ist eine Schrumpfung und Narbenbildung der Hüftgelenkkapsel und die üblichen Zeichen einer funktionellen Ruhigstellung nach schwerem Trauma, nämlich Kreislauflabilität, Atrophien und muskuläre Kontrakturen.

Komplikationen

– N. ischiadicus-Verletzung
– N. femoralis-Verletzung

Spätkomplikation: Arthrose

Befunderhebung

Beurteile
– Die Allgemeinsymptomatik, wie in Kapitel „Beckenfraktur" beschrieben
– Atrophie
– Stellung der beiden Hüftgelenke in der Rückenlage
– das Röntgenbild

Messe
– Die funktionelle und absolute Beinlänge im Seitenvergleich. Die Aussage über die funktionelle Beinlänge ist jedoch später im Stand zu überprüfen mit Höhenausgleich
– Umfangmaße
– Die aktiven Gelenkmaße der Gelenke der unteren Extemität im Seitenvergleich, mit Ausnahme der Adduktions-Außenrotationsbewegung

Prüfe
– Muskeltestwerte der Mm. glutaeus medius, minimus, maximus, M. iliopsoas und M. quadriceps
– Sensibilität

Achtung: Ausgangsposition beachten. Es besteht Reluxationsgefahr bei Adduktion und Außenrotation

Notiere
– Schmerzen, sonstige Beschwerden

Gesichtspunkte der Behandlung

1. **Pneumonieprophylaxe**
2. **Thromboseprophylaxe**
3. **Lagerungskontrolle**
4. **Erhalten der Armkraft**
5. **Erhalten der Kraft** der Beinmuskulatur auf der nicht betroffenen Seite

Nach ca. 2 Wochen in Entlastung

6. **Aktive einschleifende Bewegungen** unter manuellem Längszug
7. **Vorbereitung zur Teilbelastung** (ca. 5–6 Wochen) durch Beckenpattern
8. **Gehmuster** als aktive Umkehrbewegung gegen Führungskontakt

9. **Mobilisation** des Hüftgelenkes
10. **Kräftigung** der das Hüftgelenk sichernden Muskulatur
11. Später: **Gehschulung** über Teilbelastung zu Vollbelastung

Behandlungsmöglichkeiten

zu 3. Lagerungskontrolle: Das Bein wird am sichersten in einer Schaumstoff-U-Schiene gelagert. Das Hüftgelenk soll dabei in leichter Abduktion 20–30° und in Rotationsnullstellung liegen, evtl. legt man einen Spreizkeil zwischen die Beine.

zu 4. u. 5. Erhalten der Arm- und Beinkraft der nicht betroffenen Seite: Intensives Training gegen Widerstand ist hierzu erforderlich. Es kann isoliert, komplex, mit und ohne Gerät geübt werden. Bevorzugt sollen Bewegungsmuster aufgebaut werden, die die kleinen Glutäen in die Muskelkette mit einbeziehen.

Merke: Die Abduktoren verstärken sich gegenseitig (s. auch Kapitel Beckenfrakturen)

zu 6. Aktive Bewegungen des Hüftgelenkes sollen unter manuellem Zug in Längsrichtung des Oberschenkels ausgeführt werden. Anfangs wird die Schwere des Beines abgenommen. Besonders ist darauf zu achten, daß die Bewegungen in der Nullstellung beginnen und enden. Die bevorzugte Bewegungsrichtung ist die Abduktion/Innenrotation (Abb. 103).

Merke: Die Gefahr der Reluxation besteht bei jeder Adduktionsbewegung, vor allem mit der Außenrotation

zu 7. „Becken-Pattern" werden aus Seitenlage und Rückenlage durchgeführt. Bei gelagertem Bein werden entsprechend den Vorschlägen im Kapitel „Beckenfrakturen" die Beckenbewegungen dynamisch geübt.

zu 8. Gehmuster: s. PNF-Gehmuster und Vorschläge im Kapitel „Beckenfraktur"

zu 9. Mobilisation der Flexionskontraktur wir mit den üblichen Techniken der PNF-Methode erreicht. Außerdem bewährt sich ein Mobilisieren aus Bauchlage in Verbindung mit einem intensiven Training des M. glutaeus maximus (Abb. 104). Andere Möglichkeiten bieten sich an im Bewegungsbad oder in Verbindung mit Eislangzeitan-

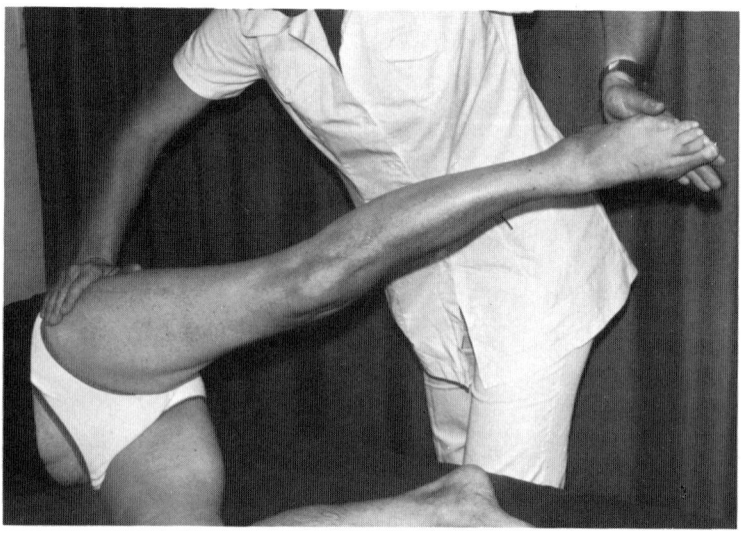

Abb. 103. Abduktion/Innenrotation aus Seitenlage

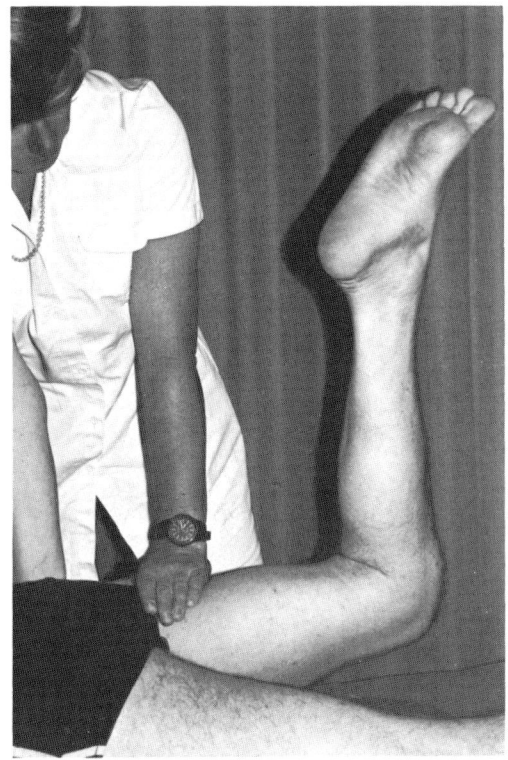

Abb. 104. Üben des M. glutaeus maximus aus Bauchlage

wendung über dem M. rectus femoris (quadriceps). Bei festelastischem Endgefühl kann die Manuelle Therapie zur Anwendung kommen.

zu 10. Kräftigung der Mm. glutaeus medius, minimus, maximus und quadriceps: Alle Übungen der Glutäalmuskulatur sollen mit einer Beckenabduktionsbewegung eingeleitet werden. Der Übungsauftrag dazu lautet: „Ferse lang herausschieben!" Anfangs können die Widerstandsübungen durch Verstärkung des 2. Beines erleichtert werden. Das andere Bein spannt symmetrisch in Abduktion/Innenrotation, das betroffene Bein übt die gleiche Bewegungsrichtung mit wiederholten Kontraktionen. Aus dem PNF-Programm lassen sich ebenfalls Übungen mit Verstärkung von den Armen her ableiten. Hat sich die Muskelkraft verbessert, wird isoliert geübt. Die Übungszeiten werden verlängert und der Widerstand erhöht. Als Geräte kommen in Frage: der Pullingformer und Expander. In ähnlicher Weise wird der M. glutaeus maximus geübt. Er erfährt Verstärkung über die Spannung des 2. Beines in Flexion. Dabei kann der Fuß aufgestellt und das Knie gebeugt sein. Für den M. quadriceps müssen die Übungen mit wechselnden Drehpunkten ausgewählt werden. Zur Anwendung kommen: Flexion/Außenrotation zum gestreckten Knie und Flexion/Abduktion/Innenrotation zum gestreckten Knie.

zu 11. Gehschulung: Die erste Gehschulung erfolgt am bestem im Bewegungsbad. Die vom Arzt vorgeschriebene Belastung wird später auf der Waage vorgeübt, dann gefühlsmäßig durchgeführt und immer wieder kontrolliert. Anfangs werden entsprechende Gehhilfen gegeben. Die Belastung kann gesteigert werden, wenn keine Ausweichbewegungen – Trendelenburgschen Zeichen, Schmerzen und Anzeichen von Ermüdbarkeit – vorhanden sind. Korrektur und Durchführung der Gehschulung s. Kapitel „Schenkelhalsfraktur".

Schüleraufgabe

Suchen Sie Glutäenübungen aus anderen Ausgangspositionen, die das Gelenk nicht gefährden.

Übungsbeispiele

Ausgangsposition: Rückenlage

Übung: Dynamische Abduktion unter Abnahme der Beinschwere

Kontakt: Lateral am distalen Oberschenkel. Das Bein liegt auf dem Unterarm des Krankengymnasten

Übungsauftrag: Schieben Sie die Ferse lang heraus und spreizen das Bein ab, halten und lockerlassen!

dasselbe mit Abduktion/Innenrotation

Ausgangsposition: Seitenlage

Übung: Dynamische Abduktion unter Abnahme der Schwere, s. o.

dasselbe als freie Bewegung

Kontakt: Keiner

Übungsauftrag: Versuchen Sie, das Bein vom Arm zu lösen und halten!

Ausgangsposition: Rückenlage

Übung: Beckenabduktion und Innenrotation

Kontakt: An der Ferse und an der gegenseitigen Spina iliaca anterior superior

Übungsauftrag: Schieben Sie die Ferse lang heraus und ziehen die andere Beckenhälfte hoch!
Alle bisher genannten Übungen können nach entsprechender Zeit gegen Widerstand ausgeführt werden.

Übung: Langsame Umkehr Flexion/Abduktion/Innenrotation zur Nullstellung und zurück

Kontakt: Lateral/ventral am Oberschenkel und Fuß, dann umgekehrt

Übungsauftrag: Schieben Sie die Ferse lang heraus, drehen das Bein nach innen und heben es nach oben/außen (Griffwechsel). Jetzt drehen Sie die Ferse nach innen und legen das Bein gerade neben das andere usw.!

dasselbe für Extension/Abduktion/Innenrotation aus der Nullstellung

Übung: Wiederholte Kontraktionen aus der Nullstellung
a) Abduktion/Innenrotation
b) Abduktion/Extension/Innenrotation
c) Abduktion/Flexion/Innenrotation
Das andere Bein spannt dabei in Abduktion/Innenrotation

Ausgangsposition: Bauchlage

Übung: Anheben des Beines mit rechtwinklig gebeugtem Knie

Kontakt/Widerstand: Dorsal und distal am Oberschenkel

Übungsauftrag: Heben Sie den Oberschenkel ab, halten und lockerlassen!

dasselbe als wiederholte Kontraktionen

PNF „Langsame Umkehr, halten und entspannen" für Flexionskontraktur

Ausgangsposition: Rückenlage (angestellte, etwas gespreizte Beine)

Übung: Becken abheben und auf der Stelle mit den Füßen maschieren

Kontakt: Evtl. an beiden Spinae iliacae ventrales

Übungsauftrag: Heben Sie das Becken ab und treten mit den Füßen!

Übung: Becken abheben und ein Bein in die Luft strecken

Übung: Flexion/Rotationsnullstellung oder Flexion/Innenrotation zum gestreckten Knie mit wiederholten Kontraktionen für das Kniegelenk

Kontakt: Ventral am Oberschenkel und Fußrücken oder ventral/lateral

Übungsauftrag: Heben Sie das Bein hoch, strecken Sie das Knie, halten Sie die Stellung, geben etwas im Knie nach, strecken wieder usw.!

dasselbe auch gegen Pullingformer

Übung: Gehmuster wiederholte Kontraktionen für die Phase Extension/Abduktion/Innenrotation. Das andere Bein ist aufgestellt.

Kontakt/Widerstand: An der Fußsohle und am lateralen Fußrand, andere Hand am zweiten Bein ventral/medial am Kniegelenk

Übungsauftrag: Halten Sie die Stellung des anderen Beines, jetzt strecken Sie den Fuß nach unten, drehen die Ferse nach außen und stoßen das Bein nach unten/außen, halten, weiterziehen usw.!

Gehschulung siehe „*Schenkelhalsfraktur*"

Literatur

1. Biehl G (1974) Zur Behandlung traumatischer Hüftluxationen und Pfannenfrakturen sowie ihrer Spätfolgen. Aktuel Traumatol 4:127
2. Burri C et al. (1974) Unfallchirurgie. Springer, Berlin Heidelberg New York, S 77 u. 114
3. Jungbluth KH (1975) Die Osteosynthese verschobener Hüftpfannenbrüche. Unfallchirurgie 1:11
4. Knott M (1970) Komplexbewegungen. Fischer, Stuttgart, 2. Aufl, S 88, 224–227
5. Lehmann L (1976) Zur Problematik von Frakturen und Luxationen der Hüfte bei gleichzeitiger Femurfraktur. Aktuel Traumatol 6:39
6. Mockwitz J (1975) Verrenkung des Hüftgelenkes. Aktuel Traumatol 5:31
7. Pauwels F (1975) Gesammelte Abhandlungen zur funktionellen Anatomie des Bewegungsapparates. Springer, Berlin Heidelberg New York, S 250–263
8. Weller S (1978) Indikation und Technik zur operativen Behandlung der Acetabulumfrakturen. Unfallheilkunde 81:264

XIV. Krankengymnastische Behandlung der Schenkelhalsfraktur

Einteilung

Mediale Schenkelhalsfraktur
Intermediäre Schenkelhalsfraktur
Laterale Schenkelhalsfraktur
Vom therapeutischen Standpunkt aus können auch die pertrochantere und die subtrochantere Femurfraktur diesen Frakturen

zugeordnet werden. Größere Bedeutung für die ärztliche Versorgung haben die Durchblutung (Abb. 105) und der Frakturwinkel nach Pauwels. Die Einteilung erfolgt dann nach Pauwels I, II, III (Abb. 106).

Ursachen

Indirekte und direkte Gewalteinwirkung durch Sturz auf Knie oder Trochanter, bei bestehender Osteolyse auch Spontanfraktur bei onkologischen Patienten.

Allgemeine Richtlinien zur Behandlung

Heute werden Schenkelhalsfrakturen und pertrochantere Frakturen überwiegend operativ versorgt; das bedeutet, daß die Behandlung bei übungs- und belastungsstabilen Osteosynthesen nach Entfernung der Redondrainage beginnen kann. Die Entscheidung, welche Osteosynthese vorgenommen wird, richtet sich nach der Frakturlage, dem Frakturwinkel, den Durchblutungsverhältnissen und der Grundkrankheit, z. B. bei onkologi-

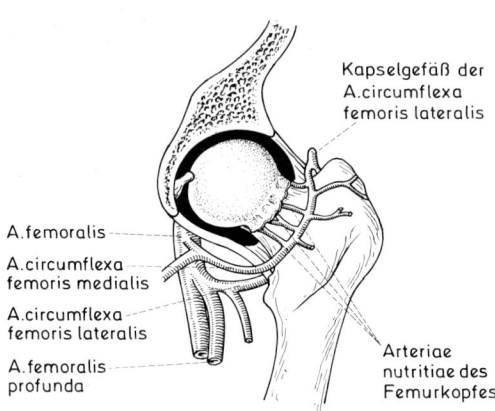

Abb. 105. Die normale Durchblutung des Femurkopfes

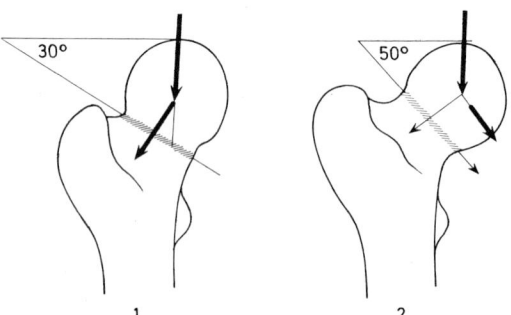
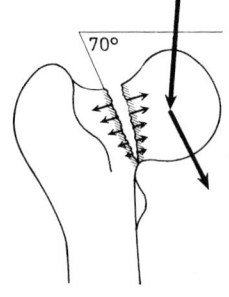

Abb. 106. Einteilung der Schenkelhalsfrakturen nach Pauwels

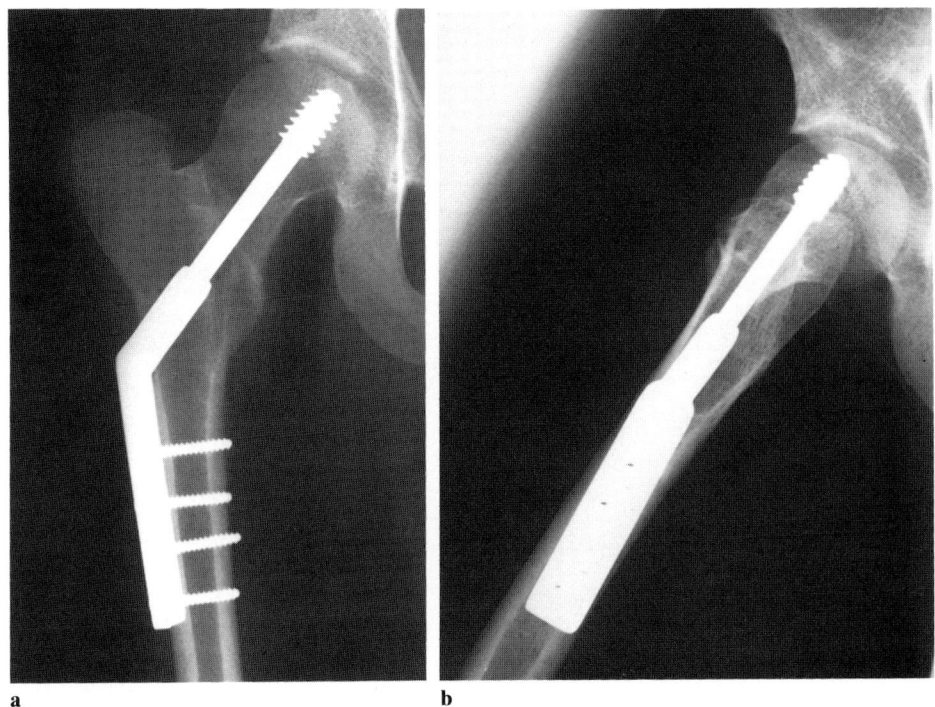

a   b

Abb. 107 a, b. Schenkelhalsfraktur, Osteosynthese mit dynamischer Hüftschraube

schen Patienten. Da die Schenkelhalsfraktur bei älteren Menschen vorzugsweise vorkommt, spielt die Frühmobilisation eine große Rolle. Die wenigen nicht dislozierten, eingekeilten Pauwels I-Frakturen können auch bei konservativer Behandlung nach Böhler früh mobilisiert und belastet werden, wenn sie schmerzfrei sind. Zu erwarten sind sonst bei älteren Menschen eine Pneumonie, Thrombose oder ein Dekubitus. Bei der fortschrittlichen Entwicklung der Anästhesie ist es heute möglich geworden, auch den älteren Kranken eine schonende Narkose zu geben, z. B. durch Lumbalanästhesie oder durch kombinierte Intubations-Akupunkturnarkosen. Biomechanisch gesehen wirken nach Pauwels Druck- und Scherkräfte am Hüftgelenk; als positiver Druck wirken die Spannungskräfte der Mm. glutaeus medius und minimus, wenn der Körper nicht belastet wird, abscherend die der Mm. glutaeus maximus, iliopsoas, rectus femoris, Mm. adductores und die Schwerkraft. Scherkräfte verzögern die Heilung der Fraktur und sollen deshalb vermieden werden. Übungsstabile Osteosynthesen werden durchgeführt mit AO-Winkelplatten, dynamischen Hüftschrauben, Endernägeln und Zugschrauben (Abb. 107 a u. b, 108 a u. b).

Bei den Gleitosteosynthesen wird am Tag der Redondrainagenentfernung 1× vor einer Röntgenkontrolle belastet. Anschließend sollen alle Patienten für ca. 4 Wochen mit Sohlenkontakt aufstehen, bis die Muskulatur der kleinen Glutäen einen Muskelwert 3 erreicht haben. Dann kann mit 20 kg belastet werden, eine wöchentliche Steigerung wird mit 10–15 kg vorgenommen, wenn das Gehen schmerzfrei ist.

Bei fraglicher medialer Abstützung wird langsamer gesteigert u. U. erst nach 6–8 Wochen.

Teil- oder Totalendoprothesen (Abb. 109 –111) sowie Verbundosteosynthesen sind belastungsstabile Osteosynthesen, die eine sofortige Teilbelastung nach gesicherter Wundheilung und entsprechend gutem Allgemeinzustand zulassen. Die Belastung wird sym-

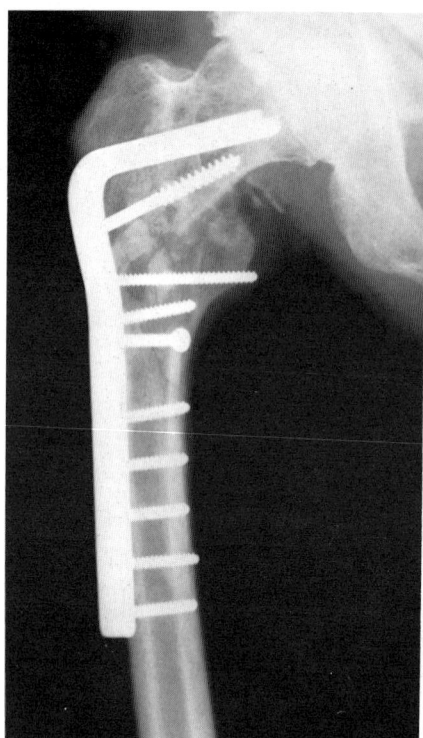
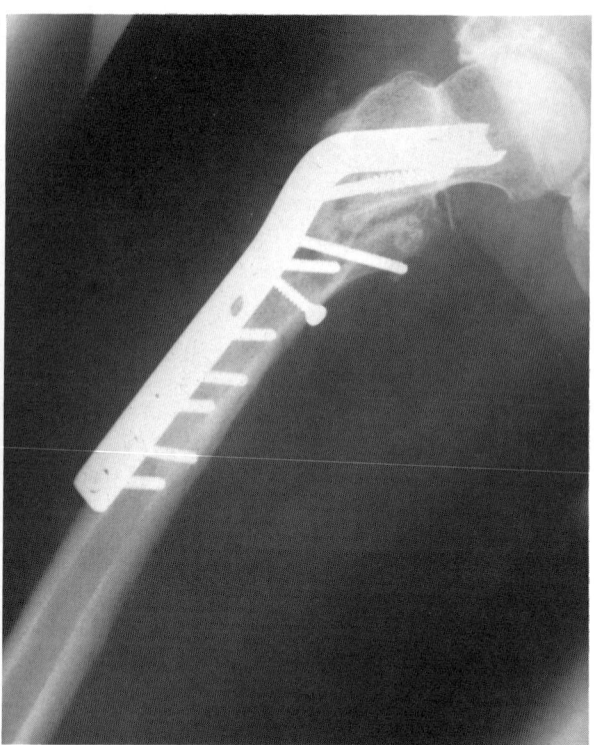

a
b

Abb. 108a, b. Osteosynthese mit AO-Winkelplatte

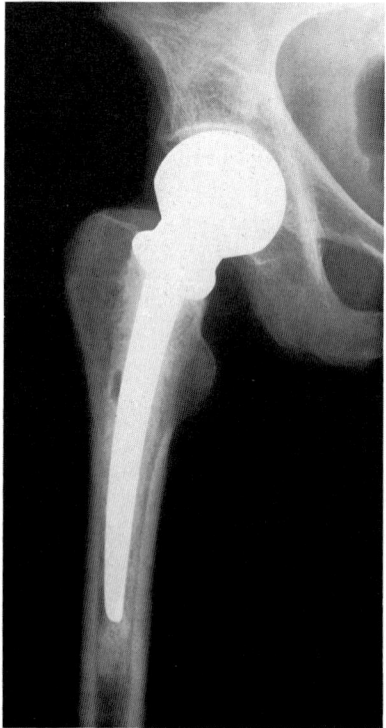

ptomatisch gesteigert, sowie es die Muskelkraft und das Ausdauervermögen des Patienten zulassen. Nach 8–12 Wochen kann voll belastet werden.

Eine entsprechend niedrige Belastungsstufe muß bei den Patienten durchgeführt werden, bei denen eine Trochanterabtrennung vorgenommen wurde. Das Training der M. glut. med. und min. bis zum Testwert 3 dauert lange.

Bei Einsetzung von Variokopf- oder Langschaftprothesen werden die Glutäen an der Prothese refixiert. Diese Prothesen sind besonders luxationsgefährdet und bedürfen einer mindestens 1wöchigen Ruhezeit im Bett. Während dieser Zeit sind nur Spannungsübungen bei abduzierter Beinlagerung erlaubt.

Abb. 109. Moore-Prothese nach Schenkelhalsfraktur

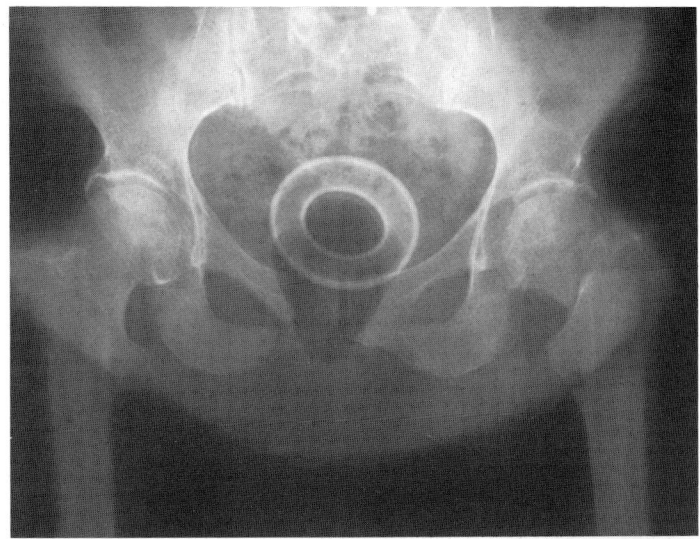

a

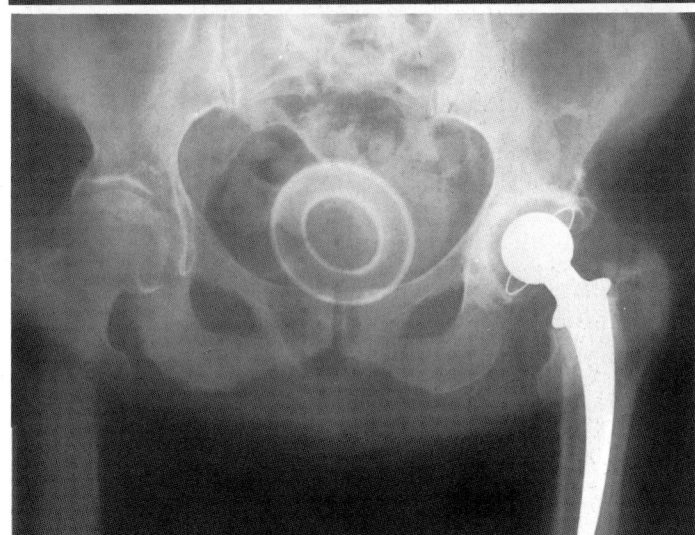

Abb. 110a, b. Totalendoprothe-
se nach Schenkelhalsfraktur **b**

Nach Endernagelung klagen Patienten häufig über Schmerzen an der Nageleinschlagstelle medial, proximal am Kniegelenk.
Häufig besteht auch eine Außenrotationsstellung des Oberschenkels. Die Entlastungszeiten bei prothetischer Versorgung variieren stark. Das Problem besteht nicht in der Stabilität der Prothese, sondern in der allgemeinen Situation des oft sehr alten Patienten, seiner Muskelkraft und Ausdauer und seiner geistigen Fähigkeiten, mit der Krankenhaus-situation und dem Verletzungsgeschehen umzugehen.

Als Folge der Verletzung und Operation werden die alten Menschen oft apathisch, unflexibel und ängstlich. Sie können ohne Hilfe nicht die Belastungsmöglichkeit einer stabilen Osteosynthese ausnützen. Im Krankenhaus müssen deshalb Pflegepersonal, Beschäftigungstherapeuten und Krankengymnasten gut zusammenarbeiten, um den alten Kranken vielseitig zu fordern und zu för-

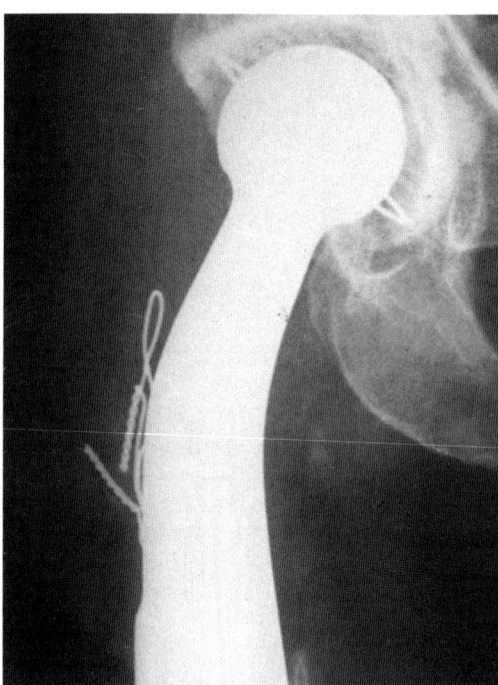

Abb. 111. Krückstockprothese mit Langschaft

Befunderhebung

Beurteile
- Allgemeine Symptome (siehe Beckenfraktur)
- Röntgenbild: Lage und Stellung der Fraktur, Konsolidierung
- Stellung des Beines, z. B. AR-Position
- Wundheilung (bei Operation)
- Durchblutung (Schwellung?) des Beines

Messe
- Aktives Bewegungsausmaß der Sprunggelenke, des Kniegelenkes der betroffenen Seite (im Überhang prüfen)
- Umfangmaße, soweit es der Verband ermöglicht.

Prüfe
- Muskelwert < 3 für Mm. glutaeus medius und minimus = Halten der Beinschwere in SL
- Sensibilität
- Temperatur, soweit Verband es zuläßt

Notiere
- Schmerzen und Beschwerden

dern. Weder das Abschieben in einen Sessel noch das Überfordern durch ständiges Aufstehen ist richtig. Auch ein behinderter, alter Mensch wird in der Regel einfache Bewegungsabläufe erlernen und sie weiterführen, wenn er sinnvoll angelernt wird. Leider ist heute das Erlernen der Selbständigkeit in der Durchführung einfacher Tätigkeiten in der Krankenhauszeit nur selten möglich. Alte Patienten werden aus vielerlei Gründen frühzeitig in Pflegeheime oder kleine Privatkliniken entlassen, wo sie selten ausreichende Hilfe erfahren, wieder selbständig zu werden.

Gesichtspunkte der Behandlung

1. **Pneumonieprophylaxe**
2. **Thromboseprophylaxe**
3. **Dekubitusprophylaxe**
4. **Lagerungskontrolle**
5. **Erhalten der Armkraft**
6. **Erhalten der Beinkraft** des gesunden Beines
7. **Mobilisation des Knie- und Sprunggelenkes**
8. **Aufbau einer Muskelspannung** zur Sicherung der Fraktur
9. **Kräftigung der Mm. glutaeus medius und minimus**
10. Unbelastetes und teilbelastetes Aufstehen mit entsprechender **Gehschulung**
11. **Schulen von Gebrauchsbewegungen**

Komplikationen

- Pneumonie
- Thrombose
- Dekubitus
- Femurkopfnekrose
- Pseudarthrose
- später Arthrose

Behandlungsmöglichkeiten

zu 1. u. 2. (s. *Grundzüge der prä- und postoperativen krankengymnastischen Behandlung.*) Neben aktiven Maßnahmen zur Thromboseprophylaxe empfehlen wir auch das Anlegen von Antiemboliestrümpfen, das frakturierte Bein muß gewickelt werden.
Die Patienten sollen nach wenigen Tagen mehrmals am Tag aufgestellt und aufgesetzt werden.

zu 3. Dekubitusprophylaxe: Auch wenn heute die Liegezeiten für Patienten nach Schenkelhalsfraktur sehr viel kürzer geworden sind, muß mit Druckstellen im Bereich des Kreuzbeines gerechnet werden. Gerade alte Menschen liegen oft im Bett, ohne sich genügend zu bewegen. Es bewährt sich schon prophylaktisch, eine handelsübliche Dekubitusmatratze oder ein Schaffell als Unterlage zu gebrauchen. Die Patienten sollen aufgefordert werden, mehrmals am Tag die Gesäßmuskeln fest anzuspannen, das Becken leicht abzuheben und dabei mit den Händen fest auf die Matratze zu drücken. Eine weitere „Hausaufgabe" wäre, Knie strecken, Gesäß anspannen und den Kopf lang herausschieben. Wenn der Arzt es erlaubt, soll wechselnd rechts und links in Seitenlage gelagert werden. Das gebrochene Bein muß soweit unterpolstert sein, daß es in Verlängerung des Beckens gelagert ist.

Achtung: Das Knie darf nicht absinken.
Wird eine Druckstelle zu spät beobachtet und ist sie bereits aufgebrochen, kann eine Eis-Föhnbehandlung durchgeführt werden. Dabei wechseln Eisabtupftechnik mit einem eisgefüllten Einmalhandschuh oder Reiben mit einem Eiswürfel um die Wunde mit Trockenföhnen ab. Auch UV-Lichtbestrahlung kann angewendet werden.

zu 4. Lagerung: In der Frühphase sollte darauf geachtet werden, daß die Patienten nicht mit dem Kopfteil zu hoch gestellt sind und dadurch eine fast sitzende Stellung einnehmen. Ebenso ungünstig ist auch eine Sand-sacklagerung für das Bein oder eine längere Lagerung auf Braunscher Schiene. Beides verursacht eine Beugestellung der Hüftgelenke mit Tendenz zur Kontraktur. Funktionell richtig sollte deshalb in leichter Abduktion-, Flexions/Extensions-Nullage und in Rotationsnullstellung gelagert werden. Da ein durchsinkendes Knie als sehr unangenehm empfunden wird, kann ein kleines Schaumstoffpolster unter das Knie gelegt werden. Zur Abschwellung des postoperativen Ödems wird das Bettende hochgestellt. Ist dies aus technischen Gründen nicht möglich, muß mit Lagerungsmaterial hochgelagert werden. Diese Maßnahme sollte aber spätestens am 3.–4. postoperativen Tag abgebaut werden. Nicht vergessen werden sollte eine exakte Lagerung des Fußes gegen eine Spitzfußkontraktur. Weiches Material eignet sich nicht dazu. Bei luxationsgefährdeten Patienten muß ein Keil zwischen die Beine gelegt werden.

zu 5. u. 6. Erhalten der Arm- und Beinkraft des gesundes Beines (s. auch Kapitel Beckenfraktur): Entsprechend der individuellen Patientensituation müssen die Kräftigungsübungen bezüglich Ausdauer und Krafteinsatz dosiert werden. Alte Menschen haben oft Verständnisschwierigkeiten, weshalb einfache Übungsformen und klare Übungsaufträge gewählt werden sollten. PNF-Übungen können selten perfekt ausgeführt werden. Das Prinzip jedoch ist gut verwendbar. Schieben, Stoßen, Ziehen, Stemmen auf den Diagonalen sind ähnliche Bewegungsmuster; sie können leichter verständlich gemacht werden. Häufiges Wiederholen gleicher Übungen ist sicher günstiger als ständiger Wechsel zu raffiniert ausgedachten Übungsformen.

zu 7. Mobilisation der Knie- und Sprunggelenke: Die Mobilisation von Knie- und Sprunggelenken soll so früh wie möglich einsetzen, mindestens aber in der 1. postoperativen Woche. Vom 1. Tag an können die Sprunggelenke in allen Richtungen gegen Widerstand geübt werden. Das Kniegelenk wird im Überhang bei unveränderter Hüftgelenkstellung und bei einem etwas schräg im Bett liegenden Patienten mobilisiert. Zusätzlich kann bei Verträglichkeit eine Eiskompresse über dem M. quadriceps aufgelegt werden. Aktive Techniken wie „Langsame Umkehr – Halten – Entspannen" oder „Rhythmische Stabilisation" reichen völlig aus, um die muskuläre Kontraktur zu beseitigen. Selbstverständlich entfällt eine Rotationsbewegung am Kniegelenk. Der Femur wird dicht oberhalb der Patella passiv fixiert, damit die Spannung nicht in den Bereich der Fraktur weitergeleitet wird. Häufig hindert die Narbe über der Winkelplatte die Dehnfähigkeit des M. tensor fasciae latae und M. vastus lateralis (des M. quadriceps). Es entsteht daraus eine Schmerzkontraktur im Kniegelenk. Nach Abheilung der äußeren Wunde können verschiedene, weiche Massagegriffe zur Anwendung kommen. Aktiv-passive Mobilisationsmaßnahmen kommen in Frage, wenn die Kontraktur festelastisch erscheint und der Meßbefund keine Bewegungsverbesserung ergibt. Es werden dann PNF-Techniken mit aktiv-passivem Weiterziehen angewendet.

zu 8. Aufbau einer Muskelspannung der Mm. glutaeus medius und minimus: Eine primäre Knochenheilung ist durch Druckspannung der Fragmente aufeinander zu unterstützen. Diese wird durch die Spannung der abduzierenden Muskulatur gefördert. Bei Abnahme der Beinschwere wird deshalb schon in der 1. postoperativen Woche der Versuch unternommen, die Kontraktionsfähigkeit der kleinen Glutäen zu verbessern (Abb. 112). Es kommen isometrische Spannungsübungen gegen Führungskontakt, später gegen Eigenschwere des Beines und dynamische Muskelarbeit zur Anwendung. Der Kontakt wird in Höhe des Trochanter major angelegt. Anfangs können Beckenabduktion mit und ohne Verstärkungshilfen über den gleichseitigen Arm oder das andere Bein geübt werden.

zu 9. Kräftigung der Mm. glutaeus medius und minimus: In Normfall soll baldmöglichst die Muskelstufe 3 (= Halten der Beinschwere in Seitenlage) erarbeitet werden (Abb. 113). Das Drehen von der Rücken- in die Seitenlage erfolgt unter Extensions/Abduktionsspannung des Beines. Der Krankengymnast hält dabei das Bein in Verlängerung des Rumpfes. Die Aufforderung, das Bein in der angegebenen Position zu halten, wird unterstützt durch den Auftrag, das Bein auf dem Arm des Krankengymnasten „leicht" zu machen.

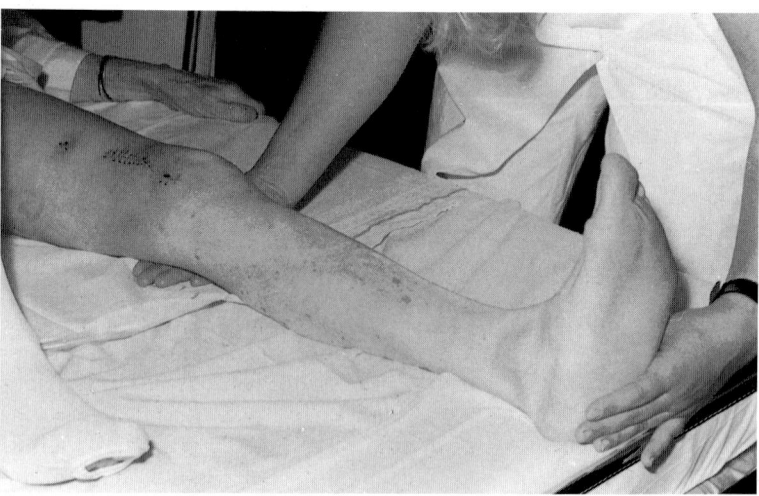

Abb. 112. Becken Abduktion mit Korrektur der Kniegelenknullstellung, nach Endernagelung bei pertrochanterer Femurfraktur

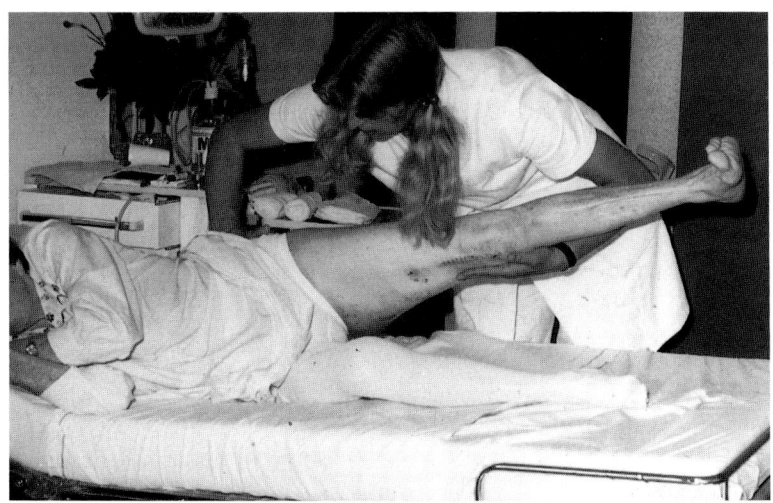

Abb. 113. Erarbeiten der Muskelteststufe 3 aus Seitenlage, Patientin zeigt typische Außenrotationstellung nach Endernagelung

Beim Lösen der Spannung muß der Krankengymnast sorgfältig darauf achten, daß der Oberschenkel nicht in Adduktion fällt. Erst wenn die Mm. glutaeus medius und minimus die Beinschwere gut halten können, sollte mit 20 kg Teilbelastung des Beines aufgestanden werden. Kompromisse sollen nur bei dringenden Indikationen gemacht werden, und wenn der Arzt es besonders verordnet. Für alte Menschen bedeutet das „Hüpfen auf einem Bein" eine sehr große Belastung.

Eine Steigerung durch stärkeren manuellen Widerstand, durch verlängerte Spannungszeiten und den Abbau von Verstärkungsmustern ist individuell nach Befund vorzunehmen. Wird Teilbelastung erlaubt, kann die Beckenabduktion im Sitz am Bettrand geübt werden. Evtl. kann auch das gekippte Bett im Sinne des Stehbrettes verwandt werden. Manche Schnittführungen zwingen zum Weglassen der Innenrotation in der frühen Behandlungsphase. Die Beckeninnenrotation ist jedoch immer erlaubt.

zu 10. Gehschulung: Vor dem Aufstehen sollten feste Schuhe und die entsprechend notwendigen Gehhilfen bereitstehen. Tragen die Patienten keine Antiemboliestrümpfe, müssen die Beine bandagiert werden. Steht der Patient sicher, werden Stabilisationsübungen gemacht. Der Krankengymnast versucht dabei, vorsichtig den Patienten aus der korrigierten Stellung zu verschieben, dieser läßt es nicht zu. Diese Übungen sind für ältere Menschen sehr ungewohnt und anstrengend, so daß genügend lange Pausen eingeschaltet werden sollten. Die Steigerung der Belastung muß der Tragfähigkeit des Beines entsprechen. Bestehen Belastungsschmerzen oder sinkt bei der Standphase des gebrochenen Beines die andere Beckenseite ab (Trendelenburg), darf nicht gesteigert werden. Kontrolle auf Waagen ist unumgänglich (siehe Kapitel Kniegelenkverletzungen). Anfangs wird der Gehwagen mit Schulterstützen, dann ohne Schulterstützen verwendet, ehe zu Unterarmstützen gewechselt werden kann. Der Dreipunkte-Gang ist die sicherste Gehform. Wird sie gut beherrscht, kann zu Zweipunkte-Gang und Treppensteigen übergegangen werden. Beim Aufwärtsgehen wird der gesunde Fuß, beim Abwärtsgehen der des verletzten Beines zuerst auf die Stufe gesetzt. Entsprechend den Gegebenheiten zu Hause sollte sich eine Hand am Geländer festhalten. Die 2. Unterarmstütze kann mit der anderen mitgeführt werden. Ist schließlich Selbständigkeit inklusive selbständiges

135

Treppensteigen möglich, kann der Patient aus der Klinik entlassen werden.

zu 11. Gebrauchsübungen: Das Üben von Gebrauchsbewegungen, die im Alltag immer wieder vorkommen, bedeutet Sicherheit für einen älteren Menschen. Im allgemeinen stehen solche Patienten nach einem längeren Klinikaufenthalt dem bevorstehenden Alltag in häuslicher. Umgebung etwas ängstlich gegenüber. In Zusammenarbeit mit dem Sozialarbeiter und dem Beschäftigungstherapeuten können diese Probleme jedoch meist bewältigt werden. Dem Krankengymnasten fällt die Aufgabe zu, entsprechende Bewegungsmuster vorzuüben, z. B.

Hinsetzen und Aufstehen von verschieden hohen Stühlen (anfangs höhere Stühle wählen)

Einsteigen und Aussteigen in/aus die/der Badewanne

Einsteigen in ein Auto

Anziehen von Schuhen und Strümpfen

Gegenstände vom Boden **aufheben**

Öffnen von Türen

Überqueren von Straßen

Fahren mit Rolltreppen

Aufstehen vom Boden (nach Sturz wichtig)

Vor vorzeitigem Entfernen der 2. Unterarmstütze muß abgeraten werden. Wird von der Seite des Behandlers eine Gehhilfe als weiterhin unnötig angesehen, sollte dennoch an den Gebrauch eines Stockes gedacht werden. Alte Menschen fühlen sich besonders bei nassen und eisigen Straßen ohne Stock unsicher. Sie sollen ihn uneingeschränkt benützen, wenn sie mit Stock sicherer gehen.

Schüleraufgabe

a) Überlegen Sie sich, wie mit wenig, aber geeignetem Lagerungsmaterial in Seitenlage eine richtige Beinlagerung durchgeführt werden kann. Besprechen Sie dies mit einer Schwester.
b) Stellen Sie ein Übungsprogramm zusammen, das geeignet ist, das Gehmuster vorzuüben, ohne für die Fraktur Schwerkräfte freizusetzen.

Übungsbeispiele

Schenkelhalsfraktur nach stabiler Osteosynthese

Ausgangsposition: Rückenlage, Bein leicht abduziert

Übung: Beckenabduktion (s. Abb. 98)

Kontakt: Lateral am Becken dicht am Beckenkamm und mit der 2. Hand plantar an der Ferse

Übungsauftrag: Schieben Sie die Ferse lang heraus, halten und lockerlassen!

dasselbe aus leichter Abduktion

Übung: Beckeninnenrotation

Kontakt: An gegenseitiger Spina iliaca anterior superior

Übungsauftrag: Drehen Sie die andere Beckenseite hoch, halten und lockerlassen!

dasselbe kombiniert

dasselbe mit Plantarflexion und Pronation und mit Dorsalextension und Pronation des gleichseitigen Fußes

Übung: Isometrisches Spannen des M. quadriceps, und M. glutaeus maximus, med. und min. (s. Abb. 112)

Ausgangsposition: Rückenlage, Abduktion/Adduktionsnullstellung

Übung: Dynamische Abduktion des Beines unter Abnahme der Schwere (auch mit Innenrotation, wenn ärztlicherseits nicht kontraindiziert)

Kontakt: Lateral über Trochanter major; der Krankengymnast greift von außen unter das Bein und hält es auf seinem Arm

Übungsauftrag: Schieben Sie das Bein lang heraus, drehen die Ferse nach außen und spreizen das Bein ab, halten und lockerlassen!

dasselbe auch als wiederholte Kontraktionen gegen Führungskontakt
Alle Übungen auch mit Verstärkung:
a) das andere Bein ist aufgestellt und spannt gegen Widerstand in Abduktion
b) beide Arme spannen gegen gedachten Widerstand in Extension/Abduktion oder gegen das Bett
c) der gleichseitige Arm spannt in Flexion/Abduktion gegen Widerstand

Übung: Ausgangsposition seitlicher Knieüberhang – langsame Umkehr – Halt für Quadriceps und ischiocrurale Muskulatur

Kontakt: Am Unterschenkel richtungsweisend

Fixation: des Oberschenkels passiv, dicht oberhalb der Patella

Übungsauftrag: Beugen Sie das Knie, halten, strecken, halten usw., (nach 4–5mal) lockerlassen!

dasselbe auch als Einzelbewegung mit wiederholten Kontraktionen

Übung: Aus der Nullstellung in Hüftgelenkflexion/-abduktion unter Abnahme der Schwere

Kontakt: Lateral/ventral im Bereich des Trochanter major

Übungsauftrag: Heben Sie das Bein nach außen/oben, halten und lockerlassen!

Achtung: Bein nicht in Adduktion ablegen!

dasselbe mit Innenrotation

dasselbe mit wiederholten Kontraktionen gegen Führungskontakt/Widerstand

Ausgangsposition: Seitenlage

Übung: Aus Abduktions/Adduktionsnullstellung und leichter Flexionsstellung in Extension/Abduktion unter Abnahme der Schwere, wobei das Knie so weit wie möglich gebeugt sein kann (kurzer Hebel)

Kontakt: Lateral/dorsal im Bereich des Trochanter major

Übungsauftrag: Machen Sie das Bein leicht, versuchen Sie, es vom Arm des Krankengymnasten abzuheben, halten und lockerlassen! = Endstellung halten

dasselbe mit gestrecktem Bein gegen Führungskontakt/Widerstand (s. Abb. 113)

dasselbe mit Innenrotation kombiniert

dasselbe mit Extension/Innenrotation zum gebeugten Knie (Abb. 114)

dasselbe mit Verstärkung von dem obenliegenden Arm:

a) Arm spannt gegen Widerstand in Extension/Abduktion/Innenrotation
b) Arm stemmt gegen die obere Bettwand oder die Bettstange

Bei Lagewechsel von und in Rückenlage muß gut darauf geachtet werden, daß das Bein nicht in Adduktion fällt.

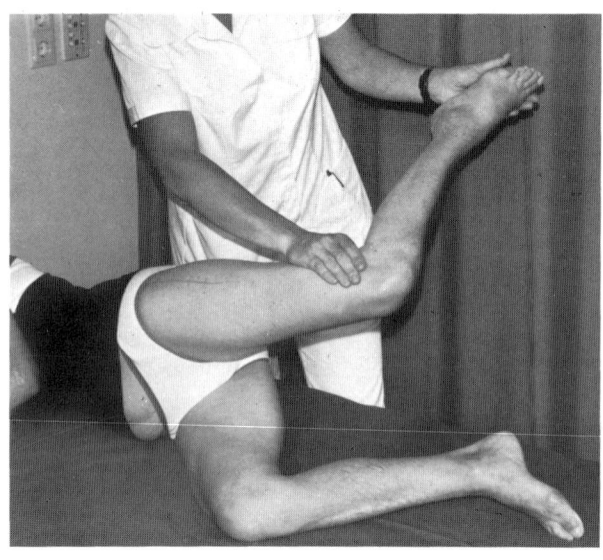

Abb. 114. Abduktion/Innenrotation
zum gebeugten Knie

Wenn die Mm. glutaeus medius und minimus die Beinschwere fast halten können,
kann auch die Flexion mit der Abduktion geübt werden.

Ausgangsposition: Seitenlage. Abduktion/
Adduktionsnullstellung

Übung: Flexion/Abduktion konzentrisch dynamisch

Kontakt: Ventral/lateral im Bereich des Trochanter major

Übungsauftrag: Ziehen Sie den Oberschenkel nach vorne/oben, halten und lockerlassen!

Achtung: Rückweg nur bis zur Nullstellung!

dasselbe mit Extension/Abduktion
Nach Erreichen der Muskelstufe 3 werden
alle Übungen aus Rücken- und Seitenlage
gegen angepaßten Widerstand ausgeführt.
Die Übungsanzahl soll ebenfalls gesteigert
werden.

Ausgangsposition: Sitz, beide Füße auf einem Schemel, Knie senkrecht über den
Sprunggelenken

Übung: Gewichtsverlagerung zur betroffenen
Seite

Kontakt: An gleicher Beckenseite lateral,
Stauchen nach oben

Übungsauftrag: Verlagern Sie ihr Gewicht
auf diese Gesäßhälfte!

dasselbe auch mit diagonalem Vorschieben
des anderen Armes

dasselbe auch mit Stemmen des gleichseitigen Armes zur Seite und nach vorne

Übung: Stabilisation des korrigierten Sitzes

Kontakt: Entsprechend richtungsweisend

Übungsauftrag: Bleiben Sie sitzen und lassen
sich nicht verschieben!

Übung: Beckenabduktion

Kontakt: Am anderen Beckenkamm

Übungsauftrag: Ziehen Sie die andere Bek-
kenseite hoch!

dasselbe mit Innenrotation kombiniert
Zwischendurch werden Widerstandsübungen
für die Armmuskulatur ausgeführt. Vorzugsweise sollten auch die Stützbewegungen für
das Gehen mit Unterarmstützen vorgeübt
werden. Geräte wie Seil, Stab, Expander und
Pullingformer können die Übungen ab-
wechslungsreicher gestalten.

Übung: Mobilisation des Kniegelenkes durch
„Rhythmische Stabilisation, ohne Rotation –
Entspannen – aktiv Weiterziehen/aktiv/pas-
siv Weiterziehen" oder „langsame Umkehr,
Halten – Entspannen – aktiv, aktiv/passiv
Weiterziehen" (s. PNF-Techniken S. 14)

Kontakt: Richtungsweisend, passive Fixation
des Femur

Übungsauftrag: Entsprechend der Technik

Nicht vergessen werden sollten auch Kräftigungsübungen für das andere Bein, da es für
einige Zeit die Hauptbelastung tragen muß.
Sie werden mit PNF-Übungen gegen Widerstand ausgeführt.

Ausgangsposition: Stand vor dem Spiegel auf
2 Waagen, Unterarmstützen entsprechend
auf Brettchen in gleicher Höhe aufgesetzt (s.
Abb. 139)

Übung: Gewichtsverlagerung auf das verletzte Bein entsprechend der Anordnung bis
10 kg, 20 kg etc., dann Stabilisation

Kontakt: Stauchen am Beckenkamm und
Stretch an der anderen Seite

Übungsauftrag: Gewicht zur Seite, vor und
Ferse gegen den Boden stemmen

dasselbe in Schrittstellung, frakturiertes Bein
vorne, dann hinten

dasselbe ohne optische Kontrolle

dasselbe mit Abheben des gesunden Beines
und entsprechender Gewichtsübernahme auf
die Unterarmstützen

Gehen: Schrittfolge von 2–3 Schritten vor
dem Spiegel: vorwärts, seitwärts zur betreffenden Seite, rückwärts mit exakten Kontraktionshilfen am Becken

Dreipunktegang entlang einer vorgezeichne-
ten Linie oder auf Bodenmuster

Gehen mit großem Schritt des gesunden Beines und kleinem Schritt des verletzten Beines, evtl. Wechselschritt mit entsprechender
Kontraktionshilfe am Becken

Zweipunktegang mit betonter Rotation

Gehen mit Tempoangabe
Treppensteigen, Gehen auf unebenem Boden

Bei Erlaubnis von Vollbelastung:
Der Patient kann nun aus Sicherheitsgrün-
den auf seinen gewohnten Stock umgestellt
werden. Flüssiges Gehen wird meist durch
Ablenken auf Gegenstände im Raum oder
durch Ansagen des Tempos und rhythmisches Mitgehen des Krankengymnasten erreicht. Allzu komplizierte Kommandos ver-
wirren den Patienten dabei ebenso wie zu
viele Korrekturansagen.

**Folgende Geh- und Haltungsfehler müssen
korrigiert werden**

1. Körpergewicht liegt auf der gesunden Seite
und zu weit hinten.

Korrektur
Einstellen der Armstützen
Üben der Hüftgelenksextension
Üben der Belastung

**2. Patient übernimmt kein Gewicht, „hängt"
in den Schulterstützen des Gehwagens oder
über den Unterarmstützen**

Korrektur
Üben der Bein- und Armkraft
Üben der Belastung im Stand vor dem
Spiegel

3. Hinken, ungleiche Schrittlänge und zu schnelles Vorsetzen des gesundes Beines

Korrektur
Kleine Schritte machen lassen
Großen Schritt des gesunden Beines fordern
Belastung im Stand wiederholen

4. Außenrotation des betroffenen Beines (bei Endernagelung Femurstellung bewerten)

Korrektur, wenn therapiezugänglich
Gehen auf vorgezeichneter Linie

5. Positives Trendelenburg-Zeichen

Korrektur
Training der Glutäalmuskulatur
Gehhilfen besser einsetzen

6. Vorgebeugte Haltung, Kopf nach unten

Korrektur
Optisches Ziel geben in Augenhöhe
Hilfestellung verbessern, Angst abbauen,
Sehvermögen beachten
Armstützen besser einstellen

Achtung: Sehr alte Patienten gehen oft besser ohne Stützen mit 2 Hilfspersonen, schlechtes Hören und Sehen berücksichtigen.

Literatur

1. Baumgartl F et al. (1980) Spezielle Chirurgie für die Praxis (Oberschenkelfrakturen) III/2. Thieme, Stuttgart
2. Böhler J (1978) Differenzierte Indikationsstellung bei Schenkelhalsbrüchen. Unfallkunde 81:155
3. Cerny K (1984) Pathomechanics of stance. Phys Ther 64:12
4. Dittmer H et al. (1983) Frakturen am proximalen Femur bei über 70jährigen – Verfahrenswahl und Ergebnisse. Aktuel Gerontol 13:142
5. Eitenmüller J et al. (1981) Erfahrungen bei der operativen Versorgung trochanärer Frakturen im hohen Lebensalter unter Verwendung von Mark- und Federnägeln. Unfallkunde 84:153
6. Elam BD (1976) Calculating weight bearing on a tilt table. Phys Ther Vol 56, No 5
7. Ender HG (1975) Die Behandlung per- und subtrochanterer Brüche mit Federnägeln. Persönliche Publikation. F. Sailer, Wien
8. Forgon M (1975) Bruchlinienverlauf – eine Prognose für Kopfnekrose nach der Schenkelhalsfraktur. Aktuel Traumatol 5:223–239
9. Friedebold G (1972) Die posttraumatische Arthrose. Unfallkunde 110:125
10. Gebauer D, Blümel G (1983) Extrembelastungen als Ursachen für aseptische Lockerungen von Hüfttotalendoprothesen – Pfannen und daraus resultierende therapeutische Konsequenzen. Aktuel Traumatol 13:154
11. Hauer G et al. (1977) Ermüdungsbrüche des Schenkelhalses. Med Klin 72:125
12. Klein-Vogelbach S (1974) Gangtypische Bewegungsabläufe und didaktische Hinweise zur krankengymnastischen Behandlung. Krank Gymn 5:118–119
13. Ruedi Th (1977) Die Osteosynthesen der subtrochantären Femurfrakturen. Unfallkunde 80:183
14. Knott M (1970) Komplexbewegungen. Fischer, Stuttgart, 2. Aufl, S 100–104
15. List M (1975) Betrachtungen zur Ganganalyse und ihre krankengymnastische Auswertung. Krank Gymn 4:134
16. List M (1975) Betrachtungen anläßlich funktioneller Nachuntersuchungen an Patienten mit Hüftgelenktotalendoprothesen. Krank Gymn 12:439–443
17. Muhr G (1974) Kombinationsosteosynthese bei pertrochanteren Frakturen. Aktuel Traumatol 4:271–276
18. Nagy E (1975) Angaben zur Bedeutung des intraartikulären Druckes und des Kapselrisses nach Schenkelhalsbruch. Aktuel Traumatol 5:15–19
19. Paulwels F (1965) Gesammelte Abhandlungen zur funktionellen Anatomie des Bewegungsapparates, „der Schenkelhalsbruch". Springer, Berlin Heidelberg New York, S 1–138
20. Scharf W et al. (1977) Die Behandlung des Schenkelhalsbruches mittels Hüftkopfprothese. Unfallkunde 84:153
21. Spier W (1976) Frakturen des proximalen Oberschenkels. Unfallkunde 69:482
22. Träger D, Müller K (1980) Ergebnisse und Erfahrungen bei Osteosynthesen am proximalen Femur mit Endernägeln. Unfallkunde 82:516
23. Walch K, Wiesinger H (1983) Aufrichtungsostteotomie nach Pauwels oder Alloplastik bei der Schenkelhalspseudarthrose? Aktuel Traumatol 13:34

XV. Krankengymnastische Behandlung nach Oberschenkelfraktur

Einteilung

Subtrochantere Femurfraktur
Femurschaftfraktur
Suprakondyläre Fraktur
Kondylenfraktur

Ursachen

Starke, direkte Gewalteinwirkung, Biegung, Drehung oder Stauchung

Allgemeine Richtlinien zur Behandlung von Oberschenkelfrakturen, Symptomatik und ärztliche Maßnahmen

Die ärztliche Versorgung von subtrochanteren Femurfrakturen gleicht der der Schenkelhalsfrakturen.

Sie werden operativ versorgt mit Endernägeln oder einer AO-90°-Winkelplatte.

Femurschaftfrakturen: (Abb. 115a u. b–119) Zur Stabilisierung kommen in Frage DC-Platten, Mark- oder Verriegelungsnägel, Verbundosteosynthesen bei pathologischen Frakturen oder ein Fixateur externe bei offenen, infizierten Frakturen. Bei bestehenden Defekten werden Spongiosaplastiken durchgeführt. Supracondyläre Frakturen werden meist mit einer Condylenplatte oder Schraubenosteosynthese behandelt, alle übungsstabilen Osteosynthesen erlauben nach Entfernung der Redondrainagen aktives Üben. Als Ausnahme gelten primäre Spongiosaplastiken, die je nach Klinik mit einer 10–14tägigen Ruhezeit behandelt werden.

Bei Pseudarthrosen und Knocheninfektionen wird eine Fixateur-externe-Behandlung angewendet. Bei Trümmerfrakturen wird evtl. eine Drahtextentionsbehandlung durchgeführt. Distale Femurfrakturen werden heute vorwiegend übungsstabil mit Kondylenplatten der AO behandelt. Alle ärztlichen Maßnahmen müssen bei der Planung der krankengymnastischen Behandlung berücksichtigt werden. Die Auswahl der krankengymnastischen Maßnahmen richtet sich außerdem nach der ärztlichen Verordnung.

Bei Femurschaftfrakturen ist mit einem erheblichen Blutverlust zu rechnen; die Patienten zeigen oft einen schlechten Allgemeinzustand. Auch nach der Operation bei Behandlungsbeginn nach Entfernung der Redondrainagen ist oft noch ein starkes Hämatom zu erwarten. Bei Plattenversorgung entsteht eine große Wundfläche lateral am Oberschenkel. Der Krankengymnast findet den Patienten meist mit dem Bein in Hochlagerung vor. Am besten eignet sich dazu das Hochstellen des Bettendes, da Sandsacklagerungen sich immer wieder verschieben und eine Braunsche oder Krappsche Schiene bei unsachgemäßer Einstellung eine unerwünschte Außenrotation des Beines zuläßt. Dadurch kann schnell eine Druckläsion des N. peroneus communis verursacht werden. Günstiger kann in einer U-Schiene aus Schaumstoff gelagert werden.

Entlastungszeiten bei stabilen Osteosynthesen:

Nach gesicherter Wundheilung soll für 4 Wochen Sohlenkontakt eingehalten werden, ab der 5. Woche Teilbelastung mit 20 kg und

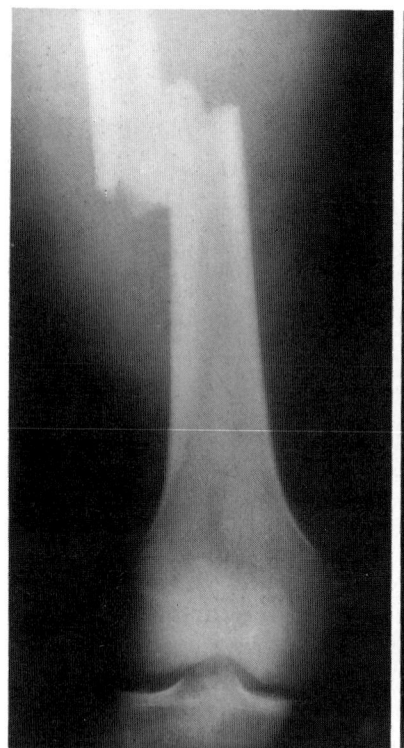
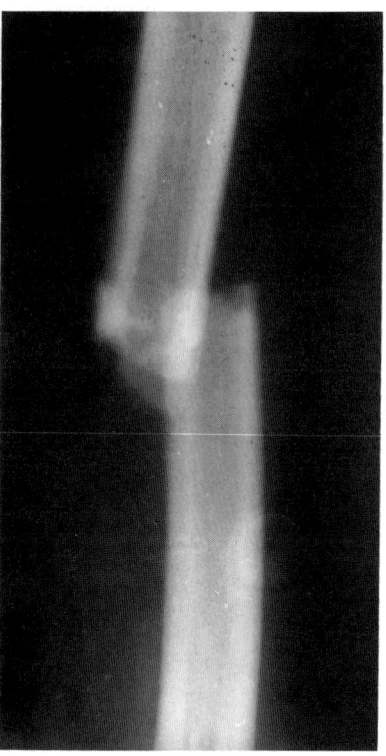

a   b

▲
Abb. 115a, b. Oberschenkelschaftfraktur

wöchentliche Steigerung um 10–15 kg entsprechend der Muskelkraft und einer schmerzfreien Belastung.

Instabile Osteosynthesen mit und ohne Spongiosaplastik:
Für 2 Wochen soll Bettruhe eingehalten werden, dann wird für 4–5 Wochen Sohlenkontakt durchgeführt, anschließend wird die Belastung nach Schema gesteigert.

Statischer Verriegelungsnagel:
Nach gesicherter Wundheilung darf für 3 Wochen Teilbelastung mit 20 kg durchgeführt werden, ab der 4. Woche Steigerung wöchentlich um 10 kg, bis 40 kg erreicht wer-

◀

Abb. 116. Osteosynthese mit Marknagel ohne Verriegelung

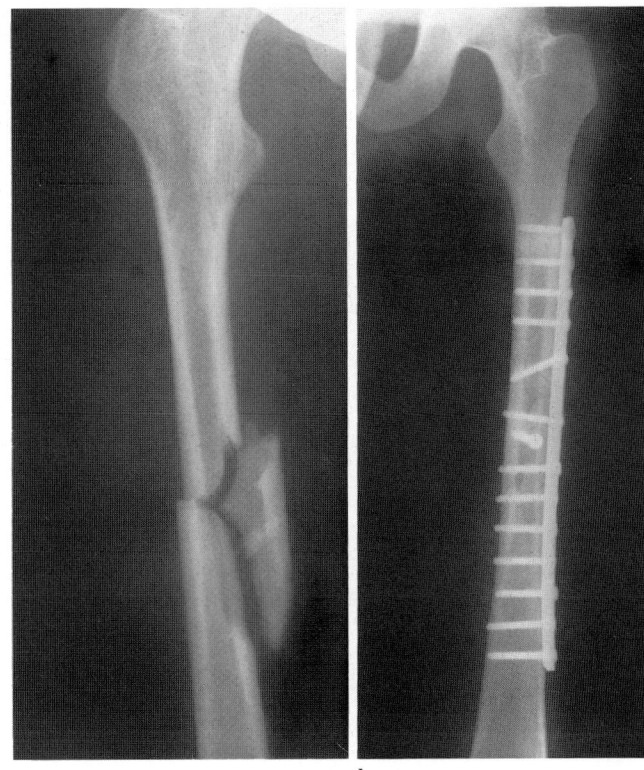

Abb. 117a, b. Oberschenkelschaftfraktur und DC-Plattenosteosyn-
these

a   b

den. Diese 40 kg Belastung soll bis zur Dynamisierung nach 8–12 Wochen beibehalten
werden. Anschließend wöchentliche Steigerung um 10–15 kg bis zur vollen Gewichtsübernahme.
Ein statisch verriegelter Nagel darf als
übungsstabil angesehen werden, auch Rotationsbewegungen dürfen ausgeführt werden.

Primär dynamische Verriegelungsnägel sind
nicht rotationsstabil. Rotationsbewegungen
sind deshalb anfangs verboten. Dies muß
sorgfältig beim Üben in PNF-Mustern beachtet werden.
Gleiches gilt auch für den normalen Marknagel. Eine Teilbelastung mit 20 kg muß bei
dynamischen Verriegelungsnägeln für 3–6
Wochen beibehalten werden, anschließend
kann eine wöchentliche Steigerung um 10
–15 kg vorgenommen werden.
Der dynamische Verringelungsnagel wird

erst bei der Materialentfernung nach 1½ Jahren entriegelt.

Bei stabiler Marknagelung ohne Verriegelung soll 2 Wochen lang Sohlenkontakt eingehalten werden, ab der 3. Woche darf mit
10–15 kg teilbelastet werden, anschließend
wird nach Schema gesteigert.

Bei instabiler Marknagelung muß eine ausreichende Kallusbildung abgewartet werden,
bis etwa nach 4–6 Wochen mit einer Teilbelastung von 10–15 kg begonnen werden
kann.

Bei Fixateur externe-Behandlung wird mit
Sohlenkontakt begonnen, wenn die Weichteile abgeheilt sind. Ist im Röntgenbild eine
knöcherne Überbrückung zu sehen, kann die
Fraktur wie eine stabile Osteosynthese behandelt werden.

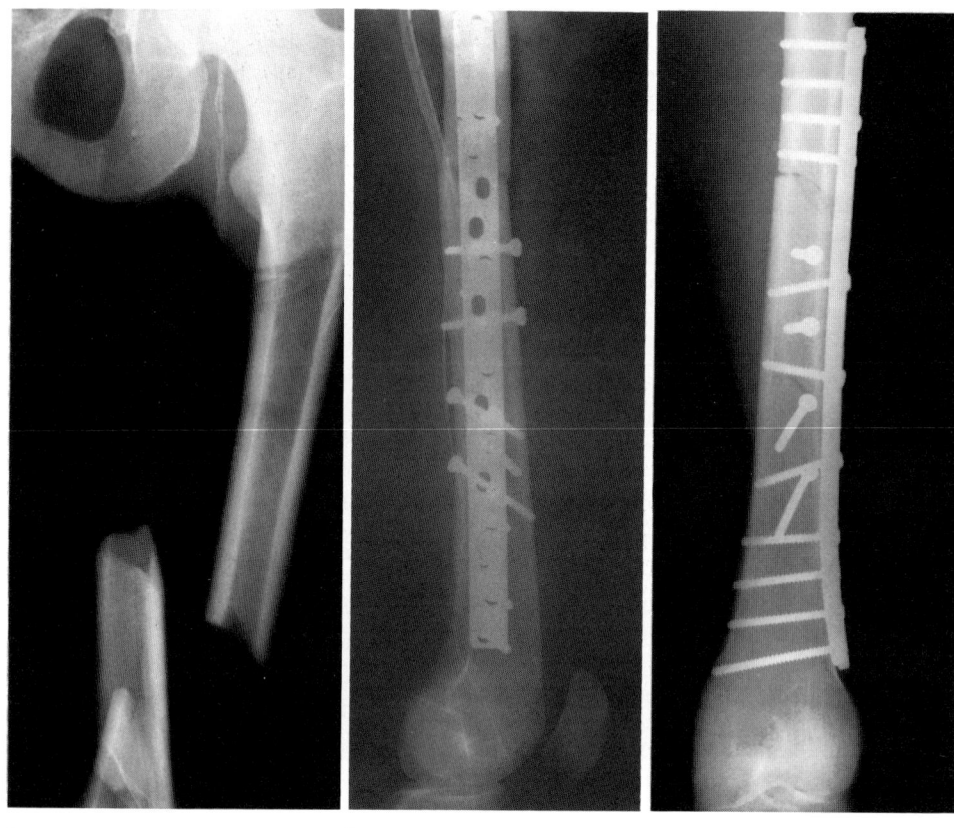

a   b   c

Abb. 118 a–c. Zwei-Etagenfraktur des Femurs und Plattenosteosynthese

Komplikationen

– Fettembolie
– offene Fraktur
– Verletzung der Arteria femoralis

Spätkomplikationen

– Pseudarthrose
– Infektion (Osteomyelitis) oder
– in Fehlstellung verheilte Fraktur (auch Beinverkürzung)
– Gonarthrose
– Myositis ossificans

Befunderhebung

Beurteile

Allgemeinbefund, s. Beckenfraktur

– Röntgenbild
– Gelenkkontur
– Muskelrelief
– Ödeme, Tonus, Atrophie, Wunde, Narbe
– Beinstellung, insbesondere Rotationsstellung

Messe

– aktive Hüft- und Kniegelenkbeweglichkeit
– Sprunggelenkbeweglichkeit
– Anatomische Beinlänge, später im Stand, funktionelle Beinlänge
– Umfangmaße, soweit der Verband es erlaubt

Prüfe

– Muskeltest bis Teststufe 3
– Sensibilität
– Pulse

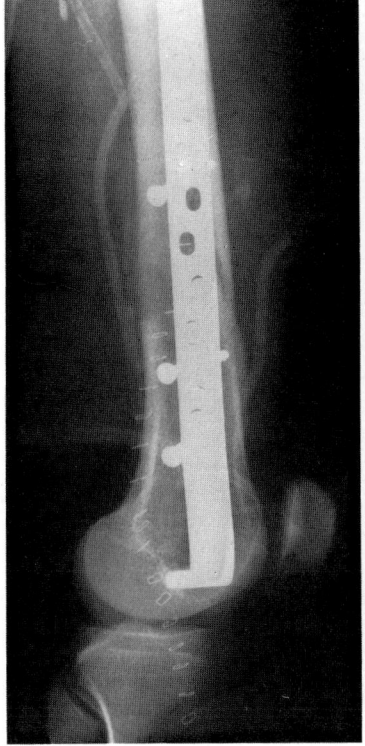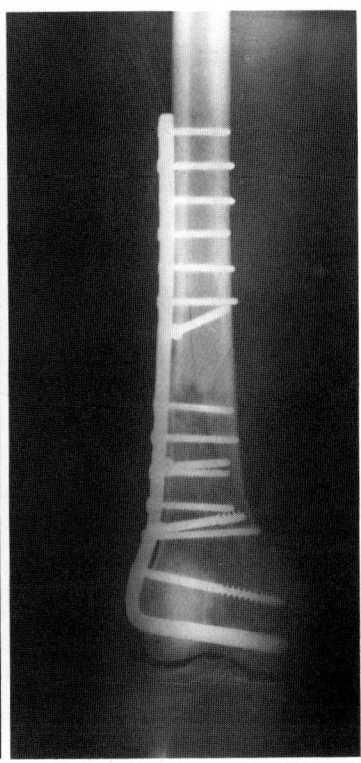

Abb. 119 a, b. Osteosynthese mit 90° Winkelplatte

a   b

– Temperatur
– aktuelle Gelenkbeweglichkeit, „Endgefühl"

Notiere
– Subjektive Angaben über Schmerzen
– Schlechte Lagerung etc.
– Wundverhältnisse

Gesichtspunkte der Behandlung

1. Verbesserung der lokalen Durchblutung
2. Förderung der Resorption des Hämatoms
3. Lagerungskontrolle
4. Wiederherstellung des Muskelspannungsgleichgewichts am Oberschenkel
5. Kräftigung der gesamten Oberschenkelmuskulatur
6. Mobilisation des Kniegelenkes
7. Erhalten der Arm- und Beinkraft des nicht betroffenen Beines und der Fußmuskulatur des verletzten Beines
8. **Vorbereitung zur Belastung**
9. **Gehschulung**

Behandlungsmöglichkeiten

zu 1. Verbesserung der lokalen Durchblutung: Im frühen postoperativen Stadium können folgende Maßnahmen zur Anwendung kommen:
– Eisabtupftechnik, nur soweit es der sterile Verband erlaubt (Plastikbeutel)
– aktives, isometrisches Spannen bei richtig gelagertem Bein (Achtung, kein Widerstand!)
– Massagegriffe und Wärmeanwendungen sind kontraindiziert, ebenso Elektrotherapie bei Metallimplantaten.

zu 2. Resorption des Hämatoms: Eine günstige Beeinflussung einer diffusen Nachblutung aus der Muskulatur wird durch eine Eiskompressenauflage erreicht. Diese muß sich allerdings in einer wasserdichten Hülle befinden, so daß die Wunde nicht naß wird. Anschließend wird ein Druckverband angelegt. Zu gleichem Vorgehen wird auch bei starker Ödembildung geraten. Wenn noch mehr als 20 ml Hämatom in 24 Std. in der Redondrainage nachfließt, bleibt sie bis zum 3. Tag liegen. Die KG beginnt erst anschließend.

zu 3. Lagerungskontrolle: Für die Ruhelage des Oberschenkels ist es besonders wichtig, daß er in der U-Schiene oder auf einer festen Matratze ganz aufliegt. Dazu kann ein schmales Keilkissen mit der Basis unter das Knie geschoben werden. Ein hohl liegendes Kniegelenk oder ein nur bis zur Mitte des Oberschenkels reichender Sandsack hebeln an der Fraktur. Funktionell wichtig erscheint uns auch, daß möglichst wenig Knieflexion entsteht und daß eine feste Abstützung des Fußes der Tendenz zur Spitzfußkontraktur entgegenwirkt. Außerdem muß unbedingt darauf geachtet werden, daß die Rotationsnullstellung eingehalten wird. Zur Dauerhochlagerung sollte das Bettende hochgestellt werden. Sandsacklagerung erfüllt die genannten Bedingungen nicht und ist deshalb nicht zu empfehlen. Vorgefertigte Schaumstoffschienen müssen ebenfalls auf die Oberschenkellänge zugeschnitten sein.

zu 4. Wiederherstellung des Spannungsgleichgewichtes (Abb. 120): Um am Femur möglichst gleichmäßige Spannungsverhältnisse zu erreichen, muß zu Beginn der Übungsbehandlung ein genauer Muskeltest auf Wertigkeit 3 (=Halten gegen Eigenschwere) durchgeführt werden. Erfahrungsgemäß atrophiert der M. vastus medialis des M. quadriceps zuerst und muß deshalb besonders sorgfältig geübt werden. Das Röntgenbild sollte genau betrachtet werden, um manuelle Kontakte und Fixationsgriffe richtig anlegen zu können. Bis zur Ausheilung der Fraktur wird auch bei stabilen Osteosynthesen zwischen Fraktur und Kniegelenk passiv fixiert. Zur Abnahme der Beinschwere sollte die Hand des Krankengymnasten mindestens den distalen Oberschenkel unterstüt-

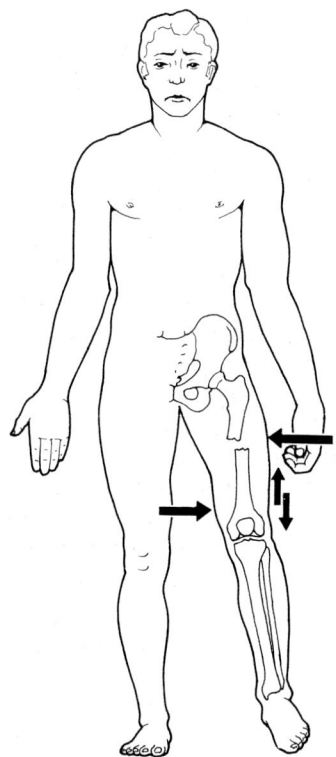

Abb. 120. Erzielen eines Gleichgewichts der Muskelspannung

zen. Rotationsbewegungen dürfen aber bei einem Marknagel oder bei dynamischer Verriegelung eines Marknagels nicht durchgeführt werden.
Achtung bei PNF-Übungen Rotationsnullstellung einhalten!
Aktive Rotation kann bei stabilen Osteosynthesen erlaubt werden.

zu 5. Kräftigung der Oberschenkelmuskulatur: Erstaunlich schnell folgt der Femurfraktur eine Atrophie der Oberschenkelmuskulatur. Diese soweit als möglich aufzuhalten, ist Ziel krankengymnastischer Übungen gegen Widerstand. Soll das Hüftgelenk beansprucht werden, muß der Widerstand proximal der Fraktur liegen. Man kann mit einem Handtuch als Schlaufe um den Oberschenkel Widerstand geben. Kniegelenkbewegungen gegen Widerstand können nach 4 Wochen im seitlichen Überhang bei exakter Lagerung des Oberschenkels ausgeführt werden. Die Fixation der Fraktur muß dicht oberhalb der Patella erfolgen. Besonders sicher läßt sich die Fraktur aus Bauchlage fixieren; auch der Sitz am Bettrand mit vollständig, fest unterlagertem Oberschenkel ist möglich. Bei weicher Matratze kann ein kleines Brett untergeschoben werden. Auf jeden Fall aber sollte die Seitenlage vermieden werden. Als Technik kommen wiederholte Kontraktionen in Frage mit den Spannungsformen: statisch, konzentrisch und exzentrisch dynamisch. Als Verstärkung können für den M. quadriceps der M. glutaeus maximus und/oder die Fußheber dienen. Der M. gastrocnemius und die Zehenflexoren verstärken die Mm. ischiocrurales, während die Adduktoren die Adduktoren der anderen Seite stimulieren können. Letzteres gilt auch für die gegenseitige Verstärkung der kleinen Gluäen. In jedem Fall sollte darauf geachtet werden, daß bei allen Muskelgruppen, die über zwei Gelenke ziehen, die volle Funktion geübt wird. Das bedeutet für den M. rectus femoris z. B. Hüftgelenkflexion und Kniegelenkextension. Distal von der Fraktur kann manueller Widerstand erst bei Erlaubnis der Teilbelastung eingesetzt werden. Erst nach Konsolidierung der Fraktur kann belastet, Rotationswiderstand oder maximaler distaler Widerstand gegeben werden. Dann ist es auch möglich, mit Expandern und Pullingformer zu üben. Die volle Funktion wird erst nach Belastung und entsprechendem Kraft- und Ausdausdauertraining zurückzugewinnen sein.

zu 6. Mobilisation des Kniegelenkes:

Auch bei frühzeitigem Beginn der krankengymnastischen Behandlung kann durch das überwiegende Liegen des Patienten eine muskuläre Streckkontraktur im Kniegelenk entstehen. Durch die Insuffizienz des M. quadriceps andererseits entwickelt sich aber auch ein Streckdefizit, das funktionell noch bedeutungsvoller für die Stabilität des Kniegelenkes ist. Primär wird deshalb an der Erreichung der vollen Streckung gearbeitet. Zur Anwendung kommen: „Chirurgische Technik", „Rhythmische Stabilisation–Entspan-nen" und „Langsame Umkehr–Halten–Entspannen" aus dem PNF-Programm. Bei allen Übungen soll sicherheitshalber nicht rotiert und nur aktiv weitergezogen werden. Nach jeder Technik sollte die schwächere Muskelgruppe gekräftigt werden. In der Frühbehandlung dürfen keine Massagegriffe hinzugenommen werden. Im Spätstadium kommen verschiebende Griffe an der Narbe, am Ansatz des M. biceps femoris oder am Pes anserinus in Frage. Auch Unterwassermassage oder Üben im Bewegungsbad ist dann möglich. Bei festelastischem Endgefühl kann in der Spätbehandlung mit Manueller Therapie gearbeitet werden.

zu 7. Beide Arme und das andere Bein

können solange in allen Richtungen trainiert werden, wie das gebrochene Bein seine Lage nicht verändert. Vorzugsweise werden Bewegungsmuster für das spätere Gehen mit Unterarmstützen gegen Widerstand geübt. Es können aber auch alle Variationen der PNF-Methode mit und ohne Gerät ausprobiert werden. Diese Übungen sollen auch vom Patienten als „Hausaufgabe" selbständig wiederholt werden.

zu 8. Vorbereitung zur Belastung:

Schon in der Lage kann das Gehmuster in einzelnen Bewegungsabschnitten vorgeübt werden. Werden die Einzelbewegungen der 4 Extremitäten beherrscht, können sie als eine kombinierte Übung zusammengesetzt werden. Das verletzte Bein muß vorwiegend für die lotrechte Standphase geschult werden (s. Kapitel Amputation). Daraus ergeben sich dann sinnvolle Bewegungen der 3 anderen Extremitäten. Ist die Fraktur noch nicht durchgebaut, muß der Widerstand, wie beschrieben, proximal der Fraktur liegen oder ganz weggelassen werden. Dies gilt auch für die Schlaufenlage des Pullingformers.

zu 9. Gehschulung:

Nach ärztlicher Verordnung wird zunächst mit Unterarmstützen und bei genauer Einhaltung der angegebenen Belastungswerte auf zwei Waagen geübt (s. Abb. 139). Die Unterarmstützen müssen auf Waagenhöhe gebracht werden. Der Patient soll in Schritt- oder Schlußstellung das Körpergewicht von der gesunden Seite auf das verletzte Bein verlagern. Optische Kontrolle erleichtert das Üben; später soll dann ohne Augenkontrolle geübt werden. Dann wird bei erreichter Belastung die Stellung stabilisiert und in der Fortbewegung eingeübt. Eine Gehschulung kann auch im Bewegungsbad durchgeführt werden. Genaue Korrekturen der Gehfehler und des Hinkmechanismus sind dort jedoch nicht so exakt vorzunehmen. In jedem Fall wird die Beinlänge im Stand nachzumessen sein. Ergibt sich eine Beinverkürzung von mehr als einem halben Zentimeter, wird eine Schuherhöhung verordnet. Ausführliche Gehschulung s. Kapitel „Schenkelhalsfraktur".

Prinzipiell ist die Behandlung der konservativ versorgten Femurschaftfraktur genauso. Nach Abnahme der Drahtextension muß jedoch mit einer erheblich stärkeren Kontraktur im Kniegelenk gerechnet werden. Die sogenannten Frakturkrankheiten *„Atrophie, schlechte Durchblutung und Kontraktur"* dauern wesentlich länger; die Entlastungszeiten können, aber müssen nicht, länger sein.

Als Mobilisationstechnik kann die Technik „Langsame Umkehr – Halten – Entspannen mit aktiv-passivem Weiterziehen" notwendig werden, ebenso Techniken des translatorischen Gleitens aus der Manuellen Therapie.

Rein passive Maßnahmen wie Dauerzug und Gewichtsbelastung sollten jedoch als letzte Möglichkeit der Therapie eingesetzt werden. Mobilisation des Kniegelenkes im Bewegungsbad, nach einer Unterwassermassage oder während einer Eispackung auf dem kontrakten Muskel ist sinnvoll. Bewegungsmaße, vor und nach der Mobilisationsbehandlung gemessen, objektivieren die krankengymnastische Methode und sollen die effektivste Technik herausfinden helfen. Die Dosierung setzt genaues Beobachten der Reaktion von Gelenk, Fraktur und Muskulatur voraus. Schmerzen an der Fraktur sind immer zu respektieren und sollten einen Krankengymnasten dazu veranlassen, seine Technik zu ändern. Falsche Dosierung wurde angewandt, wenn das Gelenk nach der Behandlung über einige Stunden schmerzt, heiß oder dick wird. Evtl. soll dann eine Röntgenkontrolle erfolgen.

Gleiches Behandlungsschema gilt auch für die distalen Femurfrakturen, die suprakondyläre Fraktur und die Kondylenfraktur.

Bei der Kniemobilisation ist genaues Greifen zur passiven Fixation der Fraktur erforderlich. Hier liegt der Griff direkt über der Fraktur und bietet ungünstige Hebelverhältnisse für den Krankengymnasten.

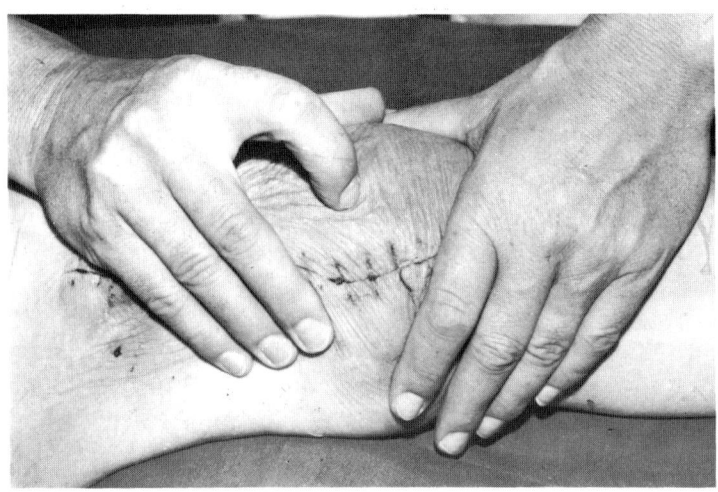

Abb. 121. Prüfen auf „tanzende Patella" als Zeichen eines Gelenkergusses

Achtung: Bei geringster Unsicherheit distal vom Kniegelenk nur Führungskontakt geben. Sicheres Fixieren ist manchmal eher aus der Bauchlage möglich.

Da Femurkondylenfrakturen Gelenkfrakturen sind, gilt es, vor jeder Behandlung das Kniegelenk auf intrakapsulären Erguß zu testen. (Ausstreichen des oberen Rezessus, Gegenhalt von unten, dann Patella nach dorsal zu drücken versuchen, Abb. 121).

„*Tanzt die Patella*", darf die dynamische Knieflexion nur bis ca. 20° durchgeführt werden. (Kniebehandlung siehe nächstes Kapitel.)

Harte Gelenkkontrakturen bedürfen der Arthrolyse, in Ausnahmefällen einer Gelenkmobilisation in Narkose. Anschließend Motorschiene.

Schüleraufgabe

a) Legen Sie die Fixationsgriffe für die einzelnen Frakturlokalisationen am Femur fest.
b) Überlegen Sie, wo Sie Widerstand geben dürfen bei den einzelnen Frakturen.
c) Stellen Sie Übungen für Patienten mit dynamischem Verriegelungsnagel zusammen.

Übungsbeispiele

Femurschaftfraktur nach übungsstabiler Marknagelung ohne Verriegelung

Ausgangsposition: Rückenlage, Oberschenkel flach unterlagert, Rotationsnullstellung

Übung: Isometrisches Spannen gegen Führungskontakt des M. quadriceps, M. vastus medialis bei aufliegendem Oberschenkel (Abb. 122).

Kontakt: Medial/ventral, dicht oberhalb der Patella

Übungsauftrag: Strecken Sie das Knie und heben die Ferse leicht von der Unterlage ab!

Übung: Dasselbe mit Verstärkung durch M. glutaeus maximus und M. tibialis anterior

Kontakt (kein Widerstand): In der Kniekehle und auf dem Fußrücken und Fußinnenrand

Übungsauftrag: Ziehen Sie den Fuß nach innen/oben und drücken das Knie nach unten!

Übung: Isometrisches Spannen des M. quadriceps, M. vastus lateralis (Abb. 123) aus Rotationsnullstellung

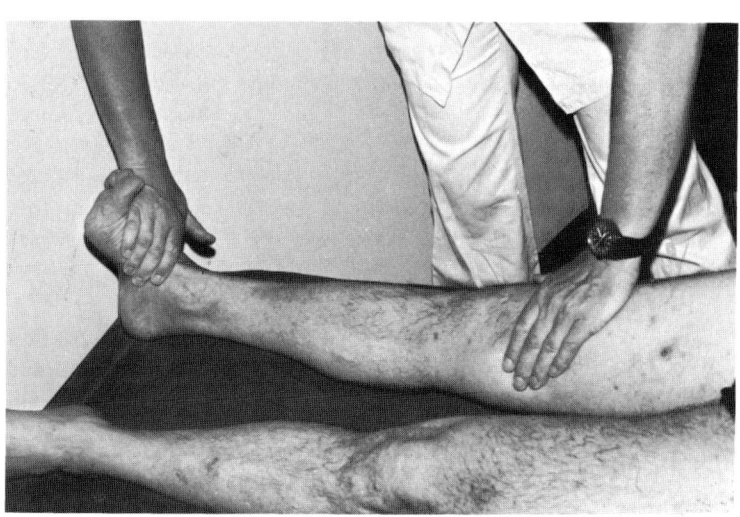

Abb. 122. Spannen des M. quadriceps mit Betonung auf Vastus medialis bei aufliegendem Bein

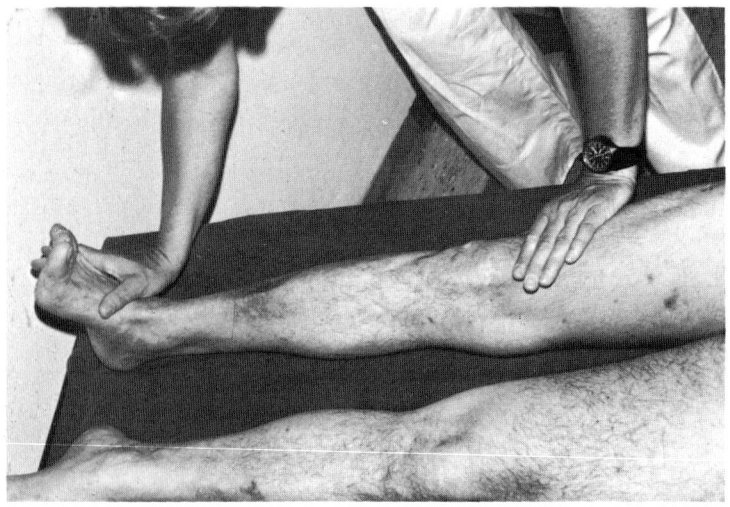

Abb. 123. Spannen des M. quadriceps mit Betonung auf Vastus lateralis

Kontakt: Lateral/ventral dicht oberhalb der Patella

Übungsauftrag: Strecken Sie das Knie und heben die Ferse leicht von der Unterlage ab!

dasselbe mit Verstärkung durch Mm. glutaeus medius und minimus und Fußpronatoren

Kontakt (kein Widerstand): In Kniekehle und lateral auf Fußrücken und Außenkante

Übungsauftrag: Drücken Sie das Knie nach unten, ziehen den Fuß nach oben/außen und versuchen die Ferse abzuheben!

Übung: Isometrisches Spannen der Mm. adduktores gegen Führungskontakt

Kontakt: Medial, proximal der Fraktur mit einem Handtuch

Übungsauftrag: Lehnen Sie den Oberschenkel gegen das Handtuch

dasselbe mit entsprechendem Kontakt und Übungsauftrag für Mm. glutaeus maximus, medius und minimus
Bei flach aufliegendem Bein kann proximal der Fraktur auch Widerstand mit einem Handtuch gegeben werden.

Übung: Unter Abnahme der Beinschwere aktiv dynamische Flexion des Hüftgelenkes

Kontakt: Eine Hand von außen greifend hält das Bein von unten, so daß es ganz unterstützt ist bis zur Fraktur. Kontakt für die Übung ist ventral oberhalb der Fraktur.
Bei langem Bein evtl. Kramerschiene dorsal anwickeln.

Übungsauftrag: Heben Sie das gestreckte Bein hoch und versuchen, es auf dem Arm leicht zu machen, halten und lockerlassen!
Dasselbe auch als Endstellung halten

dasselbe in Flexion/Adduktion

dasselbe in Flexion/Abduktion
Muskelgruppen, die keine Eigenschwere halten können, müssen vorrangig geübt werden. Kann Eigenschwere gehalten werden, wird bei allen Übungen proximal der Fraktur Widerstand gegeben.

Übung: Wiederholte Kontraktionen für Hüftgelenkflexion, Flexion/Adduktion, Flexion/Abduktion mit aktiver Kniestreckung

Widerstand: Proximal der Fraktur entsprechend richtungsweisend

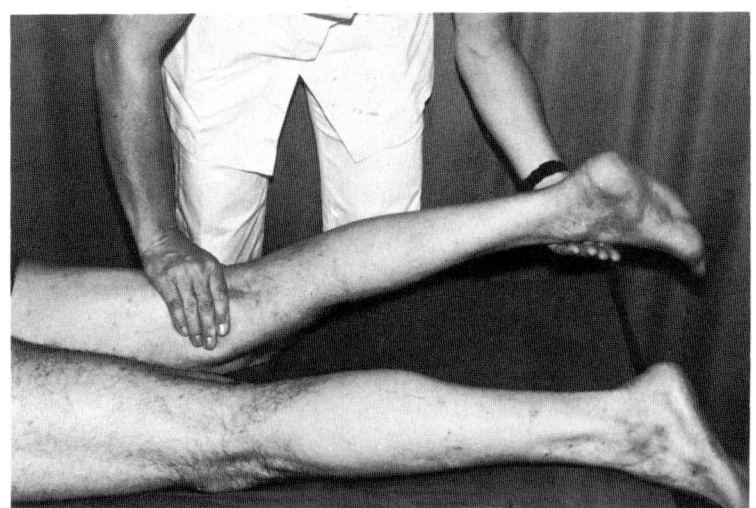

Abb. 124. Passive Fixation der Fraktur, wiederholte Kontraktionen für M. quadriceps mit der Schwere des Beines

Übungsauftrag: Strecken Sie das Knie, dann schieben Sie die Hand nach oben, oben/innen, oben/außen etc., halten, etwas nachgeben, wieder hochziehen usw.!

Ausgangsposition: Bauchlage

Übung: Aktiv dynamische Hüftgelenkstreckung aus der Nullstellung mit Kniebeugung (s. Abb. 104)

Kontakt (evtl. Widerstand): Dorsal, proximal der Fraktur

Übungsauftrag: Beugen Sie das Knie und heben den Oberschenkel etwas von der Unterlage ab, halten und lockerlassen!

Übung: Kniestreckung bei passiver Fixation der Fraktur (Abb. 124)

Kontakt: Distal und dorsal am Oberschenkel als **Fixation,** Übungskontakt distal am Unterschenkel

Übungsauftrag: Strecken Sie das Knie, halten und lockerlassen!

Übung: Kniebeugung bei passiver Fixation der Fraktur (Abb. 125)

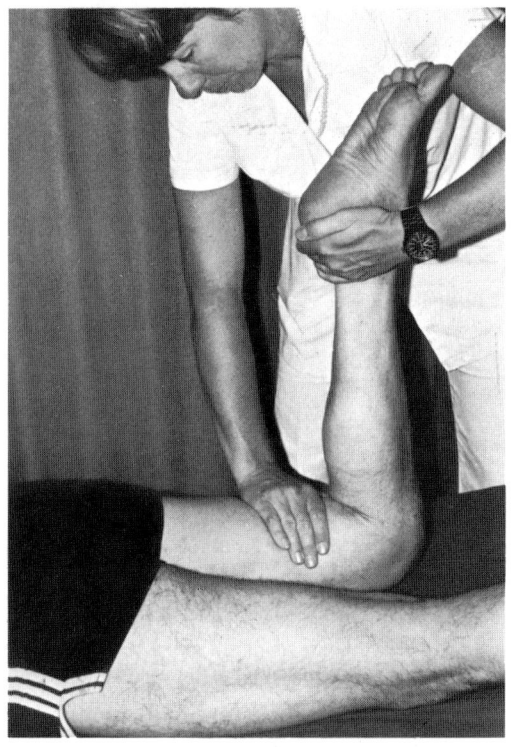

Abb. 125. Passive Fixation der Fraktur, wiederholte Kontraktionen für Knieflexoren

Kontakt: Fixierende Hand dicht oberhalb der Kniekehle dorsal am Oberschenkel, Kontakt für die Übung distal, dorsal am Unterschenkel

151

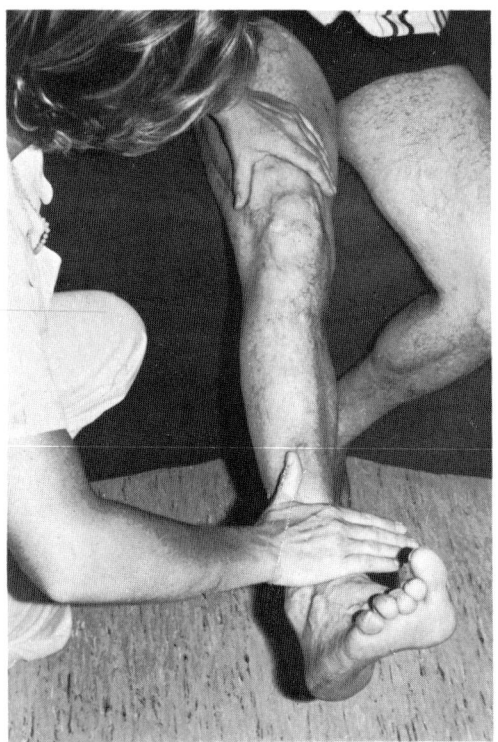 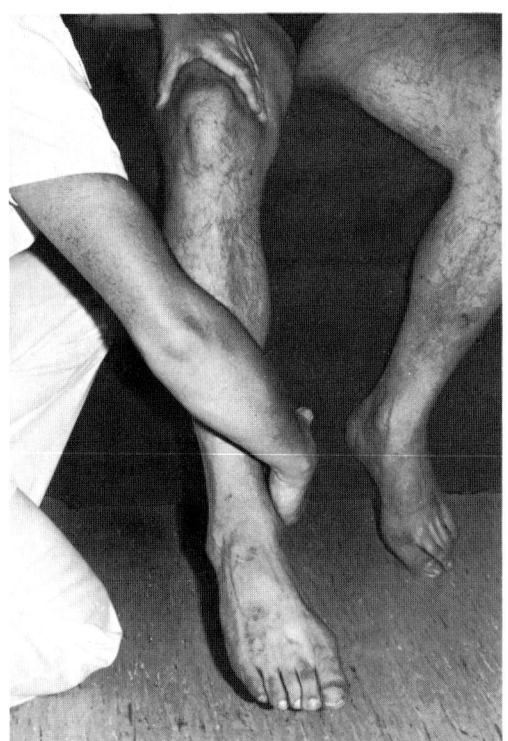

Abb. 126. Sitz: passive Fixation der Fraktur, wiederholte Kontraktionen für M. quadriceps

Übungsauftrag: Beugen Sie den Unterschenkel an!

dasselbe als wiederholte Kontraktionen gegen leichten Widerstand
Bei aktiver Dorsalextension ziehen, Knieflexoren kräftiger

Ausgangsposition: Rückenlage oder Sitz, Unterschenkel in Überhang

Übung: Konzentrisch, exzentrisch dynamische Kniestreckung bei passiver Fixation der Fraktur (Abb. 126)

Kontakt: Fixierende Hand dicht oberhalb der Patella, ventral am Oberschenkel, Kontakt oder Widerstand distal am Unterschenkel und auf dem Fußrücken

Übungsauftrag: Strecken Sie das Knie, halten, etwas nachgeben, wieder strecken usw.!

Abb. 127. Sitz: passive Fixation der Fraktur, wiederholte Kontraktionen der Knieflexoren

dasselbe mit Betonung der Dorsalextension/ Supination

dasselbe mit Betonung der Dorsalextension/ Pronation

dasselbe für Knieflexion (Abb. 127)

Ausgangsposition: Rückenlage

Übung: PNF-Technik mit wechselnden Drehpunkten, wobei das Kniegelenk aktive Umkehrbewegungen macht, z. B. statische Arbeit für Hüftgelenkflexion/Adduktion, Kniegelenk aktiv beugen und strecken
Keine Rotation ist bis zur Konsolidierung erlaubt

Kontakt/Widerstand: Medial/ventral proximal der Fraktur

Übungsauftrag: Zehen, Fuß hochziehen, Knie strecken und das Bein nach innen/

152

oben hochziehen, halten, nun Knie mehrmals beugen, strecken und lockerlassen!

dasselbe mit wechselnden Drehpunkten für die Sprunggelenke

dasselbe in Extension/Adduktion

dasselbe in Extension/Abduktion

dasselbe in Flexion/Abduktion
Bei Plattenversorgung und statischer Verriegelung darf *nur* aktiv rotiert werden, nicht jedoch gegen Widerstand.
Ist die Fraktur durchgebaut, können distale Widerstände und Rotationswiderstände gegeben werden.

Mobilisation des Kniegelenkes

Ausgangsposition: Bauchlage

Übung: Aus PNF: „Chirurgische Technik" mit aktivem Weiterziehen, „Rhythmische Stabilisation – Entspannen – aktiv Weiterziehen" ohne Rotation, „Langsame Umkehr – Halten – Entspannen – aktiv Weiterziehen" ohne Rotation

Kontakt: Passive Fixation distal am Oberschenkel, Kontakt für Übung distal am Unterschenkel entsprechend richtungsweisend

Übungsauftrag: entsprechend Technik und Kontraktur
Anschließend erfolgt eine Kräftigung der schwächeren Muskelgruppe mit der Technik der „Wiederholten Kontraktionen" oder Endstellung halten über 7–10 sec.

Ausgangsposition: Rückenlage möglichst weit unten am Bettende; der Krankengymnast steht am Fußende

Übung: Beide Beine: langsame Umkehrbewegungen im Gehmuster, gesundes Bein übt gegen Widerstand, krankes aktiv gegen Eigenschwere, Flexion/Adduktion mit Rota-

tionsnullstellung in Extension/Abduktion mit Rotationsnullstellung und zurück.

Widerstand: Am gesunden Bein auf Fußinnenrand und Fußrücken und für Rückweg an Fußsohle und Außenrand

Übungsauftrag: Beugen Sie ein Bein nach oben/innen, dabei strecken Sie das andere von oben kommend nach unten/außen und wechseln!

Aufstehen: mit Sohlenkontakt (für 2 Wochen)
In den ersten Tagen soll das verletzte Bein bandagiert werden. Exaktes Einstellen der Unterarmstützen ist wichtig. Das frakturierte Bein soll zunächst im Stand auf der Waage 5–7 kg Belastung einüben

Gehschulung bei Teilbelastung (s. Schenkelhalsfraktur) z. B. 20 kg und mehr nach 3 Wochen.
Bei jüngeren Patienten ist Vortraining im Knie- und Halbkniestand möglich.

Bei Vollbelastung ist Stabilisation auf dem Schaukelbrett angezeigt, dann soll auch im Gehgarten auf unebenem Boden eine Gehschulung durchgeführt werden.

Achtung: Schuherhöhung durchführen, wenn erforderlich!

Literatur

1. Diehl K (1976) Stabilität und Beanspruchung von Osteosynthesen des Ober- und Unterschenkels bei der Frühmobilisation. Unfallkunde 79:81
2. Ender HG (1975) Die Behandlung per- und subtrochanterer Brüche mit Federnägeln. Sailer, Wien, (Pers. Publikation)
3. Heisel J, Kopp K (1983) Spätergebnisse nach Küntscher-Marknagelung von Unter- und Oberschenkelbrüchen bei noch wachsendem Knochenskelett. Aktuel Traumatol 13:8
4. Hofmann G, Probst J (1982) Anwendungsmöglichkeiten des Fixateur externe am Oberschenkel, Indikation, Ergebnisse. Aktuel Traumatol 2:62

5. Kuner EH (1976) Die Marknagelung von Femur und Tibia mit dem AO Nagel. Unfallchirurgie 2:155

6. Mockwitz J (1982) Korrektur von posttraumatischen Fehlstellungen im Bereich des Oberschenkelknochens mit dem Verriegelungsnagel. Aktuel Traumatol 12:303

7. Mockwitz J (1974) Der Verriegelungsnagel, eine Bereicherung der intramedullären Osteosyntheseverfahren. Klinikarzt 11:319

8. Müller KH (1981) Die Fixatur externe Osteosynthese ohne knöcherne Abstützung an den unteren Gliedmaßen. Arch Orthop Traum Surg 99:117

9. Muhr G (1975) Therapie und Nachbehandlung distaler Femurfrakturen. Unfallkunde 120:9

10. Rüter C et al. (1976) Die Osteosynthese mit Marknagel und zusätzlichen Drahtumschlingungen bei Oberschenkelschaftbrüchen. Aktuel Traumatol 6:387

11. Spier R et al. (1983) Die Behandlung nicht infizierter, gelenknaher Pseudarthrosen der unteren Extremität mit dem Küntscher Marknagel. Aktuel Traumatol 13:1

12. Vittali HP et al. (1974) Der Verriegelungsnagel, eine Erweiterung des Indikationsbereiches für die Markraumstabilisierung, Brun's Beitr Klin Chir 221:301

XVI. Krankengymnastische Behandlung nach Frakturen und Verletzungen im Bereich des Kniegelenkes

Einteilung

Kondylenfraktur
Patellafraktur
Tibiakopffraktur
Kapsel-Bandläsionen: Dehnungen, Einrisse oder **Risse** der *ligamenta collateralia mediale und laterale, der ligamenta cruciata anterius und posterius, der Meniski, der Patellarsehne, des Reservestreckapparates und der Bursä*

Ursachen

Indirekte Gewalteinwirkungen, insbesondere Drehmechanismen bei Sport- und Verkehrsunfällen
Direkte Einwirkung wie Schlag und Kompression

Allgemeine Richtlinien, Symptomatik und ärztliche Maßnahmen

Auch im Bereich des Kniegelenkes unterscheidet man zwischen stabilen und instabilen Osteosynthesen (Abb. 128 a u. b–129)
Stabile Osteosynthesen an den Femurkondylen erlauben aktives Üben gegen die Schwere des Beines und Gehen mit Sohlenkontakt für 4 Wochen.
In der Regel kommen Kondylenplatten oder Abstützplatten zur Anwendung.
Instabile Osteosynthesen erfordern eine 6–7wöchige Entlastungszeit mit Sohlenkontakt, vorausgesetzt das Kniegelenk bleibt reizlos und schmerzfrei (sonst Gipsbehandlung).
Nie darf bei einem bestehenden Gelenkerguß, bei lokalen Entzündungszeichen und einem Streckdefizit von mehr als 8–10 Grad die Belastung gesteigert werden.
Die aktive Übungsbehandlung beginnt normalerweise nach Entfernung der Redondrainagen.

Komplikationen

– Infektion des Kniegelenkes (Empyem)
– Instabilität des Gelenkes
– Arthrose

Befunderhebung

Beurteile
– Gelenkkontur
– Schwellung
– Narben
– Operationswunden
– Muskelrelief der Oberschenkelmuskulatur, insbesondere des M. vastus medialis
– Hautdurchblutung
– Achsenstellung des Gelenkes
– Röntgenbild

Messe
– Aktive Kniebeweglichkeit
– Sprunggelenkbeweglichkeit
– Umfang an vorgeschriebenen Punkten soweit der Verband es erlaubt

Prüfe
– Hämarthros, „tanzende Patella" (s. Abb. 121)
– Art der Schwellung
– Atrophie der Muskulatur
– Temperatur

155

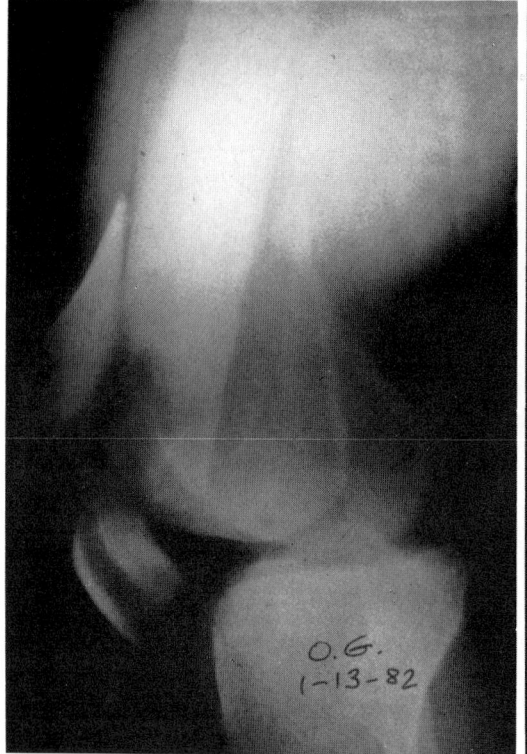
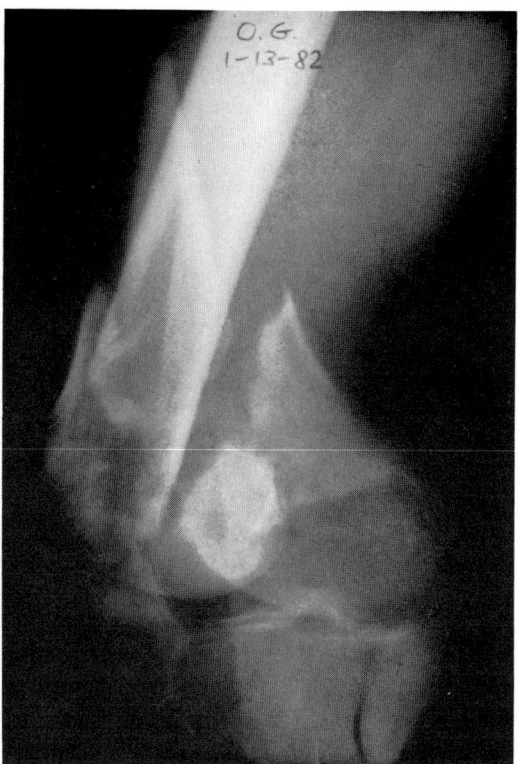

Abb. 128 a, b. Kondylenfraktur bei Serienfraktur

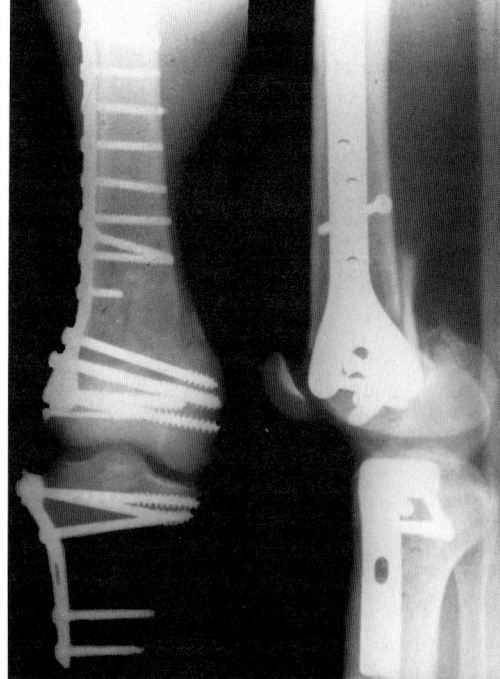

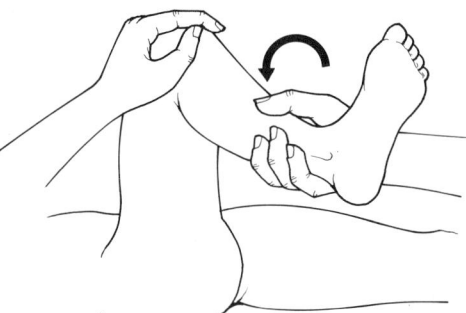

Abb. 130. Prüfung auf Meniskusverletzung

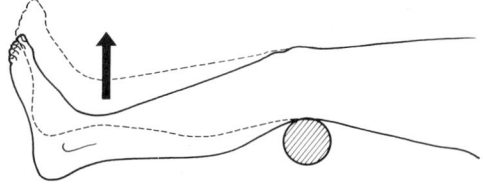

Abb. 131. Kniestreckversuch

Abb. 129. Osteosynthese der Kondylen- und Tibiakopffraktur

– Verschieblichkeit der Patella (nicht bei Patellafrakturen)
– Muskeltest

Bei Verdacht auf Meniskusverletzung werden folgende Prüfungen vorgenommen:
Steinmannsches Zeichen I, d.h. Unterschenkel in Kniebeugestellung rotieren (Abb. 130).
Steinmannsches Zeichen II, d.h. Knie im Stand langsam beugen, dabei wandert der Schmerz nach hinten, bei Versuch der Kniestreckung wandert der Schmerz wieder nach vorn.
Ist eine Streckhemmung vorhanden (Abb. 131) und sind die Steinmannschen Zeichen positiv, ist der Verdacht auf Meniskusläsion bestätigt. Zusätzliche Prüfung: die Adduktion des Unterschenkels gegen den Oberschenkel in Nullstellung wird bei medialer Meniskusverletzung einen stichartigen Schmerz im Gelenkspalt auslösen (Abb. 132 u. 133). Entsprechendes gilt für den lateralen Meniskus durch *Abduktion* des Unterschenkels.

Eine Arthroskopie kann zur weiteren Abklärung durchgeführt werden (s. auch spezielle Befunderhebung der Bandverletzungen, S. 167).

Notiere
– Art und Lokalisation der Schmerzen Schonhaltung des Kniegelenkes und sonstige Beschwerden.
– Aufklappbarkeit

Gesichtspunkte der Behandlung

1. **Beseitigung des Gelenkergusses** und Förderung der Resorption
2. **Abbau der Temperaturerhöhung** und der Schwellung
3. **Lagerungskontrolle**
4. **Erarbeiten** der Muskelspannung, die notwendig ist zur aktiven Kniegelenkstabilisation
5. **Kräftigung** des M. quadriceps und der Mm. ischiocrurales, des M. gastrocnemius

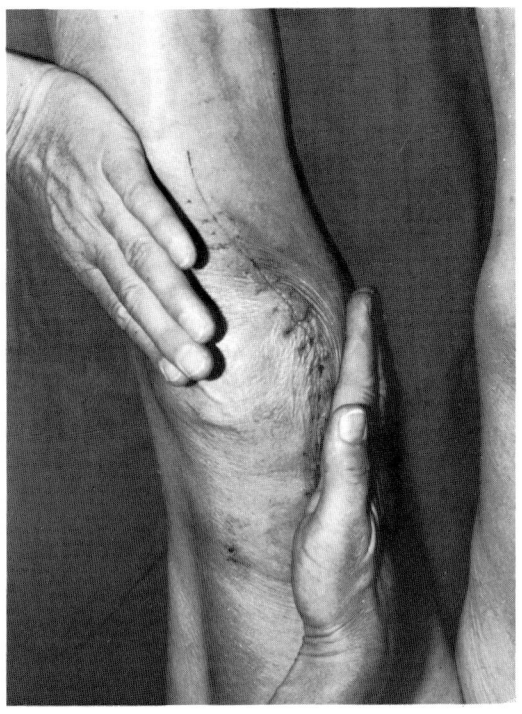

Abb. 132. Prüfen auf Verletzung des medialen Meniskus oder auf Außenbandstabilität

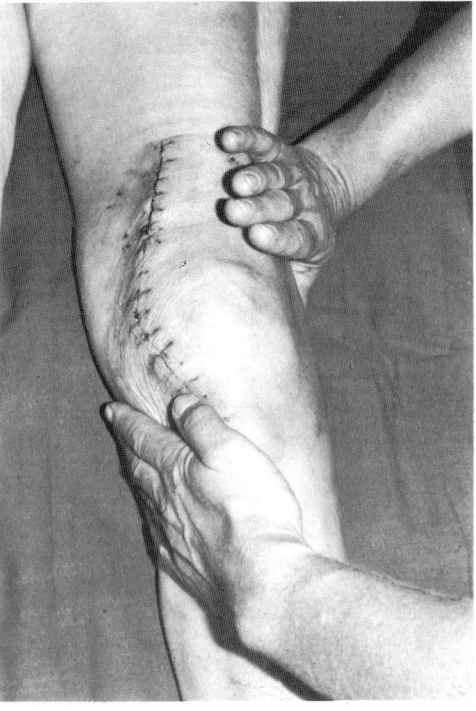

Abb. 133. Prüfen auf Innenbandverletzung (Stabilität) und/oder Außenmeniskusschaden

6. **Mobilisation** des Kniegelenkes
7. **Kräftigung** der Kniebeuger und der gesamten Beinmuskulatur
8. **Vorbereitung zur Belastung**
9. **Gehschulung mit Sohlenkontakt, Teilbelastung und Vollbelastung.**

Behandlungsmöglichkeiten

zu 1. Beseitigung des Hämarthros: Die Behandlung des Gelenkergusses ist für alle Verletzungen im Bereich des Kniegelenkes vordringlich. Das Kniegelenk ist eines der empfindlichsten Gelenke und reagiert auf jede Störung mit einem Reizerguß. Vor jeder Behandlung muß der Krankengymnast überprüfen, ob die Patella „tanzt". Besteht ein Gelenkerguß, sollte keine dynamische Knieflexion geübt werden, weil dadurch die Kapsel vermehrt gedehnt und ausgeleiert wird. Sind die Umfangsmaße im Vergleich zur anderen Seite vergrößert und „tanzt" die Patella nicht, handelt es sich um eine extrakapsuläre Schwellung, bei der ein Bewegungsverbot für die Kniebeugung nicht besteht. Meist schmerzt ein mit Synovia prall gefülltes Gelenk kaum, es sei denn, ein freier Gelenkkörper behindert die Streckbewegung. Man spricht dann von einem Einklemmungsschmerz. Eine Möglichkeit, die Resorption des Ergusses und der äußeren Schwellung zu fördern, bietet sich über die Kombination von Eisbehandlung und Kompressionsverband, in Verbindung mit Quadricepsspannung an. Dabei werden Eiswasserumschläge, Kompressen oder Eisbeutel ca. 15–20 min lang aufgelegt, anschließend wird ein Druckverband mit einer Schaumstoffeinlage angelegt. Dieser Verband sollte 2–3 Tage ständig getragen und nur zum erneuten Kühlen abgenommen werden. Mit dem Verband müssen Spannungsübungen der Quadrizepsmuskulatur durchgeführt werden. Der intermittierende Druckwechsel wirkt als Pumpe resorptionsfördernd und vermeidet eine Verklebung des oberen Recessus. Das Bein sollte außerdem insgesamt hochgelagert werden. Am 2. oder 3. Tag kann neben der Eisbehandlung auch eine sehr niedrig dosierte

Ultraschalltherapie verordnet werden. Hat sich der Gelenkbefund gebessert, wird der Verband stundenweise, dann nachts und schließlich ganz weggelassen. Bei zunehmender Quadricepsfunktion verschwindet auch der Gelenkerguß.

zu 2. Zum Abbau der lokalen Temperaturerhöhung können bei periartikulärer Schwellung Eisabtupftechnik oder Eiswasserumschläge zusammen mit Spannungsübungen für die Oberschenkelmuskulatur durchgeführt werden. Der Patient soll nach entsprechender Anleitung auch sein Knie selbst kühlen. **Zur allgemeinen Durchblutungsförderung** des Oberschenkels können Bürstungen, eine Bindegewebsmassage oder diadynamische Ströme (DF) zur Anwendung kommen. Die beste Durchblutungsverbesserung in der Muskulatur bewirkt jedoch die aktive Übungstherapie. Ist eine Gipsruhigstellung nötig (Bandläsion) kann ein Gipsfenster geschnitten werden zur Durchführung der Elektrotherapie.

zu 3. Ist Bettruhe verordnet, sollte bei der **Lagerung** eine möglichst optimale Funktionsstellung des Beines angestrebt werden. Auf 90° Dorsalextensionsstellung des Sprunggelenkes wird ebenso Wert gelegt wie auf geringe Hüftgelenk- und vor allem Kniegelenkbeugung und auf Rotationsnullstellung. Ein kleines Schaumstoffstück gleicht den Hohlraum unter der Kniekehle aus, so daß das Knie nicht durchsinkt. Zur Hochlagerung kann das Bettende hochgestellt werden. Bei Gipsbehandlung zur Immobilisation des Kapselbandapparates muß die Hochlagerung individuell eingestellt werden. Die Lagerung auf Krappscher oder Braunscher Schiene eignet sich für eine Winkelstellung von ca. 40° im Kniegelenk. Besteht eine Verletzung der femoralen Gelenkfläche, so daß die Gleitschicht beschädigt wurde, muß in Rechtwinkelstellung gelagert werden.
Diese Lagerung sollte jedoch nach 4–7 Tagen geändert werden, da sonst schwer zu behebende Verklebungen und Kontrakturen entstehen.

Eine Alternative zur kontinuierlichen Lagerung des Beines ist die Frankfurter Bewegungsschiene, die individuell eingestellt werden kann. Zugrichtung und Gewicht müssen exakt eingestellt sein. Eine elektrisch betriebene Schiene, z. B. die Continuous passive motion Schiene hat den Vorteil, daß die Bewegung so langsam eingestellt werden kann, daß der Patient sie über Stunden benutzen kann. Die Bewegungsgrenzen müssen selbstverständlich für die jeweilige Band- oder Kapselverletzung exakt eingestellt sein, dann bedeutet sie eine schonende, entlastende, passive Bewegung, die vor allem der Knorpelregeneration dient.

Bei allen Lagerungen muß darauf geachtet werden, daß das Bein nicht in AR fällt und somit den N. fibularis gegen die Unterlage drückt. Eine Schaumstoffabpolsterung ist nötig.

zu 4. Erarbeiten der Muskelspannung, die notwendig ist zur dynamischen Kniegelenkstabilisation. Das Bemühen um volle Kniegelenkstreckung ist ein wichtiger Behandlungspunkt bei allen Frakturen. Während beim Gehen eine vollständige Streckung praktisch nicht vorkommt, kann der M. quadriceps im Stand bei voller Streckung des Kniegelenkes entspannen und die auf dem Kniegelenk liegende Druckspannung vermindern. Muß ein Patient in ständiger Beugestellung belasten, wirkt auf die ohnehin kleinere Belastungsfläche auch noch die Spannung des M. quadriceps, der das Knie vor dem Zusammensinken bewahren will. Diese außerdem sehr instabile Stellung führt deshalb zu einer frühzeitigen Arthrose. Da sich die Gesamtstatik des Beines im Stand verschiebt, wird auch das Hüftgelenk fehlbelastet werden und degenerativen Veränderungen unterliegen.

Da bei der vollen Streckung der gesamte Bandapparat die Funktion der Stabilisierung des Kniegelenkes übernimmt, bedeutet die Schlußstreckung mit ihrer Tibiaaußenrotation eine Vollbelastung für den gesamten Kapselbandapparat.

Bei allen Bandnähten oder Plastiken muß die Erarbeitung der vollen Kniegelenksstreckung deshalb so lange zurückgestellt werden, bis das betroffene Band seine optimale Festigkeit erlangt hat. In der Regel ist dies erst nach 10–12 Wochen möglich. Der Spannungsaufbau des M. quadriceps soll jedoch so früh wie möglich begonnen werden (Abb. 134–137).

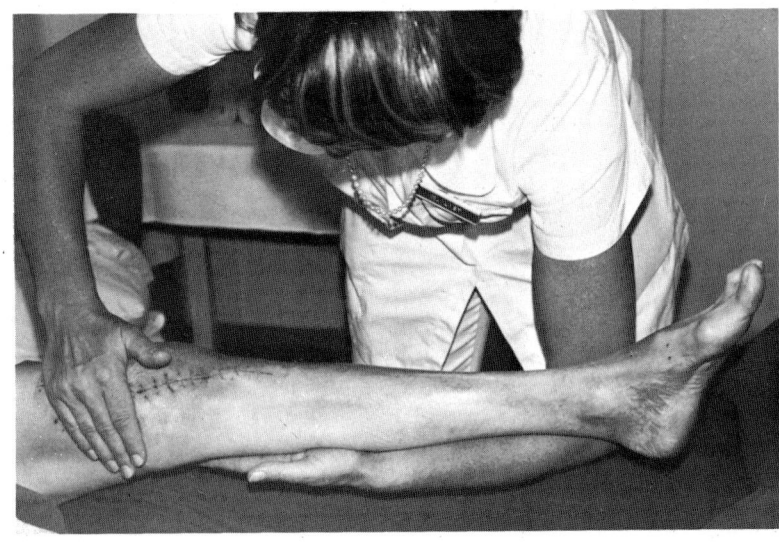

Abb. 134. Versuch der ersten M. quadriceps-Spannung bei Abnahme der Beinschwere

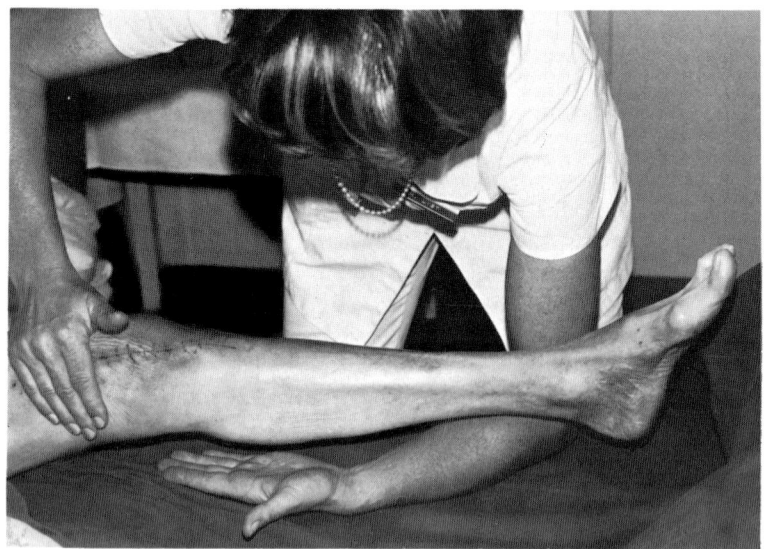

Abb. 135. Versuch, die Eigenschwere des Unterschenkels zu halten (Endstellung halten!)

Über die Spannung der Fußheber kann eine Spannung des M. quadriceps auch in einer vorgegebenen Kniebeugestellung aufgebaut werden (s. auch Allgemeine Richtlinien, S. 12 u. S. 155). Die Technik der Wahl ist dann Endstellung halten gegen Führungskontakt. Schwerpunkt der Behandlung von der 7.–10. Woche nach Versorgung der antero-medialen Instabilität ist der Spannungsaufbau der Mm. ischiocrurales in vorgegebener Kniegelenkstellung. Nach Naht des hinteren Kreuzbandes bei dorsolateraler oder dorsomedialer Instabilität soll der M. quadriceps vorrangig geübt werden. Es bewährt sich bei der vorderen Instabilität zur Vermeidung einer vorderen Schublade, den distalen Femur von dorsal her mit einer Hand zu unterstützen, bevor die aktive Spannung beginnt.

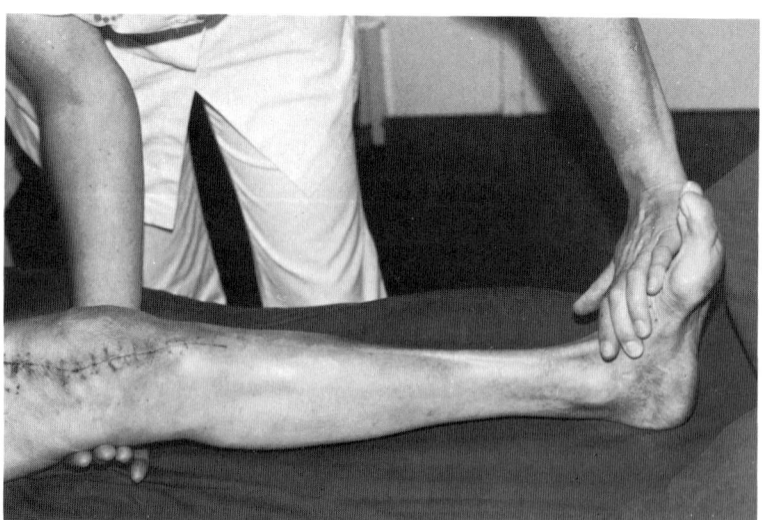

Abb. 136. Kniestreckung mit Verstärkung über Dorsalextension des Fußes

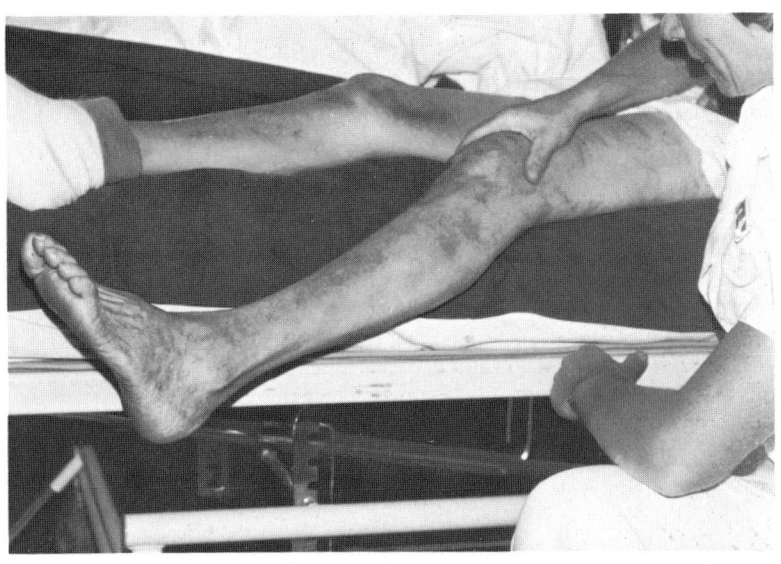

Abb. 137. Versuch der aktiv, dynamischen Kniestreckung an der Bettkante

Bei hinterer Instabilität wird der Tibiakopf von dorsal her unterstützt, so daß eine hintere Schublade vermieden werden kann. Immer ist auf Rotationsnullstellung und Abduktion-Adduktionsnullstellung zu achten.

zu 5. Kräftigung des M. quadriceps und der Muskelgruppe der Pes anserinus. Eine Kräftigung kann erst gegen distalen Widerstand erfolgen, wenn die Phase der Teilbelastungsstabilität bei Frakturen oder eine entsprechende Bandfestigkeit erreicht ist. Eine Absprache mit dem Operateur ist notwendig.

Das PNF-Programm bietet Möglichkeiten, über Verstärkungstechniken von distal und proximal her eine Kräftigung aufzubauen.

Wo die widerstandgebende Hand liegt, bestimmt die Frakturlage zum Kniegelenk. Bei Patellafrakturen können frühzeitig kräftigende Übungen für den M. quadriceps durchgeführt werden (siehe auch frühzeitige Teilbelastung, S. 165).

Ob PNF-Übungen als dynamische, wiederholte Kontraktionen oder als statische Muskelarbeit ausgeführt werden, ob eine zugehörige Rotationsbewegung im Hüftgelenk gar nicht, aktiv oder gegen Widerstand vorgenommen werden darf, entscheidet der Befund. Eine sorgfältige Interpretation des Befundes, des Zeitplanes und der Biomechanik des Kniegelenkes sind die Grundlage der krankengymnastischen Behandlung.

Auch wenn Rotationsbewegungen erlaubt sind, soll die Außen- oder Innenrotation des Hüftgelenkes gegen Widerstand nur bei Nullstellung des Kniegelenkes durchgeführt werden.

Übungen aus dem Gebhardschen Übungsprogramm, das bei statischer Quadrizepsarbeit eine exzentrisch-dynamische Kontraktion der Hüftgelenkmuskulatur verlangt, sind hervorragend einsetzbar.

Gebhard beschrieb schon in den vierziger Jahren Diagonalbewegungen aus Flex. Abd. und Flex. Add. (ohne Rotation) in die Endstellung Ex. Add. und Ext. Abd. zur Verbesserung der Muskelkraft des M. quadriceps und der Pes anserinus Gruppe. Er verwandte exzentrisch-dynamische Kontraktionsformen entweder gegen die Schwere des Beines als aktive Übung zum Selbstüben oder gegen manuellen Widerstand durch die Krankengymnastin.

Wir verwenden diese Übungsformen gern, da die Kniegelenkstellung sicher beobachtet werden kann. Eine subtile Dosierung der

Spannung kann erfolgen, wenn man die Gebhardschen Stellungen gegen Führungskontakt halten läßt. Die Haltephasen können verlängert werden, wenn der Fuß wiederholt aktive Plantar- und Dorsalextension ausführt.

Wiederholte Kontraktionen für den M. quadriceps müssen bei Frakturen ohne Kapselbandschaden an der möglichen Endstellung durchgeführt werden. Bei Bandinstabilitäten muß sorgfältig darauf geachtet werden, daß ein Streckdefizit noch bestehen bleibt, wenn der Befund es verlangt. Der Therapeut wird neben der relativ hoch gestellten Behandlungsbank sitzen und das Kniegelenk optisch kontrollieren (s. Abb. 126).

zu 6. Mobilisation des Kniegelenkes: Die Mobilisation des Kniegelenkes umfaßt die Gleitfähigkeit der Patella ebenso wie die Rollgleitbewegung zwischen Femur und Tibia. Besteht keine Bandverletzung, soll die Streckung vorrangig mobilisiert werden. Die Fixationstechnik und die Lage der kontaktgebenden Hand richtet sich nach der Verletzung.

Die fixierende Hand liegt bei Kondylenfrakturen so dicht wie möglich am oberen Rand der Patella und verhindert eine Bewegung an der Fraktur. Grundsätzlich gilt, daß die fixierende Hand immer einen stärkeren Druck als die Kontakt oder Widerstand gebende Hand ausüben muß. Die Überlegung, welche Ausgangsstellung gewählt werden soll, berücksichtigt die Tatsache, daß z.B. die Mm. ischiocrurales in der Rückenlage in ihrer Hüftkomponente angenähert, im Sitz aber vorgedehnt sind. Umgekehrt verhält es sich für den M. rectus femoris. Die Seitenlage sollte niemals gewählt werden, da sie ein achsengerechtes Mobilisieren fast unmöglich macht. Aktive Mobilisationstechniken haben solange den Vorrang, wie das Gelenk noch reizempfindlich ist, d.h. noch zu Wärme und Schwellungen neigt. Arthrogene Kontrakturen nach Gipsbehandlung oder schweren Knorpelverletzungen der Gelenkflächen werden zusätzlich zur Krankengymnastik erfolgreich mit der Kinetec-Schiene behandelt

(CPM-Schiene). Aktiv-passive oder Techniken aus der Manuellen Therapie können zur Anwendung gelangen.

Das Testen des Endgefühls gibt das weitere Vorgehen an. Ein weichelastisches Endgefühl erfordert eine aktive Mobilisationstechnik. Während der Mobilisationstechniken (s. PNF-Programm, S. 15, 16) bewährt sich ein Eisumschlag um das Kniegelenk. Handelt es sich um eine muskuläre Kontraktur des M. quadriceps, wird eine Eiskompresse über dem Muskel angewickelt. Dadurch darf jedoch die fixierende Hand nicht behindert werden. Weicher und vorsichtiger lassen sich Spannungsaufbau und Lösung der bewußten Anspannung des kontrakten Muskels bewältigen, wenn der Krankengymnast einen intermittierenden Längszug am Unterschenkel ausübt. Bei Tibiakopffrakturen kann der Zug nur dicht unterhalb der Kniekehle, bei allen anderen Verletzungen jedoch distal am Unterschenkel angesetzt werden. Auftretende Schmerzen sollten immer beachtet werden. Eine geringe Lagerungs- oder Griffkorrektur und eine Verstärkung des Längszuges beheben oft schon die Schmerzen. Zu empfehlen ist auch das längere Verweilen bei einer Bewegungsrichtung. Nach längerem Üben ist die Rückbewegung in die Nullstellung häufig schmerzhaft. Verstärkter Längszug und ein etappenweises Zurückgehen gegen leichten Widerstand erleichtern diese Schmerzen. Ruckhaftes Arbeiten oder passives Nachfedern sind schädlich und ein Zeichen schlechter Technik. Ein erneuter Reizerguß tritt auf und wird zum Abbruch der Mobilisationsmaßnahmen zwingen. Die richtige Dosierung läßt sich anhand der Meßbefunde, dem sog. Endgefühl und der täglichen Überprüfung auf Gelenkerguß und Temperatur bestimmen. Von Wärmebehandlungen, auch mit feuchter Wärme, ist besonders im frühen Behandlungsstadium abzuraten. Nur bei hartnäckigen und reizlosen Kniegelenkontrakturen können bei Unverträglichkeit von Eis feuchtwarme Kompressen aufgelegt werden.

Die Mobilisation der Patellagleitbewegung wird durch manuelle Verschiebetechniken in

Verbindung mit aktiven Umkehrbewegungen am besten erreicht.

Nach Versorgung der Bandverletzungen darf bis zum Zeitpunkt der Belastbarkeit der betroffenen Bänder nur aktiv und bis zur vorgegebenen Bewegungsgrenze mobilisiert werden.

Die Techniken des PNF-Programms bieten in entsprechender Dosierungsstufe den besten Erfolg. In Frage kommen anfangs die chirurgische Technik oder die Rhythmische Stabilisation – Entspannen ohne Rotation und gegen Führungskontakt. Nach der 10. –12. Woche dann auch die langsame Umkehr – Halten – Entspannen. Jeder Mobilisationstechnik folgt eine aktive Kräftigung der Antagonistengruppe.

Gegen auftretende Schmerzen mobilisieren zu wollen ist zwecklos, da sich auf forcierte Maßnahmen eine reflektorische Gegenspannung entwickelt, die auch von einem erneut auftretenden Reizerguß begleitet sein kann.

Achtung! Verklebungen und vermehrte Funktionseinschränkung sind Folge von unsachgemäßen Mobilisierungen!

Manuelle Therapie findet Anwendung bei hartelastischen Kontrakturen, vorausgesetzt die Fraktur oder die Bandverletzung ist fest und belastbar. Eine Mobilisation durch Traktion, translatorisches Gleiten wird nie als einzige Maßnahme durchgeführt. Anschließend erfolgt eine aktive Technik. Nicht unumstritten sind Narkosemobilisationen, da sie bei forcierter Bewegung Mikrotraumen setzen. In der Hand des erfahrenen Traumatologen und in Absprache mit der Krankengymnastin, die anschließend sofort unter Eis behandeln sollte (2–3 × tgl.), kann auch einmal eine Narkosemobilisation erfolgreich sein. Günstiger erscheint jedoch die schonende Arthrolyse. Anschließend soll eine Bewegungsschiene in Rechtwinkelstellung angelegt werden. Die Eisbehandlung als Langzeitbehandlung und die aktive Mobilisation sollen mehrmals am Tag durchgeführt werden. Aus diesem Grund sollte ein Patient zur Arthrolyse auch stationär aufgenommen werden.

zu 7. Kräftigung der Kniebeuger und der gesamten Beinmuskulatur: Erst wenn der Gelenkerguß beseitigt ist und die Kniestreckung schmerzfrei und kräftig gehalten werden kann, wird intensiv an der Kniebeugung gearbeitet. Isometrisches Spannen des M. gastrocnemius und der Mm. ischiocrurales konnte schon vorher in Nullstellung oder entsprechender Beugestellung des Kniegelenkes geübt werden. Jetzt wird die dynamische Knieflexion (Abb. 138) trainiert. Als Behandlungsart kommt die Technik der „Wiederholten Kontraktionen und wechselnden Drehpunkte in den Knie- und Sprunggelenken in Frage. Günstige Ausgangsstellungen sind der Sitz an der Bettkante oder die Bauchlage. Bei Tibiakopffrakturen muß die Kontakt/Widerstand gebende Hand dicht unterhalb der Kniekehle liegen. Entsprechend den Muskeltestwerten kann auch das Pullingformergerät zum Training verwendet werden (s. auch Unterschenkelfraktur). Bei Kondylenfrakturen müssen beide Schlaufen des Pullingformers oberhalb der Fraktur angelegt sein. Bei klinisch festen Tibiakopffrakturen können die Schlaufen dicht unter der Patella, also über der Fraktur liegen. Ist die Fraktur noch nicht fest, müssen beide Schlaufen am Oberschenkel angelegt sein. Dort werden sie auch bei Patellafrakturen plaziert, selbst wenn diese mit einer Zuggurtung übungsstabil versorgt wurden. Die Verstärkung über die gesunden Extremitäten wird abgebaut, wenn die schwächere Muskelgruppe an Kraft gewonnen hat.

Allgemein gilt, daß für die gesamte Beinmuskulatur erst distaler Widerstand gegeben werden darf, wenn
a) volle Kniestreckung gehalten werden kann und
b) Frakturen und Bandnähte ausgeheilt sind.

Nach einer Röntgenkontrolle wird der Arzt i. a. zu diesem Zeitpunkt auch eine Teilbelastung erlauben.

zu 8. Vorbereitung zur Belastung: Eine Schulung von Kraft, Ausdauer und Geschicklichkeit sind neben der Erzielung der vollen Be-

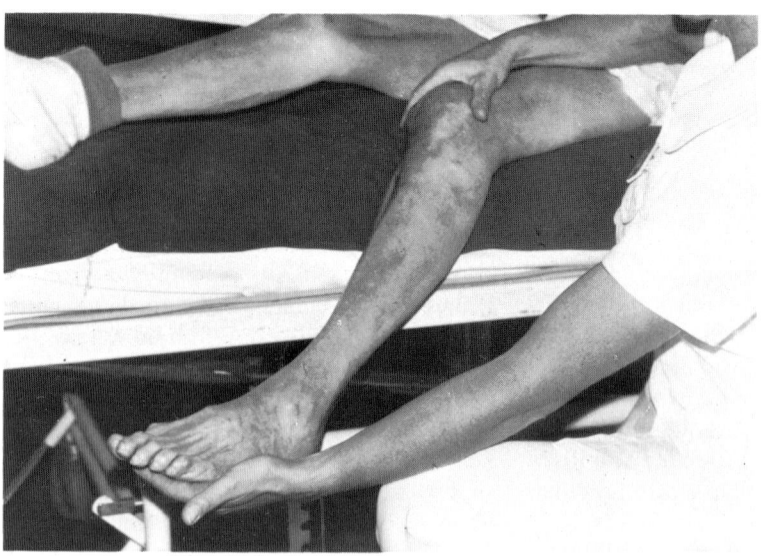

Abb. 138. Knieflexion bei passiver Fixation des Oberschenkels

weglichkeit die besten Voraussetzungen für die Belastung des Beines. Kniebewegungen werden zu diesem Zweck in komplexe Bewegungsmuster eingeordnet, z. B. PNF, Brunkow. Stärkere Muskelgruppen wie die Bauchmuskeln oder der M. iliopsoas arbeiten statisch, während die zu kräftigenden Muskeln dynamisch üben. Mit dieser im PNF-Programm als Verstärkungstechnik beschriebenen Übungsform kann das Gehmuster aus Rückenlage geübt werden. Widerstände dürfen am gesunden Bein oder den Armen gesetzt werden. Je nach Verletzung oder Fraktur kann auch Widerstand proximal der Schädigung gegeben werden. Auch die konsersative Behandlung im Gips läßt zu, daß die anderen 3 Extremitäten trainiert werden. Es können anatomische oder für den täglichen Gebrauch funktionell wichtige Muskelketten ausgenutzt werden. In diesem Zusammenhang ist die symmetrische Stützbewegung der Arme und die Mittelstandphase des betroffenen Beines am wichtigsten (Drei-Punkte-Gang). Ein anderes wichtiges Muster wäre die Bewegungsrichtung für die Standphase des verletzten Beines, Schwungphase des gleichseitigen Armes und Stützphase des Gegenarmes (Zwei-Punkte-Gang).

zu 9. Gehschulung: eine Gehschulung nach Frakturen im Kniegelenkbereich beginnt wie üblich auf zwei oder vier Waagen (Abb. 139). Manuelle Hilfen werden am Becken gegeben. (Durchführung s. Kapitel „Oberschenkel- und Schenkelhalsfraktur".) Wegen der Reizempfindlichkeit des Kniegelenkes empfiehlt es sich, das Knie zu bandagieren. Bei Instabilität des Kniegelenkes kann eine Texasschiene oder eine individuell angemessene Kniekappe mit seitlichen Streben getragen werden, dann darf nur Sohlenkontakt durchgeführt werden. Ein entsprechender Schuhausgleich darf nicht übersehen werden. Außerdem können bei Erlaubnis der Belastung auch Rudergeräte oder das Standfahrrad eingesetzt werden. Stabilisationsübungen fordern den Patienten mehr, wenn sie auf dem Schaukelbrett durchgeführt werden. Im Bewegungsbad sollte Beinkraulen geübt werden, Brust- oder Rückenschwimmen sind dagegen ungünstige Bewegungsabläufe. Sportarten wie Fuß-, Hand-, Volleyball o. ä., Skifahren oder leistungsmäßiges Schwimmen müssen für mindestens 8–12 Monate ausgesetzt werden. Dies trifft insbesondere für alle Frakturen und kompletten Band- und Kapselrisse zu.

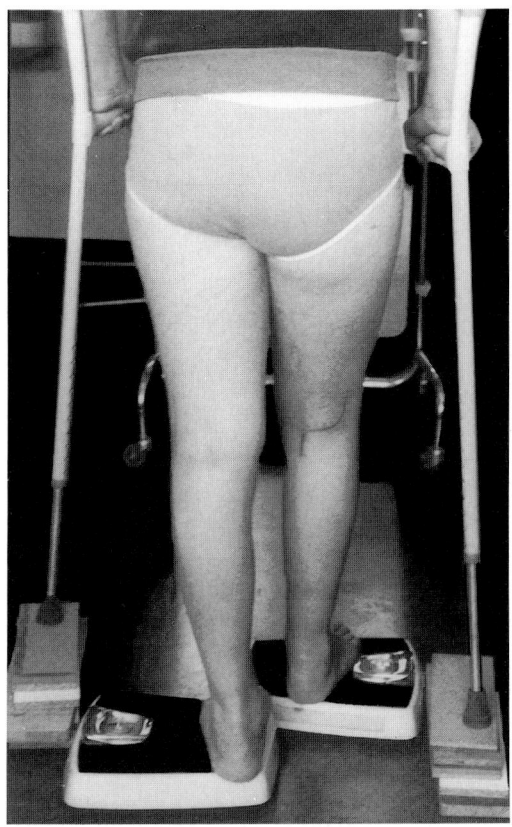

Abb. 139. Belastungskontrolle auf Waagen

Stuhl ablegen und von dort versuchen, den Unterschenkel bis zur Waagerechten anzuheben. Aktive Beugung ist gegen Führungswiderstand und Widerstand möglich, wenn keine „tanzende Patella" getestet wird. Die Hüftgelenkbeuger können gegen Widerstand am Oberschenkel geübt werden. Zum Training der Hüftmuskulatur eignet sich auch der Pullingformer. Mit zunehmender Konsolidierung kann auch aus Bauchlage geübt werden. Ein flaches Schaumstoffstück oder ein zusammengefaltetes Frotteetuch sorgen für die Freilegung der Patella. Am Oberschenkel kann aktiv fixiert werden. Vorsicht ist geboten bei der Anwendung von Massagegriffen wie Friktionen und Walkungen. Meist entsteht daraus erneut ein Reizknie. Erst nach Konsolidierung kann manuell an der Gleitfähigkeit der Patella gearbeitet werden. Bleibt an der Gelenkfläche der Patella eine Stufe bestehen, werden die Beschwerden langwierig sein und häufig zur Arthrose führen.

Die Arbeitsgemeinschaft für Osteosynthesefragen empfiehlt Abrollen des Fußes ab 5. Tag, Teilbelastung mit 20 kg nach reizlosem Kniebefund, wöchentliche Steigerung und Vollbelastung ab 8–10 Wochen, z. B. freies Treppensteigen.

1. Allgemeine Richtlinien zur Behandlung von Verletzungen im Bereich des Kniegelenkes

Patellafraktur (Abb. 140 u. 141)

Nach vorausgegangener AO-Zuggurtung oder Teilresektion darf schon in der 1. postoperativen Woche aktiv gegen Eigenschwere des Unterschenkels geübt werden. Hingegen ist Widerstand für den M. quadriceps nicht erlaubt. Bei Gelenkerguß wird die im allgemeinen Teil beschriebene Behandlung durchgeführt. Der Patient sollte auch angelernt werden, seine Kniestreckung selbständig zu üben. Am Bettrand sitzend kann er seine Ferse auf einem nur wenig niedrigeren

Kondylenfraktur

Die Behandlung der Kondylenfraktur läßt sich in das allgemeine Schema der Frakturbehandlung (s. Abb. 128a u. b, 129) einordnen und wird sich nur in der Grifftechnik von anderen Behandlungen des verletzten Kniegelenkes unterscheiden. Passive Fixation so dicht am Kniegelenk wie möglich ist erforderlich. Ist die Gelenkfläche eingebrochen oder besteht gleichzeitig ein Bandschaden, muß peinlich genau auf achsengerechte Stellung des Kniegelenkes geachtet werden. Bei Muskelwerten unter 3 wird unter Abnahme der Schwere geübt. Die unterstützende Hand liegt dann mindestens unter der Fraktur; Kontakt kann proximal des Bruches gegeben werden. Rotations- und distale Wider-

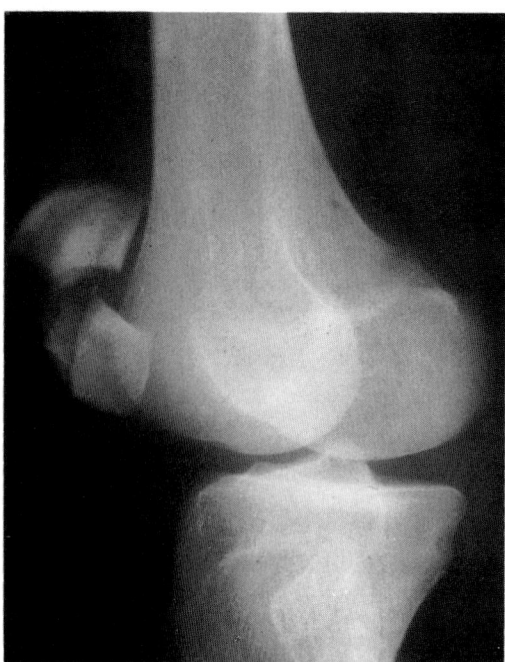

Abb. 140. Patellafraktur

stände sollten erst nach klinischer Frakturheilung gesetzt werden. Abrollen des Fußes
muß befundbezogen je nach Begleitverlet-
zung vorgenommen werden. Im allgemeinen
gilt Sohlenkontakt für 4 Wochen, dann wöchentl. Steigerung um 10–15 kg. Instabile

Osteosynthesen beginnen erst nach 6–7 Wochen mit der 20 kg Teilbelastung.

Tibiakopffraktur

Die Versorgung geschieht durch eine Ab-
stützplatte oder eine Kondylenplatte. Der
Führungskontakt/Widerstand wird für die
Kniestreckbewegung so dicht wie möglich
unterhalb der Patella angelegt. Das bedeutet,
daß die Hand des Krankengymnasten über
der Fraktur liegt. Bei Abnahme der Schwere
sollte die unterstützende Hand bis unter die
Kniekehle reichen, der Unterschenkel des
Patienten liegt dann auf dem Unterarm des
Therapeuten. Der Oberschenkel kann sowohl aktiv durch Anspannen der Muskulatur
als auch passiv durch die Hand des Krankengymnasten fixiert werden. Mobilisationstechniken zur Vergrößerung der Kniebeugung
werden am günstigsten in Bauchlage ausgeführt. Alle Kniegelenksübungen sollten eine
frakturbedingte X- oder O-Bein-Stellung zu
korrigieren versuchen. Üben der Fußheber
bei passiver Fixation des Unterschenkels ist
jederzeit möglich (Abb. 142).
Stabile Osteosynthesen mit Spongiosaunterfütterung sollen einen Burri-Liegegips in
30–45 Grad Einstellung für 4 Wochen erhalten. Anschließend kann Sohlenkontakt erfol-

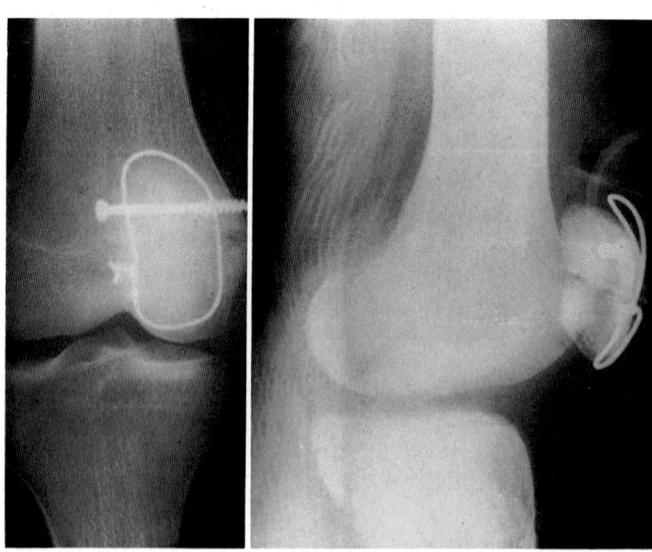

Abb. 141. Osteosynthese der Patellafraktur

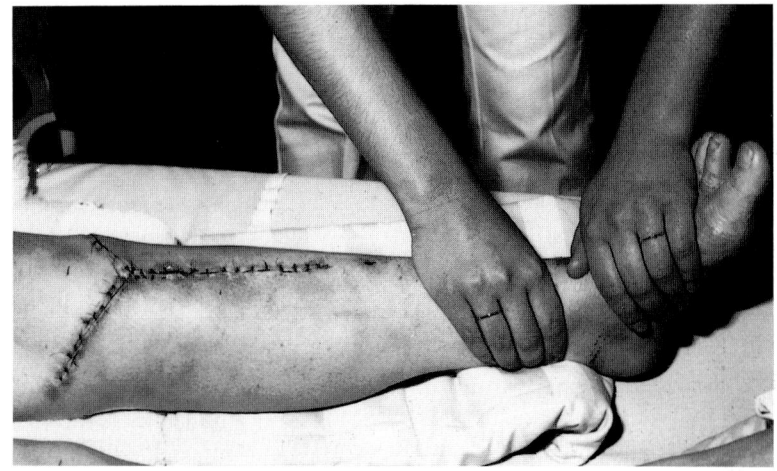

Abb. 142. Aktives Üben der Fußheber bei Tibiakopffraktur

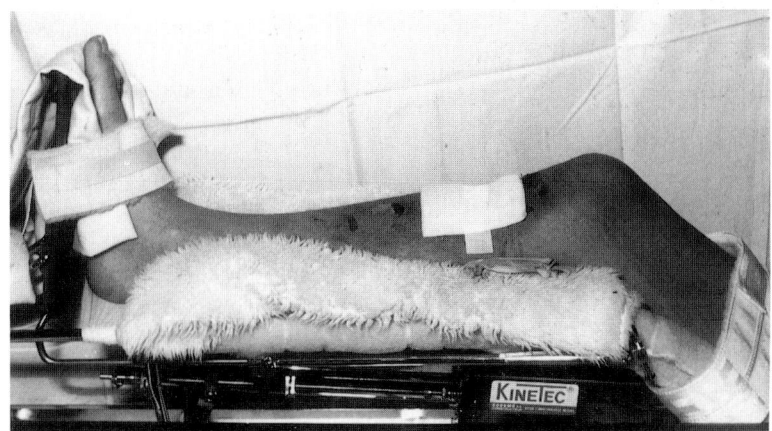

Abb. 143. Einsatz der Motorschiene

gen, und bei reizlosem Gelenkbefund wöchentlich um 10 kg gesteigert werden.

Instabile Osteosynthesen erhalten einen Liegegips für 6–7 Wochen. Bei allen Kniegelenkfrakturen darf die elektrisch gesteuerte Kinetec-Motorschiene (CPM-Schiene) nur verwendet werden, wenn die Fraktur übungsstabil versorgt wurde und kein Gelenkflächendefekt besteht (Abb. 143).

Wurde ein Knorpeldefekt durch Einkleben von Knorpel behoben, soll 4–6 Wochen ruhig gestellt werden. Anschließend darf die CPM- Motorschiene verwendet werden.

2. Kapsel-Bandläsionen im Bereich des Kniegelenkes

Befunderhebung

Folgende Befunderhebungen werden gezielt vorgenommen, wenn der Verdacht auf eine Bandläsion besteht

– **Abduktion – Adduktion** des Unterschenkels gegen den Oberschenkel in 0 und 30° Beugestellung
– **Vorderes Schubladenzeichen** bei 60° Beugung in Rotationsnullstellung oder in 30° Außenrotations- bzw. 15° Innenrotations-

stellung. Der Ausprägungsgrad der Schublade ist abhängig von der Zerreißung der dorso-medialen und dorso-lateralen Kapselbandschale.

- **hinteres Schubladenzeichen** in Rotationsnullstellung, 30° Außenrotation-, 15° Innenrotationsposition.

  Der Ausprägungsgrad hängt von der Mitverletzung der dorso-lateralen, sowie dorso-medialen Kapselbandschale ab.

- **Überstreckbarkeit**

  Dies weist auf eine dorso-mediale sowie dorso-laterale Kapselverletzung bei Ruptur des vorderen Kreuzbandes hin.

- **Jerk-Test** ermittelt die Luxation des lateralen Tibiakondylus gegen den Femurkondylus nach vorn als Folge einer antero-lateralen Kniegelenkinstabilität. In Rückenlage ausgeführt:

  Aus 90° Beugung wird der Unterschenkel innenrotiert, abduziert und langsam gestreckt. Bei ca. 30° und positivem Test luxiert die Tibia mit einem kleinen Ruck.

- **Pivot-Shift-Test** aus SL zur Ermittlung einer antero-lateralen Instabilität.

  Beginnend aus der Streckstellung des Kniegelenkes wird bei Innenrotation und Abduktion das Kniegelenk gebeugt.

  Bei ca. 30–50° und positivem Test wird der laterale Tibiakondylus wieder mit einem kleinen Ruck nach dorsal reponiert.

- **Außenrotations-Rekurvatum-Test**

  weist bei positivem Testergebnis auf eine dorso-laterale Instabilität hin.

  Aus Rückenlage wird das Bein von der Ferse aus angehoben, dies verursacht ein genu recurvatum, eine AR- und Adduktionsstellung.

- Meniskusläsionen werden durch **Abduktions-Adduktionstest** und die **Steinmannschen Zeichen** ermittelt.

Zusätzlich werden heute **Arthroskopien** durchgeführt. Bestätigt sich der Verdacht auf eine Meniskusverletzung kann eine Resektion oder Reinsertion durch das Arthroskop vorgenommen werden.

Jede komplexe Instabilität muß operativ versorgt werden durch Band- und Kapselnähte bzw. Plastiken.

Allgemeine Richtlinien, Symptomatik und ärztliche Maßnahmen

Die Behandlung der Bandverletzungen des Kniegelenkes hat sich in den letzten Jahren sehr präzisiert. Nach Jäger unterscheidet man einfache und komplexe Instabilitäten, wobei eine einfache Instabilität eine pathologische Beweglichkeit um 1 Achse, eine komplexe Instabilität Bewegungen um mehrere Achsen zuläßt.

Die einfachen Instabilitäten kommen sehr selten vor, insbesondere kaum ein isolierter Riß des vorderen Kreuzbandes.

Unterschieden wird in:
- antero-mediale Instabilität
- antero-laterale Instabilität
- postero-laterale Instabilität
- postero-mediale Instabilität

Die antero-mediale Instabilität ist die häufigste Verletzung, entstanden durch einen Außenrotations-Abduktionsmechanismus auf das gebeugte, belastete Kniegelenk.

Dabei wird die dorso-mediale Kapselbandschale, der Innenmeniskus und das vordere Kreuzband zerrissen.

Diese Verletzung wird auch **„unhappy triad"** genannt.

Patienten geben bei Belastung ein Gefühl des Nachgebens und der Unsicherheit ihres Kniegelenkes an.

Die antero-laterale Instabilität:
wird durch ein Adduktions-Innenrotationstrauma bei gebeugtem Kniegelenk verursacht. Das Außenband, die dorso-laterale Kapselschale und das vordere Kreuzband werden verletzt. Selten auch einmal das Vorderhorn des lateralen Meniskus.

Die postero-laterale Instabilität wird durch direkte Gewalt auf den leicht innenrotierten Tibiakopf verursacht, dabei wird die dorsolaterale Kapselbandschale, das Außenband und das hintere Kreuzband verletzt.

Die postero-mediale Instabilität:
wird durch Überstreckung oder durch direk-

te Gewalt auf den außenrotierten, gebeugten Tibiakopf verursacht.

Die mediale Kapselbandschale sowie das hintere Kreuzband reißen. Die Symptomatik des spontan fehlenden Schmerzes weist auf eine totale Ruptur der Kapsel und der Bänder hin. Dazu besteht eine vermehrte Rotationsfähigkeit im Gelenk und das bereits erwähnte Unsicherheitsgefühl. Bestehen Bewegungsschmerzen, handelt es sich um eine Teilruptur. Immer tritt ein Hämarthros auf. Druckempfindlichkeit besteht besonders bei medialen Kapselbandschäden (Skipunkt). Die Gelenkbeweglichkeit ist durch den bestehenden Erguß eingeschränkt. Tritt Streckhemmung im Sinne einer Gelenksperre auf, so handelt es sich um eine Meniskusruptur. Ein verspätet auftretender Gelenkerguß weist auf einen Reizerguß hin.

Sowohl die Entlastungszeiten wie die Positionen der Ruhigstellung sind unterschiedlich.

Zu beachten ist die Biomechanik des Kniegelenkkapselbandapparates. Zwischen 10° Beugung und 0° Stellung rotiert die Tibia nach außen, dabei ist der gesamte Bandapparat gespannt. Das vordere Kreuzband ist bei ca. 20–60° straff, aber nicht gespannt. Die optimale Entspannungsstelle ist bei 40°. Das hintere Kreuzband hat seine optimale Entlastung zwischen 10–10–30°. Um die Nahtstellen nicht zu gefährden, d.h. eine überdehnte Narbe zu vermeiden, soll die Ruhigstellung im Oberschenkelliegegips oder im Tutor der jeweiligen Kreuzbandverletzung Rechnung tragen.

Als Mittelwerte werden **6 Wochen Immobilisation angegeben**, für die **Entlastung des vorderen Kreuzbandes in 40° Flexion**, für die des **hinteren Kreuzbandes in 10–20° Flexion** bei **Kollateralbandverletzung** ebenfalls in **10–20° Flexion**.

Die Entwicklung neuer Programme für die krankengymnastische Behandlung ist noch nicht abgeschlossen. Es zeichnet sich jedoch die Tendenz ab, längere Entlastungszeiten mit der funktionellen Behandlung zu kombinieren.

So kommen in der 2. Behandlungsphase nach der 6wöchigen Ruhigstellung, in der der Patient selbst häufig den M. quadriceps im Gips anspannen soll, der Bewegungsgips nach Burri oder eine Texasschiene zur Anwendung (anfangs Einstellung 20–20–60/80° bei vorderer Kreuzbandverletzung, 10–10–50° bei hinterer Kreuzbandverletzung).

Die Steigerung erfolgt bei den Verletzungen des hinteren Kreuzbandes mindestens um 1 Woche langsamer. Nach der Naht des vorderen Bandapparates werden aus der Schiene heraus die Mm. ischiocrurales und der M. quadriceps in ihrem vorgeschriebenen Bewegungsausmaß trainiert.

Solange ein Streckdefizit von mehr als 5–10° besteht, darf nur Sohlenkontakt durchgeführt werden. Nach 10 Wochen kann die Schiene weggelassen werden, wenn die muskuläre Sicherung des Kniegelenkes vorhanden ist. Erst zu diesem Zeitpunkt kann die volle Streckung erarbeitet werden, so daß nach ca. 12 Wochen mit einer 20 kg Teilbelastung begonnen werden kann.

Die Steigerung erfolgt wochenweise entsprechend der Kniegelenkstabilität. Nach ca. 16 Wochen ist in der Regel eine Vollbelastung durchführbar, Sportfähigkeit besteht nach ca. 6 Monaten.

Die Teilbelastungen bei Verletzungen des hinteren Kreuzbandes beginnen erst nach 16 Wochen, bis dahin ist Sohlenkontakt erlaubt. Mit einer Vollbelastung ist nach 20 Wochen zu rechnen. Sportfähigkeit besteht nach ca. 8 Monaten.

Isolierte Verletzungen

Handelt es sich um eine **Meniskus- oder Seitenbandverletzung** I. und II. Grades des Kniegelenkes mit deutlichen Beschwerden am medialen Gelenkbereich, wird ein Tutor in ca. 15–20° Beugestellung angelegt. Nach 2–3 Wochen kann die bereits beschriebene Kniegelenkbehandlung durchgeführt werden. Die in den medialen Kapselanteil einstrahlende Muskulatur wird nach Abklingen der akuten Symptome gekräftigt.

Isolierte komplette Rupturen kommen sehr selten vor.

Bei ausgiebiger Symptomatik wird eine längere Behandlung mit einem Gipstutor vorgenommen. Die Übungstherapie konzentriert sich auf die Sicherung des Kniegelenkes durch Training des M. quadriceps, der Pes anserinus-Gruppe und der Kniebeuger. Die von Gebhard beschriebenen Übungen eignen sich besonders gut dazu. Alle übrigen Maßnahmen können aus dem allgemeinen Teil dieses Kapitels entnommen werden. Die den Oberschenkel fixierende Hand schient mit dem Zeigefinger den medialen Gelenkspalt. So ist auch bei minimalen Bewegungen ein Abweichen in Richtung X-Stellung sofort zu korrigieren. Die von distal nach proximal aufgebaute Spannung soll vom M. tibialis anterior ausgehen und die Mm. vastus medialis, adductores und iliopsoas erfassen. Distal vom Kniegelenk darf erst dann Widerstand gegeben werden, wenn das Gelenk in Streckstellung stabil bleibt.

Wesentlich seltener kommen **Außenbandverletzungen** vor. Sie werden vom Prinzip her gleich behandelt. Die Muskelkette verläuft nun über die Fußpronatoren und -dorsalextensoren zum M. vastus lateralis, M. tensor fasciae latae und den kleinen Glutäen.

Nach Teilmeniskektomie wird heute im allgemeinen keine Ruhigstellung im Gips mehr durchgeführt. Die krankengymnastische Therapie beginnt am Tag, an dem die Redondrainagen entfernt werden, und konzentriert sich in den ersten Behandlungstagen auf eine sorgfältige Gelenkergußbehandlung. Der Patient muß selbst isometrisches Quadricepstraining absolvieren.

Die Knieflexion spielt beim normalen Gehen eine untergeordnete Rolle. Wichtige Kriterien sind die Beherrschung des Gelenkergusses und die Stabilität des Gelenkes. Mit Beugebewegungen wird deshalb erst sekundär begonnen (s. allgemeiner Teil). Die meisten Behandlungen werden ambulant vorgenommen. Da solche Verletzungen häufig junge, sportliche Patienten betreffen, sind die stationären Behandlungszeiten meist kurz.

Sohlenkontakt und Teilbelastung werden symptomatisch durchgeführt.

Schüleraufgabe

a) Legen Sie einen Behandlungsplan fest, für einen Patienten nach operativ versorgter antero-medialer Instabilität 6 Wochen nach der Operation.
b) Stellen Sie Griffe zusammen, die bei einer Übungsbehandlung einer Tibiakopffraktur angewendet werden müssen.

Übungsbeispiele

Nach operativ versorgter Tibiakopffraktur nach Gipsabnahme

Ausgangsposition: Rückenlage, Lagerung in entsprechender Beugestellung, bzw. bestmöglicher Streckstellung

<u>Übung:</u> Isometrisches Spannen des M. quadriceps

Kontakt: Beide Hände medial/ventral dicht oberhalb der Patella

Übungsauftrag: Ziehen Sie den Fuß nach innen/oben und versuchen, die Ferse leicht von der Unterlage abzuheben!

dasselbe 2. Hand des Krankengymnasten auf Fußrücken und -innenrand

dasselbe mit Betonung der Hüftgelenkstreckung. Die dazu Kontakt gebende Hand liegt in der Kniekehle

<u>Übung:</u> Flexion des Hüftgelenkes gegen Widerstand bei aktiver Kniestreckung und dorsalflektierem Fuß. Endstellung halten, Bein liegt auf Arm des Krankengymnasten.

Kontakt/Widerstand: Ventral dicht oberhalb der Patella

Übungsauftrag: Ziehen Sie den Fuß nach oben und nehmen das gestreckte Bein leicht von meinem Arm weg.

<u>Übung:</u> Flexion/Adduktion bei gestrecktem Knie und dorsalflektierem/supiniertem Fuß

Kontakt/Widerstand: s. 1. Übung

Übungsauftrag: Ziehen Sie den Fuß nach innen/oben und heben das gestreckte Bein nach innen/oben, halten und lockerlassen!

Übung: Exzentrisch dynamische Flexion des Hüftgelenkes bei statischer Arbeit der Mm. quadriceps und tibialis anterior

Kontakt/Widerstand:
- beide Hände ventral, oberhalb der Patella
- eine Hand ventral, oberhalb der Patella, andere auf Fußrücken, wenn Teilbelastung erlaubt ist
- eine Hand distal am Unterschenkel, andere auf Rußrücken, wenn Belastung erlaubt ist.

Übungsauftrag: Versuchen Sie, das gestreckte Bein oben zu halten, nicht herunterdrücken lassen!

Übung: Flexion/Adduktion exzentrisch dynamisch bei statischer Arbeit der Mm. quadriceps und tibialis anterior

Kontakt/Widerstand:
- Beide Hände ventral/medial oberhalb der Patella
- Eine Hand ventral/medial oberhalb der Patella, andere proximal am Unterschenkel, bei erlaubter Teilbelastung
- Eine Hand distal am Unterschenkel, andere auf Fußrücken und -innenrand, bei Vollbelastung.

Übungsauftrag: Versuchen Sie, die Stellung zu halten und sich nicht nach außen/unten drücken zu lassen!
Bei allen Übungen sollte eine Rotationsnullstellung, evtl. eine geringfügige Außenrotationsstellung eingehalten werden. Niemals darf eine Innenrotation entstehen. Kann Eigenschwere nicht gehalten werden, wird unter Abnahme der Beinschwere mit Kontraktionshilfen am Oberschenkel und entsprechenden Verstärkungstechniken geübt.

Merke: Die am Oberschenkel liegende Hand muß immer stärker sein als die distale. Letztere gibt Kontakt und übt einen Längszug dicht unterhalb des Kniegelenkes aus.

Übung: Flexion/Adduktion bei gestrecktem Bein exzentrisch dynamisch gegen Eigenschwere

Kontakt/Widerstand: Keiner

Übungsauftrag: Senken Sie langsam das gestreckte Bein von oben/innen nach unten/außen!

dasselbe aus Hüftgelenkbeugung ohne Adduktion oder Rotation
Wird Widerstand vertragen, können alle angegebenen Übungen auch gegen den Zug des Pullingformers ausgeführt werden. Die Schlaufen liegen dann entsprechend den Angaben für die Widerstand gebende Hand des Krankengymnasten.

Ausgangsposition: Sitz am Bettrand

Übung: Dynamische Kniestreckung mit wiederholten Kontraktionen. Mit Eis reiben über Quadriceps

Kontakt/Widerstand: Ventral, proximal am Unterschenkel, später distal

Aktive Fixation: Des Oberschenkels distal, dorsal

Übungsauftrag: Lehnen Sie den Oberschenkel gegen die Hand des Therapeuten, strecken das Knie, halten, etwas nachgeben, wieder strecken usw.!

Ausgangsposition: Rückenlage

Übung: Flexion/Adduktion zur Kniestreckung mit wiederholten Kontraktionen für das Kniegelenk. Kontraktionshilfen setzen über M. quadriceps

Kontakt/Widerstand: Oberschenkel medial/ventral, am Fußrücken und -innenrand nur Kontakt.

Übungsauftrag: Ziehen Sie den Fuß nach oben/innen, strecken das Knie, heben das Bein nach oben/innen, halten, etwas nachgeben, weiterziehen usw.!

dasselbe ist auch möglich mit rein aktiven wiederholten Kontraktionen des M. quadriceps (für Schüler sicherer!)

dasselbe mit wiederholten Kontraktionen für den M. tibialis anterior
Gegenarm in Ext. Add. IR vorspannen lassen.

Ausgangsposition: Sitz

Übung: Isometrisches Spannen des M. gastrocnemius

Kontakt/Widerstand: proximal, dorsal am Unterschenkel

Aktive Fixation: des Oberschenkels

Übungsauftrag: Lehnen Sie den Oberschenkel gegen die Hand des Therapeuten, spannen den Unterschenkel nach unten, halten und lockerlassen!

Übung: Wiederholte Kontraktionen für Kniebeuger

Kontakt/Widerstand: anfangs proximal dorsal am Unterschenkel, später distal an Fußsohle!

Fixation: s. o.

Übungsauftrag: Lehnen Sie den Oberschenkel gegen die Hand des Therapeuten, beugen das Knie, halten, weiterbeugen, etwas nachgeben, wieder beugen usw.!

Übung: Mobilisation der Beugekontraktur: s. PNF-Technik: Chirurgische Technik

Rhythmische Stabilisation – Entspannen ohne Rotation und Widerstand anfangs, später langsame Umkehr – Halten – Entspannen anschließend entsprechend Halten in Endstellung gegen Kontakt ohne Widerstand.

Übung: Mobilisation der Streckkontraktur (nur wenn kein Gelenkerguß vorhanden ist) mit gleichen Techniken, anschließend wiederholte Kontraktionen für die Knieflexoren

Ausgangsposition: Bauchlage

Übung: Kniebeugung mit wiederholten Kontraktionen bei statischer Arbeit der Hüftstrecker

Kontakt/Widerstand: dorsal proximal am Unterschenkel

Fixation: Aktiv, distal und dorsal am Oberschenkel

Übungsauftrag: Lehnen Sie den Oberschenkel gegen die Hand des Therapeuten, strecken den Fuß und beugen das Knie, halten, weiterziehen, etwas nachgeben, wieder beugen usw.!

Ausgangsposition: Rückenlage

Übung: Gehmuster: zweites Bein ist aufgestellt, gleichseitiger Arm zieht in Extension/Adduktion/Innenrotation außen am Knie des anderen Beines vorbei und hält die Stellung, gegenseitiger Arm spannt gegen das Bett in Extension/Abduktion/Innenrotation übendes Bein zieht in Extension/Abduktion/Rotationsnullstellung bei gestrecktem Knie

Kontakt/Widerstand: Dorsal/lateral am distalen Oberschenkel und proximal/dorsal am Unterschenkel

Übungsauftrag: Spannen Sie die Arme durch, strecken den Fuß nach unten/außen und stoßen das Bein nach unten/außen, halten!

dasselbe: Krankengymnast gibt Haltewiderstand für das andere Bein am Fußrücken und -innenrand. Bein wird in Adduktion/Flexion/Außenrotation und Kniebeugung gehalten.

Kontakt/Widerstand: Am übenden Bein entweder proximal am Oberschenkel oder proximal am Unterschenkel.

Die Übungen können auch wahlweise gegen *Pullingformer* durchgeführt werden. Die Schlaufen lassen sich entsprechend an zwei oder drei Extremitäten anlegen. Haltearbeit gegen den Federzug kann von den Armen symmetrisch oder asymmetrisch geleistet werden. Durch Ziehen an der Schnur wird dynamische Arbeit des übenden Beines gefordert.

Gehen mit vorgegebener Belastungsstufe und Kontraktionshilfen am Becken.

Ausgangsposition: Stand vor dem Spiegel, auf Waagen später auch auf dem Schaukelbrett.

Übung: Stabilisation in Schluß-, Schritt- oder Grätschstellung, die Haltephasen sollen 7–10 sec betragen.

Widerstand: Am Becken, Schultergürtel, Kopf entsprechend richtungsweisend. Der Widerstand sollte langsam zunehmen, so daß die Muskelleistung sich darauf einstellen kann. Ruckhaftes Übertölpeln hat wenig Effekt

Übungsauftrag: Lassen Sie sich nicht verschieben – Halten – und langsam die Spannung lösen!

Merke: Wenn die Kniestabilität im Stand nicht ausreicht, ist die Anforderung zu hoch; erneutes Üben in der Lage ist erforderlich. Gehen mit Unterarmstützen ist wieder angezeigt, die Belastung muß reduziert werden.

Literatur

1. Babayan R (1975) Patellafrakturen, Behandlungsmethoden und Ergebnisse. Aktuel Traumatol 5:27
2. Burri C (1974) Unfallchirurgie. Springer, Berlin Heidelberg New York, S 115–124
3. Burri C et al. (1974a) Die Behandlung der posttraumatischen Bandinstabilität am Kniegelenk. Orthopäde 3:184
4. Cailliet R (1975) Knee Pain and disability. Davis Co, Philadelphia, 4. Aufl
5. Ecke H (1975) Schienbeinkopfbrüche in ihren Ergebnissen nach konservativer und operativer Behandlung und mehrjähriger Behandlungszeit. Unfallchirurgie 1:27
6. Fischer K et al. (1974) Belastbarkeit nach medialer und lateraler Meniskusektomie. Wehrmed Mschr 18:370
7. Franke K (1974) Zur Behandlung von Kreuzbandverletzungen des Kniegelenkes. Med Sport 14:342
8. Hertel P, Schweiberer L (1975) Biomechanik und Pathophysiologie des Kniebandapparates. Unfallkunde 123:1
9. Jäger M, Wirth CJ (1978) Kapselbandläsionen. Thieme
10. Jäger M, Wirth CJ (1975) Die anbehandelte „unhappy triad". Unfallkunde 125:69
11. Menschik A (1974) Mechanik des Kniegelenkes, 1. Teil. Z Orthop 112:481
12. Mucha C et al. (1984) Zur differenzierten Übungsbehandlung in der postoperativen Frührehabilitation von Knieinstabilitäten. Krankengymn 36:298
13. Müller MH (1976) Ergebnisse und Arthrose nach operativ versorgten Tibiakopffrakturen. Aktuel Traumatol 6:55
14. Rüter A (1975) Knochenverletzungen im Kniebereich. Unfallkunde 120:97
15. Schneider PG (1975) Meniskusschäden bei Berufsfußballspielern. Münch Med Wochenschr 177:153
16. Tscherne H (1974) Die Osteosynthesen epiphysennaher Frakturen im Kniegelenk. Aktuel Traumatol 4:102
17. Weller S (1977) Frische Verletzungen der Patella. Langenbecks Arch Chir 345
18. Wirth CJ (1974) Verhalten der Roll-Gleitbewegung des belasteten Kniegelenkes bei Verlust und Ersatz des vorderen Kreuzbandes. Arch Orthop Unfallchir 78:356

XVII. Krankengymnastische Behandlung nach Unterschenkelfrakturen

Einteilung

Isolierte Tibiafraktur (Abb. 144 u. 145)
Isolierte Fibulafraktur
Unterschenkelfraktur, Tibia- und Fibulafraktur (Abb. 146)

Ursachen

- Direkte Gewalt als Stoß oder Biegungsmechanismus
- indirekte Gewalteinwirkung über Torsion oder Stauchung
- als Folge von Verkehrs- oder Sportunfällen

Allgemeine Richtlinien zur Behandlung der Unterschenkelfraktur, Symptomatik und ärztliche Maßnahmen

Überwiegend werden Unterschenkelschaftfrakturen mit Marknägeln oder einer Platte

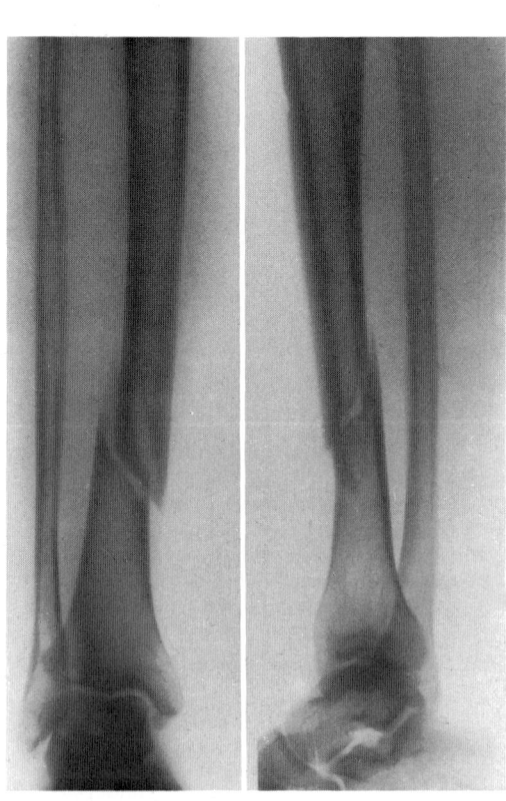

Abb. 144. Tibiafraktur

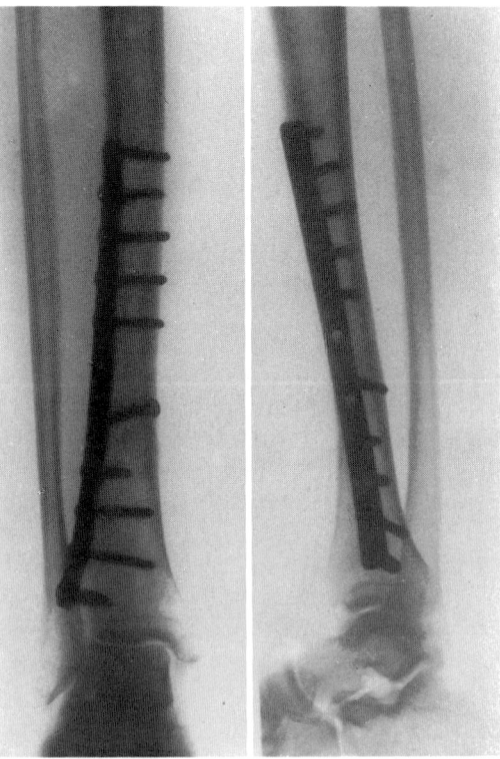

Abb. 145. Plattenosteosynthese bei Tibiafraktur

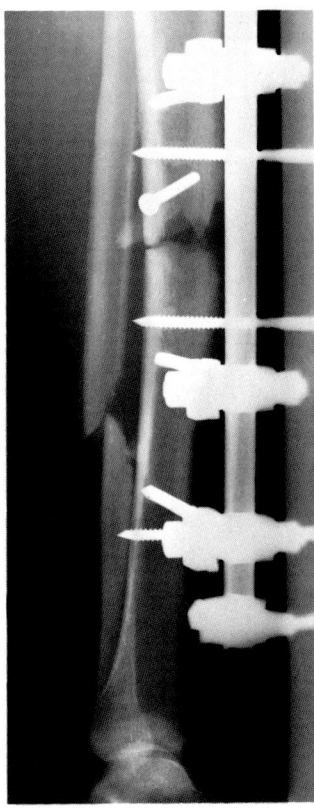

seiner Länge voll unterstützt sein. Das Bein wird auf einer Schaumstoffschiene gelagert. Zur Dauerhochlagerung wird das Bettende hochgestellt. Die Entlastung ist bei den verschiedenen Osteosynthesen unterschiedlich. Patienten mit *stabilen Plattenosteosynthesen* können nach Entfernung der Redondrainage aktiv üben, ab ca. 5. Tag darf bei reizlosen Wundverhältnissen mit Sohlenkontakt aufgestanden werden. Nach ca. 4 Wochen kann mit Teilbelastung von 10–15 kg begonnen werden, die wöchentliche Steigerung erfolgt um 10–15 kg. Bei *instabilen Osteosynthesen* (mit/ohne Spongiosaplastik) soll 6–7 Wochen lang Sohlenkontakt durchgeführt werden, dann Teilbelastung nach Schema. Anlage eines Sarmientogipses ist günstig (Abb. 148 a u. b).

Stabile Osteosynthesen mit Marknagel (Küntscher, AO-Nagel):
- 1. Tag nach Redondrainagenentfernung 1× belasten, dann Röntgenkontrolle
- 2 Wochen Sohlenkontakt
- ab 3. Woche Teilbelastung und Steigerung pro Woche um 10–15 kg

Abb. 146. Offene Unterschenkeltrümmerfraktur mit Fixateur externe behandelt

versorgt. Offene Frakturen, die infektgefährdet sind, erhalten einen Fixateur externe (Abb. 147). Lediglich bei Kindern wird konservativ behandelt. Die Lagerung soll möglichst flach sein, d. h. der Unterschenkel in

Instabile Marknagelung:
Sarmientogips, Kallusbildung abwarten und nach ca. 4–6 Wochen Beginn mit Teilbelastung ohne Gips, wöchentliche Steigerung nach Schema.

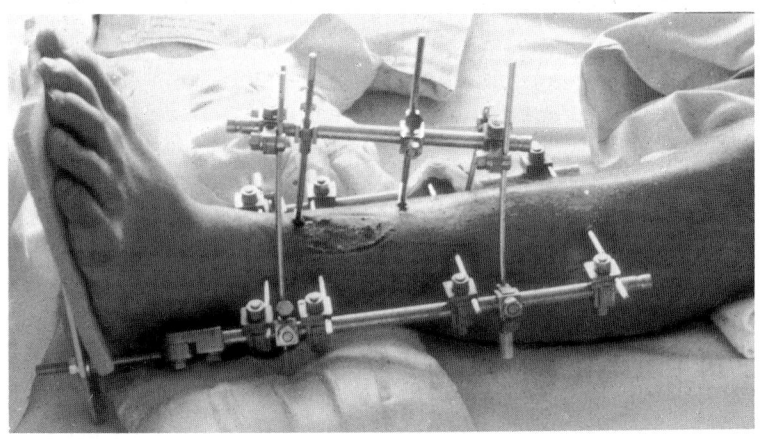

Abb. 147. Fixateur externe

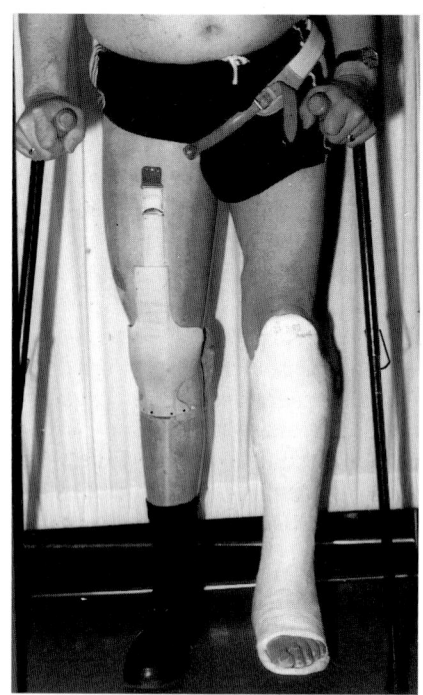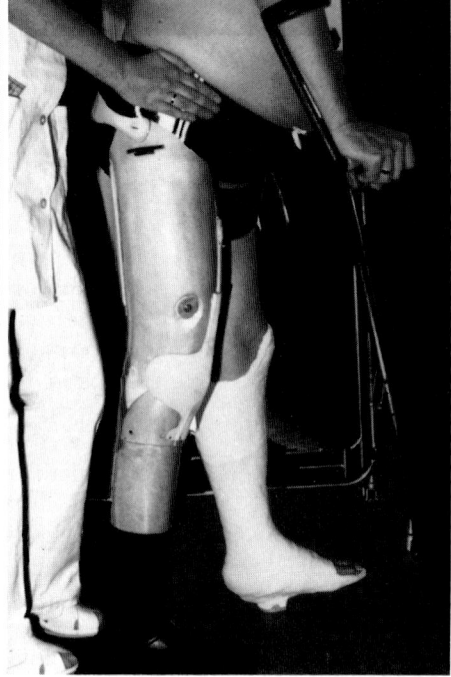

a   b

Abb. 148. **a** Sarmiento-Gips bei Unterschenkelschaftfraktur eines Oberschenkelprothesenträgers. **b** Gehschulung mit Sarmientogips und Prothese

Statischer Verriegelungsnagel:
Nach gesicherter Wundheilung 20 kg Teilbelastung für 3 Wochen, ab 4. Woche Steigerung wöchentlich um 10 kg, bis 40 kg erreicht sind. Diese 40 kg sollen bis zur Entriegelung nach 8–12 Wochen beibehalten werden. Nach Dynamisierung wöchentliche Steigerung um 10–15 kg bis zur vollen Gewichtsübernahme.
Aktives Üben in allen Richtungen, auch Rotation ist erlaubt.

Primär dynamischer Verriegelungsnagel:
20 kg Teilbelastung für 3–5 Wochen, ab 7. Woche Steigerung um wöchentlich 10–15 kg. Die Osteosynthese ist nicht rotationsstabil. Rotationsbewegungen sind deshalb verboten.

Fixateur externe:
Nach Abheilen der Weichteile kann Sohlenkontakt erlaubt werden, aktives Üben in allen Richtungen ist möglich.
Nach ausreichender Überbrückung der Fraktur kann sie wie eine stabile Osteosynthese weiter behandelt werden.

Die krankengymnastische Übungsbehandlung nach einer **Spongiosaplastik** beginnt in der Regel 10 Tage nach der Operation.
Auch nach Hauttransplantationen wird eine 8–10tägige Bettruhe eingehalten.
Dann werden sie entsprechend ihrer Osteosynthese weiterbehandelt (s. auch Allgemeine Richtlinien, S. 8–14).

Komplikationen

– Achsenfehler bei konservativer Versorgung
– Pseudarthrose
– Infektion
– Evtl. Beinverkürzung
– N. fibularis-Verletzung
– Tibialis anterior-Syndrom

Befunderhebung

Beurteile
– Hautdurchblutung, Spannung der Haut (Spannungsblasen und Schwellungen)

176

- Muskelrelief
- Knie- und Sprunggelenkstellung (Beinachse)
- Röntgenbild: Frakturstellung und Konsolidierung
  1. Röntgenbild nach der Operation nach einmaliger Belastung bei Marknagel und dynamisch verriegeltem Nagel.

Messe

- Aktives Bewegungsausmaß des Knie- und Sprunggelenkes (keine Pro- und Supination bei instabilen Osteosynthesen)
- Anatomische Unterschenkellänge, Umfang an vorgeschriebenen Punkten

Prüfe

- Muskeltest der Oberschenkelmuskulatur
- Muskeltest der Unterschenkelmuskulatur nur bis Teststufe 3
- Sensibilität
- Pulse

Notiere

- Art und Lokalisation von Schmerzen und sonstige Beschwerden

Gesichtspunkte der Behandlung

1. **Verbesserung der Durchblutung** an Unterschenkel und Fuß
2. **Lagerungskontrolle**
3. **Wiederherstellung** des **Muskel-Spannungsgleichgewichtes** am Unterschenkel
4. **Kräftigung der Fußheber**
5. **Mobilisation des Sprunggelenkes**
6. **Mobilisation des Kniegelenkes**
7. **Kräftigung der Unterschenkelmuskulatur**
8. **Erhalten der Muskelkraft** der übrigen drei Extremitäten
9. **Vorbereitung zur Belastung**
10. **Gehschulung**

Behandlungsmöglichkeiten

zu 1. Verbesserung der Durchblutung: Alle distalen Verletzungen der unteren Extremitäten leiden an langdauernden und schweren Durchblutungsstörungen. Nicht selten wird deshalb vor allem nach zusätzlichen Paresen oder Infektionen das sogenannte Sudecksche Syndrom beobachtet. Dieses ist jedoch am Unterschenkel und Fuß gegenüber der Hand wesentlich behandlungszugänglicher. Da die Frakturheilung von einer ausreichenden Durchblutung abhängig ist, wird frühzeitig mit aktiven Spannungsübungen für die Fußheber und Plantarflexoren begonnen. Dabei liegt der Unterschenkel von der Kniekehle bis zur Ferse auf einer flachen Schaumstoffunterlage, während die Ferse frei bleibt.

Zwischen diesen isometrischen Spannungsübungen ohne Widerstand werden soweit möglich Kälteanwendungen gemacht. Der sterile Verband und die Lagerung dürfen allerdings nicht verändert werden. Ratschowsche Umlagerungen können in der ersten Behandlungswoche als „Hausaufgabe" gegeben werden.

zu 2. Lagerungskontrolle: Wie bei allen Schaftbrüchen spielt die Lagerung im Bett und zur Übungsbehandlung eine besondere Rolle. Hohlliegende Stellen wie die Kniekehle und die Achillessehne müssen unterlagert werden, damit keine Hebelwirkung durch die Fixationshand des Therapeuten an der Fraktur entsteht. Diese ist besonders wichtig bei konservativ oder nicht übungsstabil versorgten Frakturen. Die vorgefertigte Schaumstoff-U-Schiene berücksichtigt diese Lagerung und hat außerdem eine feste Abstützung für den Fuß. Wird nach einigen Tagen diese Schiene entfernt, muß ein Spitzfußkästchen für exakte Nullstellung am oberen Sprunggelenk sorgen. Bei geringer Beugeeinstellung für das Kniegelenk kann das Bein auf einer Krappschen Schiene der Schwere folgend nach außen rotieren. Dies führt u. U. zu einer N. fibularis Parese. Eine korrigierende Protheraschiene oder ein Basketballschuh soll dann die entspr. Korrektur vornehmen. Dauerhochlagerung wird über Hochstellen des Bettendes vorgenommen. Ist am Bettende dafür keine Vorrichtung vorhanden, werden Holzklötzchen, Ziegelsteine, Bücher oder dergleichen unterlegt. Auch die Sandsacklagerung ist ungünstig. Sie verschiebt sich oft und läßt das Bein nicht zur Ruhe kommen.

Instabile Frakturen werden in der Regel mit einem Sarmientogips versorgt.

zu 3. Wiederherstellung des Muskelspannungsgleichgewichtes am Unterschenkel: Optimale Ruhigstellung der Fraktur wird nicht nur über die Osteosynthese, sondern auch über die Gesamtspannung der Muskulatur erreicht. Dieses Muskelgleichgewicht so gleichmäßig und schnell wie möglich wiederherzustellen, ist eine der vordringlichsten Aufgaben der krankengymnastischen Behandlung. Besondere Probleme stellen deshalb Ausfälle der vom N. fibularis versorgten Muskulatur dar, wenn es zu einer Parese gekommen ist. Ein Fallfuß wirkt als nicht kontrollierbarer Körper hebelnd an der Fraktur. Natürlicherweise überwiegt der Grundtonus des M. triceps surae gegenüber dem der Fußheber. Nach Überprüfung der Muskelwerte werden deshalb zunächst die Fußheber geübt. Um die fixierende Hand exakt anzulegen, muß der Krankengymnast das Röntgenbild kennen. Die Fixation der Fraktur muß in jedem Fall zwischen der Fraktur und dem Sprunggelenk liegen. Der Kontakt für die Muskelspannung des M. tibialis anterior, der Mm. extensor digitorum longus und brevis, hallucis longus und der Mm. fibulares wird entsprechend richtungsweisend am Fuß gegeben. Soll der M. quadriceps als Verstärker für die Fußheber fungieren und überwindet er nicht die Unterschenkelschwere, muß unter Abnahme der Schwerkraft geübt werden. Das Halten der Unterschenkelschwere kann ohne oder mit Führungskontakt geübt werden. Dieser liegt dann sicherheitshalber zwischen Fraktur und Kniegelenk.

Aktives Üben in PNF-Mustern ist möglich bei statisch verriegelten Markägeln und Plattenosteosynthesen.

zu 4. Kräftigung der Fußheber: Nach einer Platten- oder Schraubenosteosynthese kommt es vor, daß die Extensoren des Fußes ihre Gleitfähigkeit durch Narben oder Platten verlieren. Auch wenn keine N. fibularis

Parese besteht, kontrahieren sich besonders die Mm. tibialis anterior und extensor hallucis longus ungenügend und sind mit der Unterlage verhaftet. Wiederholtes Üben und kräftiges Anspannen lösen diese Adhäsionen am besten. Nicht empfohlen werden können in der Frühbehandlung verschieblich machende Massagegriffe oder Manipulationen. Sie reizen eher die Narbe und setzen neue Hämatome (Mikrotraumen).

Leichte Widerstandsübungen können für die reinachsige Dorsalextension bei exakter passiver Fixation der Fraktur ausgeführt werden. Rotationswiderstände dürfen erst nach Konsolidierung der Fraktur gesetzt werden. Als Technik kommen wiederholte Kontraktionen in Frage.

zu 5. Mobilisation des oberen Sprunggelenkes: Kontrakturen an den Sprunggelenken können vermieden werden, wenn ein aktives Üben bei stabiler Osteosynthese frühzeitig begonnen hat. Das Endgefühl wird weichelastisch sein. Die physiologische Spannungsgelenkfunktion wird nach von Lanz mit 30°–0–30° angegeben. Insgesamt also 60° Bewegungsumfang. Meist handelt es sich nach Unterschenkel- und Sprunggelenkfrakturen um ein Dorsalextensionsdefizit von 30–35°. Anfangs kann die „Chirurgische Technik" aus dem PNF-Programm zur Mobilisation des Spitzfußes angewandt werden. Eine exakte Lagerung des Unterschenkels auf einem Keilkissen, dessen Basis am Knie liegt, entlastet den M. gastrocnemius in seiner Kniekomponente. Die Ferse liegt frei, der Krankgengymnast fixiert die Fraktur sicher mit seiner Hand dicht oberhalb des Sprunggelenkes. Ohne Supinations- oder Pronationsbewegung wird der M. gastrocnemius an seiner Dehngrenze leicht angespannt, um nachfolgend ausführlich entspannen zu können. Das Weiterziehen in Dorsalextension darf nur gegen Führungskontakt sein. Während der Technik kann der Unterschenkel auf einer Eiskompresse liegen. Verträgt der Patient die Kälte gut, bleibt die Kompresse ca. 15 min liegen. Harte arthrogene Kontrakturen gibt es nach AO versorgten Frakturen eigentlich nicht. Sie kommen jedoch nach längeren Gipszeiten, bei zusätzlicher N. fibularis Parese und bei einer Osteomyelitis vor. Dann reichen die rein aktiven Mobilisationstechniken nicht mehr aus. Nach Festigung der Fraktur dürfen und müssen aktiv-passive Techniken angesetzt werden. Diese beziehen auch die Pro- und Supinationsbewegung mit ein. Die Dorsalextension und Plantarflexion werden schwerpunktmäßig mobilisiert. Bei fest-elastischem Endgefühl kann Manuelle Therapie durchgeführt werden. Anschließend muß intensiv gekräftigt werden.

zu 6. Mobilisation des Kniegelenkes:

Bei Frakturen im proximalen Unterschenkeldrittel kann eine Kniegelenkkontraktur auftreten. Die Behandlung erfolgt wie im Kapitel „Krankgengymnastische Behandlung der Kniegelenkverletzungen" beschrieben.

Einsatz der Motorschiene ist möglich, wenn die Lagerung sorgfältig, das Tempo langsam und der Umkehrpunkt im schmerzfreien Bereich eingestellt wurde.

Lediglich die Grifftechnik ist zu verändern. Die kontaktgebende Hand muß immer zwischen Fraktur und Kniegelenk liegen. Empfehlenswert ist das Mobilisieren des Kniegelenkes aus Bauchlage oder Sitz am Bettrand. In beiden Fällen muß der Unterschenkel ganz von dem Arm des Therapeuten unterstützt sein. Besteht eine N. fibularis Parese, sollte eine Lagerungsschiene aus Kunststoff angelegt werden. Der hängende Fuß hebelt sonst an der Fraktur. Manuelle Therapie kann erst nach Konsolidierung der Fraktur eingesetzt werden.

zu 7. Kräftigung der Unterschenkelmuskulatur,

insbesondere des M. gastrocnemius. Nach deutlicher Verbesserung der Sprunggelenkbeweglichkeit in Richtung der Dorsalextension und aktiven Haltefunktion der Fußheber wird der M. gastrocnemius in allen Variationen gekräftigt. Dieser Muskel ist bekanntlich der Hauptakteur der Gangphase, er bewirkt Fersen- und Zehenablösungen gegen das Körpergewicht. Seine Funktion wieder vollständig herzustellen, ist ein wichtiges

Behandlungsziel. In der Phase des Sohlenkontaktes soll der Muskelwert 3 erarbeitet werden. Regelmäßig durchgeführte Gelenkmessungen und ein Muskeltest sind unerläßlich. Die Kniebeugung wird mit und ohne Verstärkung durch die Glutäalmuskulatur aus Bauchlage geübt. Der Widerstand kann manuell oder über das Pullingformergerät proximal der Fraktur gegeben werden. Geübt wird mit der Technik der wiederholten Kontraktionen. Die Technik der wechselnden Drehpunkte, z. B. Sprunggelenk kann so ausgeführt werden, daß die Kniebeuger statische Arbeit leisten, während der Fuß aktive Umkehrbewegungen ohne Handkontakt macht. In dieser Form kann auch die Supination mit der Plantarflexion verlangt werden. Entsprechend der Teilbelastungsphase und nach Rücksprache mit dem Operateur, können später die Sprunggelenkbewegungen gegen Widerstand ausgeführt werden.

zu 8. Erhalten der Muskelkraft der drei übrigen Extremitäten:

Da es sich bei Unterschenkelschaftfrakturen in der Mehrzahl um arbeitsfähige, junge Menschen handelt, kann das Training des gesunden Beines und der beiden Arme vorwiegend als „Hausaufgabenprogramm" aufgebaut werden. Geräte wie Seil, Expander, Hanteln, Medizinbälle oder der Pullingformer werden zur abwechslungsreichen Gestaltung der Übungen benutzt. Die Übungen sollen vorgeübt, bezüglich der Steigerung festgelegt und zwischendurch kontrolliert werden. Sind Gruppenbildungen möglich, können Turnstunden in Partnerarbeit motivierend wirken. Krankengymnastikschüler können alle gelernten Trainingstechniken aus PNF- und anderen Programmen erfolgreich an den nicht betroffenen Extremitäten ausprobieren. Patient und Schüler ist damit gedient. Beste Möglichkeit zur Erhaltung der Beinmuskelkraft ist jedoch stets die Belastung. Anfangs begleitet, sollte sich der Patient deshalb mit zwei Unterarmstützen, auf dem gesunden Bein hüpfend, fortbewegen. Nur wenn das Bein vermehrt anschwillt, werden Antithrombosestrümpfe oder elastische Binden angelegt.

zu 9. Vorbereitung zur Belastung: Ist der Unterschenkel zur Teilbelastung freigegeben, wird aus Sitz auf dem Hocker oder aus Halbkniestand geübt. Stabilisation des auf Zehen stehenden Fußes bei 90° Kniebeugung ist eine Übergangsmöglichkeit vor dem Üben im Stand. Das Gehmuster wird auch in Rückenlage vorgeübt. Widerstand für die Mittelstandphase kann dorsal/lateral am proximalen Ende des Unterschenkels gegeben werden. Die Bewegungsrichtung ist Extension/Abduktion/Innenrotation zum gestreckten Knie. Der Fuß zieht aktiv ohne Kontakt in Plantarflexion/Pronation. Während das verletzte Bein wiederholte Kontraktionen im Hüftgelenk ausführt, sollen die drei anderen Extremitäten statisch entsprechend dem Gesamtgehmuster arbeiten (s. auch Kapitel *Kniegelenkverletzungen*). Das Gehmuster kann in einzelnen Bewegungsabschnitten oder als Ganzes gegen manuellen Widerstand oder gegen den Pullingformerzug geübt werden. Die dynamische Bewegung des Hüftgelenkes wird durch Ziehen und Nachgeben an der Schnur erreicht. Der Krankengymnast kann dosiert Widerstand geben, wenn er die Feder mit der Hand vorspannt und das Gerät nicht fest an der Wand einhakt. Eine Vorbereitung zur Belastung kann auch im Bewegungsbad vorgenommen werden. Bei entsprechender Wassertiefe wirkt die Auftriebskraft des Wassers entlastend. Schnell ausgeführte Bewegungen erhöhen den Wasserwiderstand und können zu Trainingszwecken verwendet werden. Ebenso gezielt einsetzbar sind Schwimmkörper. Der Patient sollte jedoch zu diesem Zeitpunkt noch keine Scher- und Rotationsbewegungen des Unterschenkels machen, wie sie etwa beim Brustschwimmen vorkommen. Selbständiges Üben im Wasser ohne Aufsicht des Krankengymnasten ist deshalb gefährlich.

zu 10. Gehschulung: Belastetes Aufstehen wird auch für den Patienten nach Unterschenkelschaftfraktur über die Teilbelastung auf Waagen begonnen (s. auch Kapitel „Schenkelhals-/Oberschenkelbrüche"). Dabei soll der Patient lernen, die verordnete Teilbelastung wahrzunehmen. Anfangs muß er selbst auf die Waage schauen, dann soll er das Belasten erspüren und einüben.

Vor dem Aufstehen soll bei Bedarf auch an eine notwendige Schuherhöhung gedacht werden; in jedem Fall sollen Einlagen verordnet werden. Bei Patienten, die noch zu Durchblutungsstörungen neigen, sind Gummistrümpfe nach Maß angebracht. Kann der Patient im Stand vor dem Spiegel die Belastung korrekt auf das verletzte Bein übernehmen, wird der Zehenstand geübt. Die Schulung des M. triceps surae ist im Stand und in der Schrittfolge besonders wichtig für das spätere Gehen. Belastungsübungen lassen sich auch auf dem Schaukelbrett gut durchführen. Auch Treppensteigen oder Gehen auf schräger Ebene kann zur Kräftigung des M. gastrocnemius eingesetzt werden, wenn auf bewußtes Abheben der Ferse geachtet wird. Das Endziel sollte der freie Zehenstand auf dem verletzten Bein sein. Dies zu erreichen, erfordert oft eine lange ambulante Behandlungszeit und gute Mitarbeit des Patienten. Solange der Patient die einzelnen Belastungsphasen noch nicht beherrscht, also noch hinkt, sollten die Unterarmstützen nicht weggenommen werden. Das Benutzen von einer Stütze verursacht häufig eine Schiefhaltung, so lohnt es sich abzuwarten, bis der Patient von selbst die Unterarmstützen weglegt.

Behandlung nach N. fibularis Parese

Eine spezielle krankengymnastische Behandlung erfordern die Patienten mit zusätzlicher N. fibularis Parese. Solange keine Reinnervationszeichen vorhanden sind, kann Reizstromtherapie durchgeführt werden, wenn keine Metallplatten dicht unter der Haut liegen. Außerdem werden alle Kontraktionshilfen umgesetzt, die bei frischen Frakturen anwendbar sind. Eine Kontraktion zu erreichen wird versucht über Haut- und Sehnenstreichen, Sehnenrollen, Muskelabheben, Eisabreiben, kraftvolles, symmetrisches Anspannen des anderen Fußes und über maximales Spannen der proximalen Muskulatur. Nicht erlaubt sind Tapping und Stretch. Außerdem ist streng darauf zu achten, daß der Fuß ständig in exakter Nullstellung gelagert ist. Am besten wird eine leichte dorsale Gipsschiene aus Prothera o.ä. angefertigt. Der sonst gut verwendbare Basketballschuh kann hier nicht verwendet werden, weil er als äußeres Gewicht an der Fraktur hebelt.

Schüleraufgabe

a) Stellen Sie ein Übungsprogramm für den M. gastrocnemius zusammen, das ca. 7 Wochen nach AO-Versorgung einer Unterschenkelfraktur durchgeführt werden kann.
b) Versuchen Sie zu zweit eine Lagerungsschiene für einen Patienten nach Unterschenkelschaftfraktur und N. fibularis Parese herzustellen.

Übungsbeispiele

Unterschenkelschaftfraktur, übungsstabil versorgt

Ausgangsposition: Rückenlage, Unterschenkel flach gelagert, Ferse frei

Übung: Isometrisches Spannen der Fußheber

Kontakt: Dicht am Sprunggelenk auf Fußrücken

Fixation: Passiv oberhalb des Sprunggelenkes am Unterschenkel

Übungsauftrag: Spannen Sie den Fuß nach oben, halten und lockerlassen!

Übung: Isometrisches Spannen des M. quadriceps und aktive Kontraktion der Fußheber

Kontakt/Widerstand: Ventral, unterhalb der Patella am Unterschenkel, zweite Hand in Kniekehle, kein Kontakt am Fuß

Übungsauftrag: Spannen Sie das Kniegelenk nach unten und ziehen den Fuß hoch, halten und lockerlassen!

dasselbe mit wiederholten Kontraktionen für das Kniegelenk bei aktiv gehaltener Dorsalextension. Der Unterschenkel liegt frei über der Bettkante.

Übung: Dynamische wiederholte Kontraktionen der Fußheber gegen Führungskontakt/Widerstand

Kontakt: Dicht am Sprunggelenk auf Fußrücken

Fixation: Passiv distal am Unterschenkel

Übungsauftrag: Ziehen Sie den Fuß hoch, halten, etwas nachgeben, wieder hochziehen usw.!

dasselbe mit Spannung der Zehenextensoren

dasselbe mit Spannung der Zehenflexoren

Übung: Aktive Dorsalextension/Supination mit wiederholten Kontraktionen

Kontakt: Keiner

Fixation: Passiv distal am Unterschenkel

Übungsauftrag: Ziehen Sie den Fuß nach oben/innen, halten, etwas zurückgehen, wieder hochziehen usw.!

dasselbe bei statischer Arbeit des M. quadriceps in der Hüftgelenkstellung: Flexion/Adduktion/Außenrotation, bei gestrecktem Knie

Fixation: Keine

Kontakt/Widerstand: Unterhalb des Kniegelenkes

Übung: Flexion/Adduktion/Außenrotation mit wechselndem Drehpunkt an den Sprunggelenken

Kontakt/Widerstand: Dicht unterhalb des Kniegelenkes und am Oberschenkel medial/ventral, kein Kontakt am Fuß

Übungsauftrag: Ziehen Sie den Fuß nach oben/innen, strecken das Knie und führen das Bein nach oben innen, dort halten, jetzt den Fuß nach innen/oben nachziehen, etwas zurücknehmen, wieder nachziehen usw.!

Übung: Aktive Dorsalextension/Pronation mit wiederholten Kontraktionen

Kontakt: Keiner

Fixation: Passiv am distalen Unterschenkel

Übungsauftrag: Ziehen Sie den Fuß nach oben/außen, halten, etwas zurückgehen, wieder hochziehen usw.!

dasselbe bei statischer Arbeit der entsprechenden Muskulatur in der Hüftgelenkstellung Flexion/Abduktion/Innenrotation bei gestrecktem Knie

Kontakt/Widerstand: Dicht unterhalb des Kniegelenkes und am Oberschenkel ventral/lateral, kein Kontakt am Fuß

Übungsauftrag: Ziehen Sie den Fuß nach oben/außen, strecken das Knie und heben das Bein nach oben/außen, halten, jetzt den Fuß nachziehen, etwas zurücknehmen, wieder hochziehen usw.!

Übung: Flexion/Adduktion/Außenrotation zum gestreckten Knie und Flexion/Abduktion/Innenrotation zum gestreckten Knie gegen Pullingformer; die Schlaufen liegen entsprechend dem manuellen Kontakt (s.o.)
Das andere Schlaufenpaar wird in die Gegenhand genommen (Schwungarmmuster)

Übung: Isometrisches Spannen des M. gastrocnemius gegen Widerstand in der Kniekomponente, bei aktiver Kontraktion in Plantarflexion/Supination

Widerstand: Dicht unterhalb der Kniekehle am Unterschenkel, kein Kontakt am Fuß

Fixation: Aktiv am Oberschenkel

Übungsauftrag: Ziehen Sie den Fuß nach innen/unten, spannen den Unterschenkel in die Hand des Therapeuten, halten und lockerlassen!

Übung: Dynamische Kniebeugung mit wiederholten Kontraktionen bei aktiv gehaltener Plantarflexion/Supination

Widerstand: s. vorherige Übung

Fixation: s.o.

Übungsauftrag: Spannen Sie den Fuß nach unten/innen, beugen das Knie, halten, weiter beugen, etwas nachgeben, wieder beugen usw.!

Übung: Extension/Adduktion/Außenrotation zum gebeugten Knie Extension/Abduktion/Innenrotation zum gebeugten Knie gegen Pullingformer. Die Schlaufen liegen entsprechend dem manuellen Kontakt (s.o.). Das andere Schlaufenpaar wird in die Gegenhand genommen (Stützarmmuster)

Ausgangsposition: Bauchlage, Fuß hängt über Bettkante

Übung: Wiederholte Knieflexion gegen Pullingformer bei Haltearbeit des M. glutaeus maximus

Schlaufen: Eine dicht unterhalb des Kniegelenkes, die andere am Oberschenkel, das andere Paar am gleichseitigen Arm (Schwungarmmuster). Erst nach entsprechender Konsolidierung können die Schlaufen distal angelegt werden.

Übungsauftrag: Ziehen Sie die Zehen zur Decke, beugen das Knie und heben den Oberschenkel leicht ab, halten, etwas nachgeben im Knie, wieder beugen usw.!

dasselbe mit aktiven Umkehrbewegungen der Sprunggelenke

Ausgangsposition: Rückenlage

Übung: „Chirurgische Technik" aus dem PNF-Programm gegen die Spitzfußkontraktur, anschließend wiederholte Kontraktionen für die Fußheber
Rhythmische Stabilisation – Entspannen

Ausgangsposition: Bauchlage

Übung: Mobilisation der Kniestreckkontraktur mit Technik „Langsame Umkehr, halten, entspannen und aktiv weiterziehen"

Widerstand: Dicht unterhalb des Kniegelenkes richtungsweisend. Der Unterschenkel liegt auf dem Unterarm des Therapeuten

Übungsauftrag: Beugen Sie das Knie soweit es geht, lehnen den Unterschenkel gegen die Hand des Therapeuten nach unten, lockerlassen, wieder beugen usw.!
Anschließend wiederholte Kontraktionen für die Kniebeuger
Traktion und Gleiten aus der Manuellen Therapie ist erst bei Belastungsfähigkeit des Knochens erlaubt

Übung: Gehmuster aus PNF-Programm, Extension/Abduktion/Innenrotation bei gestrecktem Knie

Kontakt/Widerstand: Dicht unterhalb des Kniegelenkes am Unterschenkel lateral/dorsal

Übungsauftrag: s. Kapitel Knieverletzungen

Ausgangsposition: Sitz auf Hocker, Knie rechtwinkelig gebeugt, Fuß steht auf einem Tuch

Übung: Stabilisation des Zehenstandes im Sitz

Übungsauftrag: Heben Sie die Ferse an und halten das Tuch fest!

Ausgangsposition: Stand mit dem Rücken zur Sprossenwand o. ä.

Übung: Bei leicht gebeugter Kniegelenkstellung soll der Fuß vom Fersenstand zum Zehenstand rollen (M. gastrocnemius-Übung)

Kontakt: Keiner

Übungsauftrag: Bleiben Sie in der leichten Kniebeugestellung und rollen von den Fersen zum Zehenstand und zurück! Halten Sie sich zur Sicherheit mit den Händen an der Sprossenwand an!

Übung: Im Zehenstand auf der Stelle treten

Übung: Stabilisation auf dem Schaukelbrett

Bergsteigerübung: Gleichseitiger Arm oder beide stemmen gegen die Wand, so daß der Oberkörper schräg nach vorne kommt; beide Beine stehen in Schrittstellung, das verletzte ist hinten, Versuch des wiederholten Zehenstandes

Gehen gegen Widerstand am Becken oder Schultergürtel vorn

Gehschulung (s. Kapitel *„Schenkelhalsfraktur* und *Oberschenkelfraktur")*

Achtung: bei allen instabilen Osteosynthesen müssen PNF-Übungen ohne Rotation ausgeführt werden bis zur Erlaubnis der Teilbelastung.

Literatur

1. Burri C (1981) Indikation und Formen der Anwendung des Fixateur externe am Unterschenkel. Unfallkunde 84:177
2. Claudi B et al. (1976) Anwendung des Fixateur externe bei der Primärversorgung offener Frakturen. Helv Chir Acta 43:469
3. Ecke H (1975) Eine Möglichkeit der Behandlung von Defekten an langen Röhrenknochen. Unfallchirurgie 1:23
4. Etter Ch et al. (1982) Belastungsstabilität in Abhängigkeit von Osteosyntheseverfahren, Verlauf und Komplikationen bei offenen Unterschenkelfrakturen mit schweren Weichteilschäden. Aktuel Traumatol 12:78

5. Kehr H, Hierholzer M (1975) Behandlung von Tibiapseudarthrosen mittels Fixateur externe. Unfallchirurgie 1:32
6. Klems H (1976) Behandlung von Unterschenkelpseudarthrosen mit äußeren Spannern. Aktuel Traumatol 6:83
7. Kuner EH (1974) Die isolierte Tibiafraktur im Wachstumsalter. Aktuel Traumatol 4:299
8. von Lanz-Wachsmuth (1972) Praktische Anatomie, Bein und Statik. Springer, Berlin Heidelberg New York, 2. Aufl, S 373
9. Rüedi Th et al. (1975) Erfahrungen mit der dynamischen Kompressionsplatte „DCP" bei 418 frischen Unterschenkelschaftbrüchen. Arch Orthop Unfallchir 82:247
10. Sellmann J (1983) Aufbohrung und Marknagelung von Unterschenkelpseudarthrosen als alternative Behandlungsmethode. Aktuel Traumatol 13:13
11. Schmidt HG et al. (1982) Klinische Anwendung und Ergebnisse mit dem Fixateur externe bei septischen und aseptischen Osteosynthesen an der unteren Extremität. Aktuel Traumatol 12:69
12. Weise K et al. (1983) Zweit- und drittgradig offene Frakturen langer Röhrenknochen, therapeutisches Management und Behandlungsergebnisse. Aktuel Traumatol 13:24
13. Weller S (1974) Komplikationen bei der Marknagelung von Unterschenkelschaftbrüchen. Unfallhkunde 117:98
14. Weller S (1982) Der Fixateur externe im Dienst der Prophylaxe und Therapie von Infektionen. Aktuel Traumatol 12:43

XVIII. Krankengymnastische Behandlung nach Frakturen und Luxationen im Bereich des Sprunggelenkes

Einteilung

Fraktur des inneren und äußeren Malleolus einzeln, als **bimalleoläre Fraktur** und **Pilon-tibial-Fraktur** (intraarticuläre Fraktur der Tibia)

Luxationsfraktur (Abb. 149 a–c)
Bänderzerrung – Dehnung – Zerreißung
Achillessehnenriß

Ursachen

Bandausrisse oder Abschermechanismen nach Umkippen des Fußes unter Belastung. Die Supinations/Adduktionsfraktur geschieht öfter als die Pronations/Abduktionsfraktur. Häufig sind sie Folgen von Sport-, Verkehrs- oder Arbeitsunfällen.

Allgemeine Richtlinien, Symptome und ärztliche Maßnahmen

Die wichtigsten Bänder des Sprunggelenkes, die bei der Entstehung von Kombinationsverletzungen beteiligt sein können, sind:
lateral: *Ligamentum fibulotalare anterius und posterius, Ligamentum fibulocalcaneare*
medial: *Ligamentum deltoideum*
vordere Syndesmose: *Ligamentum tibiofibulare anterius*
hintere Syndesmose: *Ligamentum tibiofibulare posterius*
Die vordere und hintere Syndesmose ist ca. 2–6 cm breit und steht unter erheblichem Druck beim Gehen (nach Weber ca. 20–40 kg). Syndesmose und Deltaband schüt-

zen in erster Linie das Sprunggelenk vor Verletzungen.
Isolierte Verletzungen der Syndesmosenbänder sind sehr selten, meist handelt es sich um kombinierte Schäden mit Beteiligung des Ligamentum deltoideum und einer Gabelsprengung. Manchmal werden sie nicht erkannt und hinterlassen dann erhebliche postoperative Gelenkschäden. Willenegger wies nach, daß eine Gabellockerung von 2 mm bereits zu einem 30%igen Verlust des Gelenkflächenkontaktes zwischen Tibia und Talus führt. Die im oberen Sprunggelenk auftretenden Kräfte von ca. 200–300 kg verschleißen das Gelenk auf der kleiner gewordenen Fläche schneller. Es entsteht eine Arthrose.

Da die Talusrolle vorn um 25% breiter ist als hinten, liegt der Talus bei Dorsalextension schlüssig in der Gabel und drückt sie bei Belastung ca. 2–3 mm auseinander. Dabei rotiert die Fibula und der Talus nach innen. Bei Plantarflexion rotiert der Talus und die Fibula nach außen und sorgt für einen Gabelschluß. Hinzukommt eine kranio-kaudale Bewegung der Fibula bei Belastung.
Diese physiologischen Bewegungen der Fibula und des Talus spielen eine Rolle bei der Osteosynthese nach Frakturen. Da die Diagnostik nicht einfach ist, sollte man zur Beurteilung von Band- und Knochenverletzungen im Bereich des Sprunggelenkes evtl. eine Röntgenaufnahme der kontralateralen Seite anfertigen.
Anhalt für eine Beurteilung einer Syndesmosensprengung kann nach Nissel das Verhält-

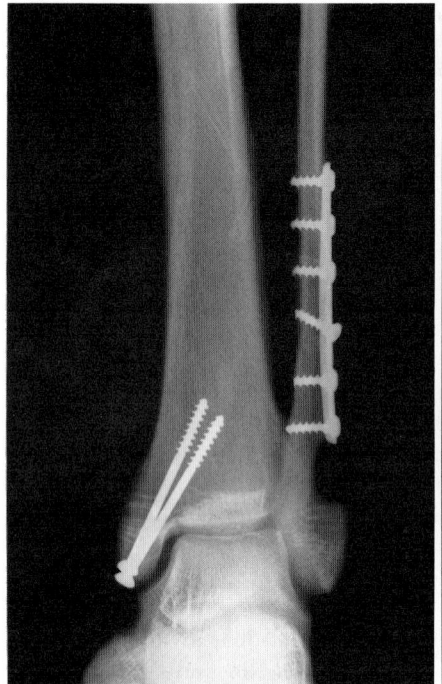

a

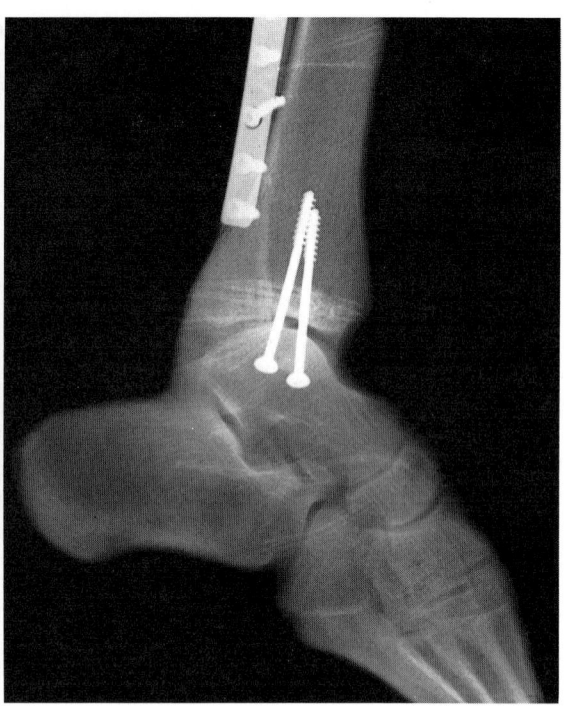

b

Abb. 149. a, b Osteosynthese mit Platte und Zugschrauben. **c** Sprunggelenkfraktur Weber C

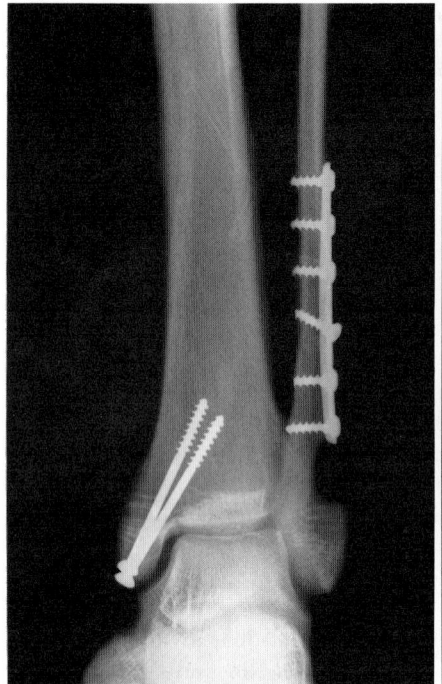

c

nis zwischen horizontalem und vertikalem
Gelenkspalt sein. Im Normfall ist der senkrechte, mediale Gelenkspalt schmäler als der
horizontale. Das Verhältnis beträgt 3:5. Ist
das Verhältnis umgekehrt oder gleichgroß,
handelt es sich um eine Gabelsprengung.
Dann wird eine gehaltene Aufnahme in 30
Grad Innenrotation des Unterschenkels und
in Abduktion/Eversion des Fußes notwendig. Klinisch gesehen geben die Patienten ein
unangenehmes Instabilitätsgefühl und Belastungsschmerzen an.

Wegen der großen statischen Bedeutung
werden Malleolenfrakturen mit und ohne
Bandverletzungen operativ versorgt nach
den Prinzipien der AO. Es kommen Zugschrauben, Zuggurtungs- und Plattenosteosynthesen zur Anwendung. Lediglich
die Weber A Fraktur kann bei guter Stellung,
selbstverständlich auch bei Kindern, konser-

vativ versorgt werden. Die Ruhigstellung erfolgt dann häufig mit einem Lightcast.

Die Zerreißung der ventralen Syndesmose und des Ligamentum deltoideum zwingen zur Bandnaht. Zur Ruhigstellung der Syndesmose werden für ca. 5 Wochen Stellschrauben oder Syndesmosenhaken eingebracht. Diese Verankerungen verhindern die Rotation und Auf-Abbewegung der Fibula, so daß endgradige Bewegungen des oberen Sprunggelenkes sowie alle Bewegungen des unteren Sprunggelenkes während der Lage der Stellschraube vermieden werden müssen.

Die **Entlastungszeiten** richten sich bei Sprunggelenkfrakturen nach den Band- und Knorpelverletzungen.

Patienten, die eine Malleolenfraktur ohne Bandverletzung haben (Weber A und B) dürfen alle Bewegungen des oberen und unteren Sprunggelenkes aktiv ausführen. Sie werden angehalten, möglichst oft am Tag selbst zu üben.

Trümmerfrakturen und infizierte Frakturen werden mit Fixateur externe behandelt. Diese Versorgung gilt als stabile Osteosynthese oder als temporäre Arthrodese.

Entsprechend der Wichtigkeit der Syndesmose für die Stabilität des Sprunggelenkes werden die Malleolenfrakturen nach Weber eingeteilt in Typ A, B und C.

Bei **Typ A** liegt die Fibulafraktur *unterhalb der Syndesmose* (Gelenkspalt),

bei **Typ B** *im Bereich der Syndesmose,*

bei **Typ C** *oberhalb der Syndesmose.*

Bei der Fraktur nach Typ C muß es immer zu einer Luxationsfraktur mit Zerreißung der Syndesmose kommen. Ist die Tibiakante hinten oder vorne abgerissen, spricht man von einer *trimalleolären Fraktur.* Das abgesprengte Fragment wird allgemein *Volkmannsches Dreieck* genannt.

Sprunggelenkfrakturen ohne Bandverletzungen mit stabiler Osteosynthese benötigen keinen Gips, es sei denn, die Patienten sind nicht kooperativ oder in schlechtem Allgemeinzustand. Solche Patienten erhalten für 4 Wochen einen Liegegips/Lightcast und für weitere 4 Wochen einen Gehgips/Lightcast. Im Normfall kann von der 1. bis zur 4. Woche Sohlenkontakt, ab 4. Woche Teilbelastung mit 10–15 kg durchgeführt werden. Die weitere Steigerung erfolgt wöchentlich mit 10–15 kg.

Sprunggelenkfrakturen mit Knorpelknochenverletzung und stabiler Osteosynthese erhalten im Normfall keinen Gips. Bis zur 6. Woche ist Sohlenkontakt, ab 6. Woche Teilbelastung mit 10–15 kg erlaubt. Wöchentliche Steigerung nach Schema. Doppelseitige Frakturen benötigen zwei Allgöwer-Gehapparate für mindestens 6 Wochen.

Nicht kooperative Patienten sollen für 6 Wochen einen Liegegips erhalten.

Sprunggelenkfrakturen mit Band/Syndesmosennaht und stabiler Osteosynthese sollen für 4 Wochen einen Liegegips/Lightcast erhalten. Ab 5. oder 6. Woche kann der Gips entfernt werden, Sohlenkontakt ist möglich. Ab der 6. Woche, wenn die Stellschraube oder der Haken entfernt wurde, kann mit Teilbelastung begonnen werden. Die wöchentliche Steigerung muß langsamer vorgenommen werden, 10 kg >

Pilon tibial Fraktur mit stabiler Osteosynthese

Nach gesicherter Wundheilung Aufstehen ohne Belastung. Es kann für 4 Wochen auch ein Liegegips gegeben werden. Ab 5. Woche Sohlenkontakt, ab 6. Woche Teilbelastung mit 10 kg. Die weitere Belastungssteigerung soll langsam mit 10 kg > pro Woche erfolgen.

Nicht stabile Osteosynthesen nach Sprunggelenkfrakturen mit oder ohne Band- und Knorpelverletzungen, auch nach Pilon tibial Frakturen erhalten für 6 Wochen einen Liegegips oder einen Sarmientogips. Die anschließende Teilbelastung erfolgt stufenweise nach Schema.

Bei doppelseitigen Frakturen – Allgöwer-Entlastungsapparat!

Während der Zeit des Sohlenkontaktes darf nur aktiv und gegen Handkontakt geübt werden. Bei Erlaubnis zur Teilbelastung kann zunehmend angepaßter Widerstand gegeben werden, wenn die Muskeltestwerte über 3 liegen.

Die Muskelkraft kann nur verbessert werden, wenn die Bewegungen schmerzfrei, die Strukturen fest sind und die Belastung angepaßt ist.

Pro- und Supinationsbewegungen gegen Widerstand oder als endgradige Bewegung dürfen erst ausgeführt werden, wenn die Frakturen zur Teilbelastung freigegeben sind und die Stellschraube entfernt worden ist.

Bei sehr sportlichen und kooperativen Patienten können die Gipszeiten bei kombinierten Band- und Malleolenverletzungen verkürzt werden durch Tragen eines Schuhs nach Dr. Spring. Es darf dann aber keine Stellschraube eingebracht sein.

Die Steigerung der Belastung richtet sich nach dem Befund, d. h. nach der Muskelkraft des M. gastrocnemius und der Beweglichkeit des Sprunggelenkes.

Komplikationen

- bleibende Inkongruenz der Gelenkanteile führt zu Arthrose
- Instabilität
- Kontraktur
- Infektion
- Sudecksche Dystrophie

Befunderhebung nach Sprunggelenkfraktur

Beurteile
- Hautdurchblutung,
- Spannung der Haut,
- Schwellung,
- Muskelrelief und Achsenstellung des Gelenkes
- Im Röntgenbild: med. horizont. Gelenkspalt?
- Art der Fraktur (Weber A?, B?, C?)
- Stellung des oberen Sprunggelenkes
- Konsolidierung und Knochenzeichnung (Sudeck?)

Messe
- Aktiven Bewegungsausschlag im oberen Sprunggelenk und unteren Sprunggelenk
- Umfang am Unterschenkel, Sprunggelenk und Fuß an vorgeschriebenen Stellen

Prüfe
- Muskeltest der Dorsalextensoren und Plantarflexoren auf Teststufe 3, Sensibilität, Pulse, Temperatur und Ratschow-Test

Notiere
- Art und Lokalisation von Schmerzen und Beschwerden, insbesondere Aussagen über Belastungsschmerzen. Instabilitätsgefühl

Gesichtspunkte der Behandlung nach Sprunggelenkfrakturen

1. **Durchblutungsverbesserung**
2. **Lagerungskontrolle**
3. **Mobilisation** des oberen Sprunggelenkes
4. **Kräftigung** der Fußheber
5. **Kräftigung** des M. triceps surae
6. **Erhalten der Muskelkraft** der übrigen drei Extremitäten
7. **Vorbereitung zur Belastung**
8. **Gehschulung**

Behandlungsmöglichkeiten

zu 1. Verbesserung der Durchblutung: Patienten nach Sprunggelenkfrakturen leiden an Durchblutungsstörungen. Das posttraumatische Ödem setzt sich oft hartnäckig unterhalb der Malleolen fest, der Fußrücken zeigt ein dickes Polster und beim Herunterhängen läuft der Fuß blau und fleckig an. Es kann daraus ein sogenanntes Sudecksches Syndrom entstehen. Die im Kapitel „Behandlung der Unterschenkelfraktur" vorgeschlagenen Möglichkeiten zur Durchblutungsverbesserung gelten auch hier. Einige Maßnahmen können schon früher zur Anwendung kommen, da der stabile Wundverband den Unterschenkel frei läßt. Bei übungsstabilen Frakturversorgungen können aktive Spannungsübungen ohne Kontakt sofort angewendet werden. Abtupfen mit dem Eisbeutel wird meist als besonders angenehm empfunden. Selbstverständlich sollte der Fuß hochgelegt werden. Nach Fädenentfernung können auch Eiswasserumschläge um das Sprunggelenk und Eistauschbäder im Wechsel mit Spannungsübungen durchgeführt werden. Wechselbäder sollen nur von lauwarm zu kühl wechseln. In der Frühbehandlung sind Unterwassermassagen ebeno kontraindiziert wie Massagegriffe im Frakturbereich. Das Tragen von Antiemboliestrümpfen oder elastischen Verbänden zum Aufstehen ist jedoch günstig.

zu 2. Lagerungskontrolle:

In der postoperativen Phase dürfen Patienten nach Sprunggelenkfrakturen, soweit es sich nicht um Polytraumen handelt, entlastet oder mit Sohlenkontakt aufstehen (s. o.). Diese frühe Selbständigkeit hat den großen Vorteil des optimalen Kreislauftrainings, nachteilige Folge davon ist allerdings, daß das Bein in der übrigen Zeit selten richtig gelagert wird. So kämpft der Krankengymnast ständig mit Patienten und Pflegepersonal um die exakte Hochlagerung und um die richtige Nullstellung des oberen Sprunggelenkes. An sich genügt ein Spitzfußkasten, das Verstellen des Bettfußteils, ein kleines Polster unter der Achillessehne und eine Rolle unter dem Knie. Das Bettende wird, wie beschrieben, hochgestellt.

zu 3. Mobilisation des oberen Sprunggelenkes:

Bei der Schwere der Verletzung von Knochen und Bändern muß nach Sprunggelenkfrakturen, insbesondere aber nach Luxationsfrakturen, mit erheblichen Schäden an allen Strukturen gerechnet werden. Die daraus entstehenden arthrogenen Kontrakturen sind langwierig. Die Mobilisation des Sprunggelenkes ist somit ein vordringlicher Behandlungspunkt. Sie soll so früh wie möglich, aber auch so subtil wie möglich durchgeführt werden. Techniken, z. B. die „Chirurgische Technik" aus dem PNF-Programm oder die aktive Umkehrbewegung können eingesetzt werden. Dabei wird entsprechend

der Verletzung ohne oder mit Pro/Supinationskomponente bewegt werden dürfen. Es bewährt sich eine Lagerung in leichter Knieflexion zur Entspannung des M. triceps surae. Aktive Techniken werden erst dann verlassen, wenn Teilbelastung erlaubt ist und das Endgefühl hart-elastisch ist. Der die Fraktur fixierende Griff kann nur über den Malleolen sein. Ein Umgreifen beider Malleolen ist anzustreben. Ein Druck auf die Tibiakante ist jedoch zu vermeiden. Therapeuten mit großen Händen haben bei diesem Fixationsgriff einen eindeutigen Vorteil. Bei deutlicher Spannungserhöhung des M. triceps surae wird eine Eispackung unter den Muskel gelegt. Ist die Fraktur klinisch fest, kann bei bestehender Kontraktur Manuelle Therapie eingesetzt werden. Außerdem wird auf Waagen das erlaubte Körpergewicht zur Mobilisation ausgenutzt. Als Ausgangsposition bietet sich an: Sitz, Halbkniestand, Stand und Ausfallschritt. Im Bewegungsbad fehlen meist Möglichkeiten zur Fixation und Kontrolle.

Vertauschen von punctum fixum und punctum mobile ist möglich. Fixiert der Krankengymnast die Ferse in Dorsalextension, kann der M. gastrocnemius noch weiter gedehnt werden durch Beugeversuch am Kniegelenk (Abb. 150).

zu 4. Kräftigung der Fußheber:

Nach jeder Mobilisationstechnik muß selbstverständlich eine Kräftigung der Fußheber erfolgen. Wiederholte Kontraktionen aktiv gegen Kontakt oder Widerstand für die Dorsalextensoren können schon frühzeitig geübt werden (Abb. 151 a, b). Rotationswiderstände sind nur bei enger Indikationsstellung durchzuführen. Verstärkung kann über die Quadricepsspannung aufgebaut werden (Abb. 152). Bei passiver Fixation der Fraktur über den Malleolen können die in dem Kapitel „Unterschenkelschaftfraktur" angegebenen Übungen durchgeführt werden. Eine Ausnahme bilden jedoch die Frakturen, die mit einer Stellschraube versorgt wurden. Diese dürfen auch keine aktiven Drehbewegungen bis zur Entfernung der Schraube ausführen. Die an-

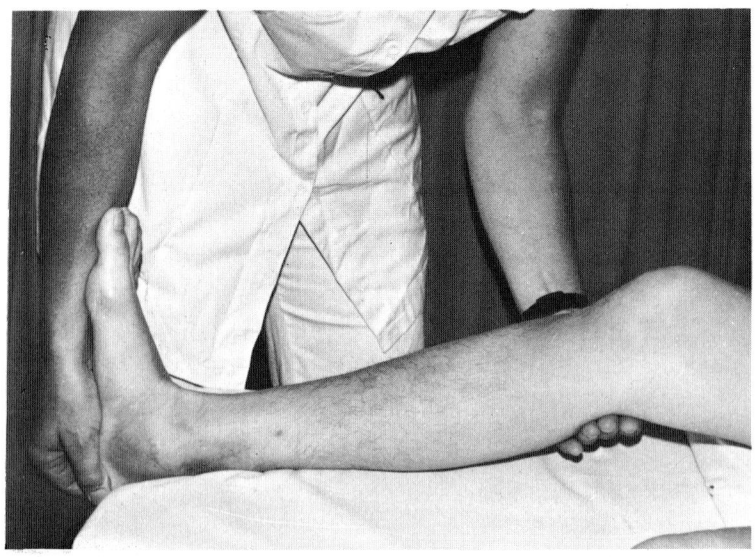

Abb. 150. Spannen des M. gastrocnemius in Knieflexion bei fixiertem Fuß

gegebenen ersten sechs Übungen im Kapitel „Unterschenkelfraktur" können jedoch durchgeführt werden.

zu 5. Kräftigung des M. triceps surae: Das Training dieses für das Gehen so wichtigen Muskels wird entsprechend den Vorschlägen durchgeführt, die im Kapitel „Unterschenkelfraktur" beschrieben worden sind. Grundsätzlich gilt, daß die Kniebeugung in allen Variationen intensiv geübt werden soll, evtl. aber die Supinationsbewegung in der ersten Behandlungszeit noch zurückgestellt werden muß. Die isolierte Plantarflexion wird durch Kontakt an der Ferse geübt (Abb. 153). Auch die Pullingformerschlaufen können distal und dorsal oberhalb der Malleolen liegen (Abb. 154, s.a. Abb. 102). Plantarflexion und Supination werden ohne Handkontakt rein aktiv geübt. Ausnahme für dieses Vorgehen bildet allerdings wieder die noch liegende Stellschraube. In unklaren Fällen ist Rücksprache mit dem Arzt erforderlich, der die Operation durchgeführt hat.

zu 6. Erhalten der Muskelkraft der drei übrigen Extremitäten: Widerstandsübungen für die Arme und das gesunde Bein können auch bei diesen Frakturen weitgehend dem Patienten selbst überlassen bleiben. Handelt es sich jedoch um ältere Verletzte, sollten die Armstützübungen intensiv überwacht werden, da Gehen ohne Belastung oder mit Sohlenkontakt beschwerlich ist.

zu 7. Vorbereitung zur Belastung: Soll das Sprunggelenk in geraumer Zeit teilbelastet werden, wird aus Sitz auf dem Hocker, auf Pezziball und im Halbkniestand geübt, der betroffene Fuß steht auf einer Waage. Die Stabilisationsübungen müssen für das Sprunggelenk in seiner Nullstellung, also der 90°-Stellung ausgeführt werden. Anfangs sollte das Gelenk noch bandagiert werden. Die verordnete Teilbelastung oder der Sohlenkontakt müssen immer eingehalten werden. Die Mittelstandphase kann, wie in dem Kapitel „Unterschenkelfraktur" beschrieben, in PNF-Mustern geübt werden. Der Widerstand wird lateral/dorsal, distal am Unterschenkel angelegt. Der Krankengymnast kann am Bettende stehen, wodurch er wesentlich geschickter greifen kann. Umkehrbewegungen und wiederholte Kontraktionen sind möglich. Auch die Pullingformerschlaufen können am distalen Unterschenkel ange-

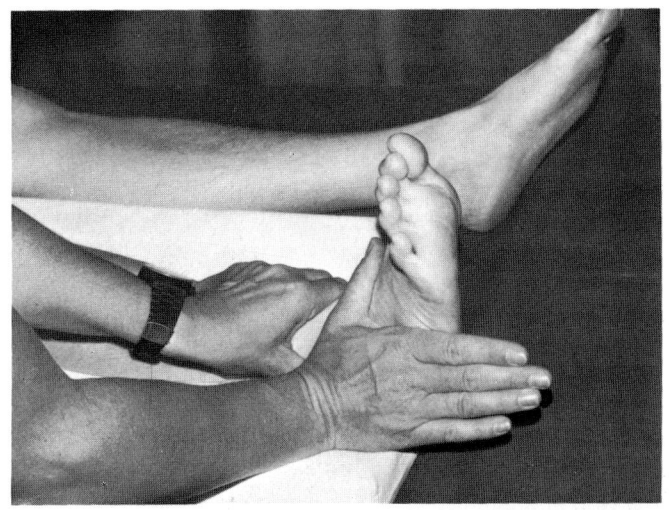

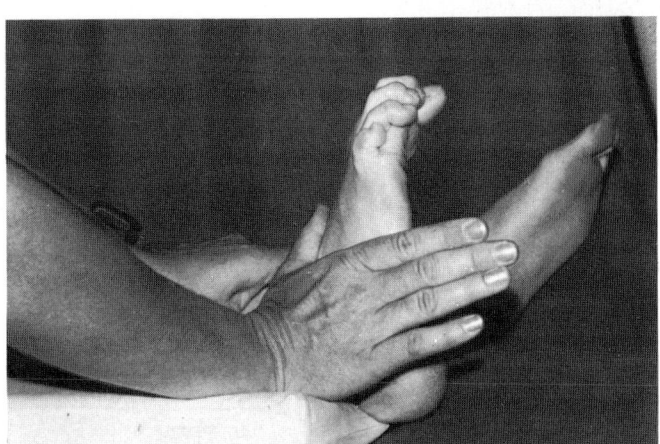

Abb. 151. a Aktives Üben der
Fußheber mit Verstärkung durch
Zehenstrecker. b Betonung der
Muskelkontraktion des M. tibialis
anterior ohne Zehenextensoren

legt werden (sonst s. Kapitel „Unterschenkelschaftfraktur" und „Frakturen im Bereich
des Fußes").

zu 8. Gehschulung: Zunächst wird die erlaubte Belastung im Stand auf Waagen er-
spürt und kontrolliert, dann werden Einzel-
schritte über die Waagen ausgeführt. Stabilisationsübungen bei exakter Einhaltung der
Belastung auf der Waage folgen, bevor der
Patient eine Wegstrecke geht. Wiederholt
muß er auf die Waage zurückkehren und
sich kontrollieren.

Die Patienten werden angewiesen, zu Hause
entsprechend weiter zu üben. Wiederholte
Kontrolle der Spontanbelastung gibt dem
Krankengymnasten Aufschluß, ob der Patient geübt hat. Anfangs soll der Patient wegen der zu erwarteten Durchblutungsstörung
nicht zu lange aber dafür häufiger gehen.
Zwischendurch soll er sein Bein hochlagern
und kühlen.

Alle Ballsportarten, Skifahren, Skilanglauf
und alle Sprungdisziplinen sollten für mindestens ein Jahr ausgesetzt werden.

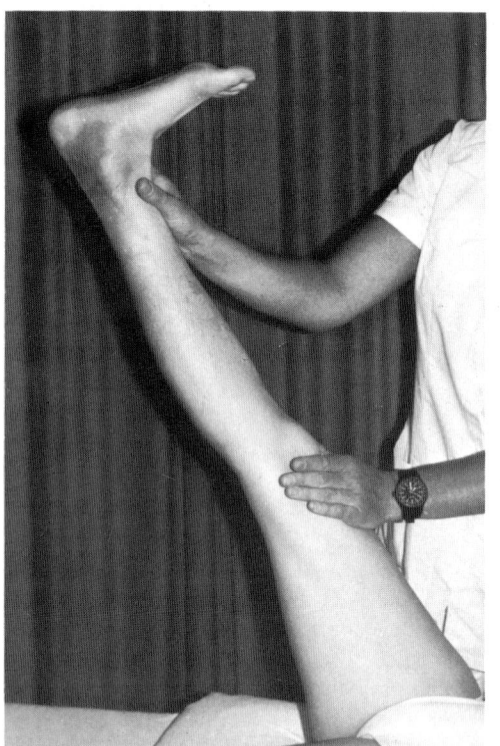

Abb. 152. Training des M. tibialis anterior mit M. quadriceps

1. Sprunggelenkdistorsion

Allgemeine Richtlinien zu Behandlung

Distorsionen sind Teilrisse von Kapseln und Bändern, sie werden auch als „ligamentäre Fraktur" bezeichnet. Nicht selten gehen sie mit einer Subluxation des Sprunggelenkes einher. Eine sorgfältige Diagnostik ist erforderlich, um echte Bandrupturen nicht zu übersehen. Die Beschwerden können unangenehm sein, es entsteht ein ausgeprägtes Hämatom oder Ödem, die Belastung verursacht Schmerzen.

Einige Autoren stellen eine Sprunggelenkdistorsion für 3 Wochen in einem Liegegips ruhig, andere behandeln funktionell. In letzter Zeit hat sich die funktionelle Behandlung durchgesetzt.

Schwerpunkte der Behandlung sind:

1. **Förderung der Resorption** des posttraumatischen Ödems
2. **Stabilisierung** des Sprunggelenkes
3. **Schulung der Teilbelastung** und **Belastung**
4. **Mobilisation** des Sprunggelenkes

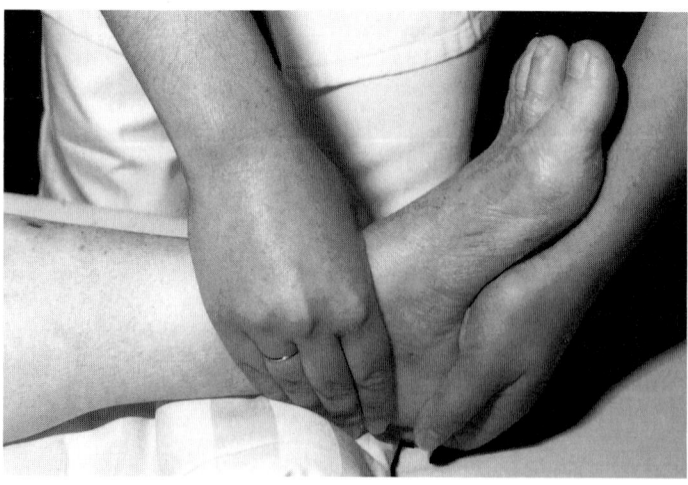

Abb. 153. Isolierte Plantarflexion mit Kontakt oder Widerstand an der Ferse

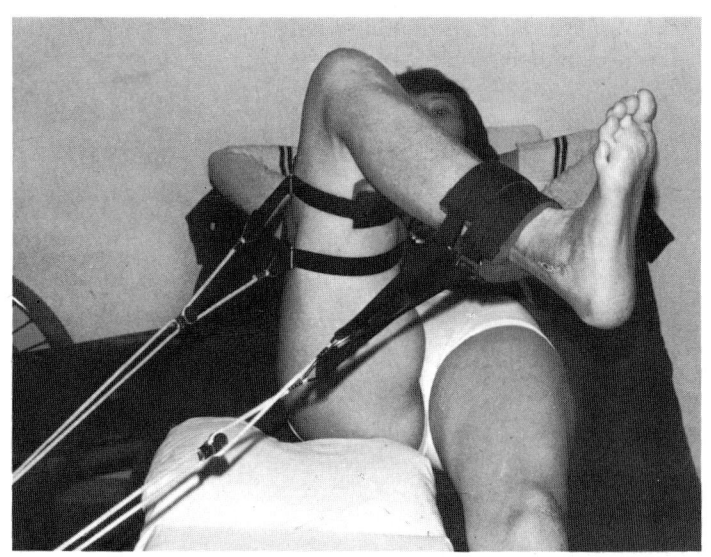

Abb. 154. Flexion/Adduktion/Außenrotation zum gebeugtem Knie mit Pullingformer

Behandlungsmöglichkeiten

zu 1. Eisbehandlung, Kompressionsverband, aktives Üben, keine Ruhigstellung

zu 2. Tape-Verband, aktives Üben gegen Widerstand oder Schuh nach Dr. Spring

zu 3. Üben der Gewichtsübernahme auf Waagen, Stabilisation auf dem Schaukelbrett, Laufübungen, Federn am Ort etc.

zu 4. „Langsame Umkehr – halten – entspannen", Mobilisation gegen Körpergewicht im Stand, Ausfallschritt etc.
Leistungssport sollte erst nach restitutio ad integrum wieder betrieben werden (s. auch Kapitel Muskel-Sehnenverletzungen).

2. Achillessehnenruptur

Allgemeine Richtlinien

Die Achillessehnenruptur wird meist durch ein Bagatelltrauma z.B. bei Ballsportarten (Tennis, Volley-, Basketball) ausgelöst. Eine operative Versorgung mit einer Durchflechtungsnaht ist obligatorisch. Es folgen 4 Wo-

chen Ruhigstellung in einem Unterschenkelliegegips in 15–20 Grad Plantarflexion. Anschließend wird ein Gehgips in Nullstellung des Sprunggelenkes für weitere 2 Wochen angelegt.
Die krankengymnastische Behandlung beginnt nach Gipsabnahme, parallel dazu kann die Belastung langsam aufgebaut werden. In der Übergangszeit soll der Absatz um ca. 1–1,5 cm erhöht werden.

Gesichtspunkte der Behandlung sind:

1. **Verbesserung der Durchblutung**
2. **Vorsichtige aktive Dehnung** des M. gastrocnemius
3. **Kräftigung der Fußheber**
4. **Kräftigung des M. gastrocnemius**
5. **Vorbereitung zur Teilbelastung**
6. **Mobilisation des Sprunggelenkes**
7. **Gehschulung**

Behandlungsmöglichkeiten

zu 1. s. Unterschenkelschaftfraktur und Sprunggelenkfraktur

zu 2. Aktive Umkehrbewegungen „Chirurgische Technik" bei Eislangzeitbehandlung

zu 3. Wiederholte Kontraktionen mit wechselnden Drehpunkten gegen Widerstand

zu 4. Wiederholte Kontraktionen gegen Widerstand für Kniebeugung, Plantarflexion und Supination, **Pullingformerarbeit**

zu 5. Erste Teilbelastung mit geringer Absatzerhöhung oder Schaumstoffkissen im Schuh
Üben des Gehmusters in der Entlastung
Üben der Teilbelastung im Sitz auf Hocker und Pezziball

zu 6. „Langsame Umkehr – halten – entspannen", Mobilisation im Stand, Ausfallschritt auf Waagen gegen das Körpergewicht, evtl. Unterwasser- und intensive Narbenmassage

zu 7. Stabilisation im Stand, auf Waage, auf Schaukelbrett, Gehen gegen Widerstand am Ort, z.B. elastisches Band oder Pullingformer, Rückwärtsgehen, Treppensteigen etc. Das Einüben der Belastung kann symptomatisch erfolgen, d.h. es soll schmerzfrei sein und der Muskelkraft entsprechen. Bestehen Beschwerden, wie Schmerzen und Verklebungen, sollten die krankengymnastischen Maßnahmen intensiviert werden. Keinesfalls dürfen Cortisonspritzen vorgenommen werden. Diese führen zu einer Strukturauflösung der Sehne, wie von vielen Autoren beschrieben.

Schüleraufgabe

a) Stellen Sie Gehmusterbewegungen gegen Pullingformerzug zusammen, die aus Seitenlage möglich sind.
b) Stellen Sie ein Übungsprogramm aus den im Kapitel „Unterschenkelschaftfraktur und Frakturen im Bereich des Fußes" angegebenen Vorschlägen zusammen, die

geeignet sind, nach Sprunggelenkfraktur ohne Bandverletzung angewendet zu werden.

Literatur

1. Burri C et al. (1974) Unfallchirurgie. Springer, Berlin Heidelberg New York, S 89–92, S 125–127
2. Cailliet R (1972) Foot and ankle pain. Davis Co, Philadelphia, p 117–125
3. Jäger M, Wirth CJ (1978) Kapselbandläsionen. Thieme, Stuttgart
4. Kuner EH (1975) Ergebnisse konservativer und operativ versorgter Knöchelbrüche. Unfallchirurgie 1:39
5. von Lanz T, Wachsmuth W (1978) Praktische Anatomie, Bein und Statik. Springer, Berlin Heidelberg New York
6. List M (1980) Systematische Befunderhebung des kontrakten Gelenkes am Beispiel von Sprunggelenkkontrakturen. Krankengymnastik 32:327
7. Meeder P et al. (1981) Die frische fibulare Bandruptur – Diagnostik, Therapie, Ergebnisse. Aktuel Traumatol 11:156
8. Meinhardt U (1973) Indikation, Technik und Ergebnisse der posttraumatischen Arthrodese des oberen Sprunggelenkes. Aktuel Traumatol 3:177
9. Pfister U (1976) Fixateur externe bei Arthrodesen. Aktuel Traumatol 6:91
10. Schmülling F (1981) Operationsindikationen bei Kapselbandverletzungen des oberen Sprunggelenkes. Aktuel Traumatol 11:151
11. Schuppan H (1981) Ergebnisse der operativen Behandlung von 248 fibularen Bandrupturen des oberen Sprunggelenkes. Aktuel Traumatol 11:165
12. Weber BG (1972) Verletzungen des oberen Sprunggelenkes. Huber, Bern, 2. Aufl
13. Weber BG (1974) Die Osteosynthesen epiphysennaher Frakturen einschließlich der Korrektureingriffe im Sprunggelenkbereich. Aktuel Traumatol 4:109
14. Weller S et al. (1977) Ergebnisse nach Korrektureingriffen am oberen Sprunggelenk. Unfallkunde 80:213
15. Wirth CJ (1978) Biomechanik der fibularen Bandplastik. Unfallkunde 133:175
16. Zollinger H (1975) Beurteilung fibulärer Cialithautplastiken mit Hilfe erweiterter röntgenologischer Kriterien. Aktuel Traumatol 5:43

XIX. Krankengymnastische Behandlung nach Frakturen im Bereich des Fußes

Einteilung

Kalkaneusfraktur
Talusfraktur u. a.
Metatarsusfrakturen
Zehenfrakturen

1. Kalkaneusfraktur

Ursachen

Stauchungsmechanismus, Fall auf die Ferse, Quetschung, z. B. bei Auffahrunfall

Allgemeine Richtlinien, Symptomatik und ärztliche Maßnahmen

Die Kalkaneusfraktur ist die häufigste Tarsusfraktur (Abb. 155); die Veränderung des *Tuber-Gelenkwinkels* gibt den Schweregrad der Fraktur an. Nach *v. Lanz-Wachsmuth* beträgt dieser Winkel 20–40°. Sinkt der Kalkaneus zusammen, verkleinert sich der Winkel und kann sogar negativ werden. Gleichermaßen wird das Längsgewölbe abgeflacht, so daß man von einem *„traumatischen Plattfuß"* spricht. Es kommen Trümmer-, Schräg- und Abrißfrakturen vor. Relativ häufig ist sie doppelseitig. Kalkaneusfrakturen werden überwiegend funktionell behandelt, d. h. ohne Reposition und Ruhigstellung. Das Bein wird lediglich hochgelagert.
In letzter Zeit werden auch Schraubenosteosynthesen durchgeführt, die als stabile Osteosynthesen gelten können. Anschließend wird ein Allgöwer-Entlastungsapparat für 4–6 Monate getragen. Teilbelastung mit langsamer, stufenweiser Steigerung für weitere 2 Monate ist nötig. Vollbelastung anschließend.

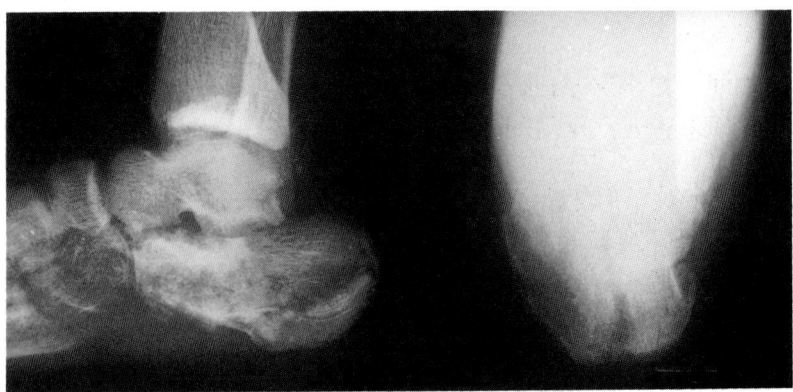

Abb. 155. Kalkaneusfraktur

195

Komplikationen

- Inkongruenz des unteren Sprunggelenkes mit nachfolgender Arthrose
- Fehlstatik über traumatischem Plattfuß
- Sudeck

Befunderhebung

Beurteile
- Röntgenbild
- Hautdurchblutung
- Schwellung
- Hämatome
- Gelenkstellung des oberen und unteren Sprunggelenkes
- Atrophie und Tonus der Muskulatur des Unterschenkels

Messe
- Aktives Bewegungsausmaß des oberen und unteren Sprunggelenkes
- Fersenbreite im Seitenvergleich
- Umfang an vorgeschriebenen Stellen

Prüfe
- Muskeltest der Unterschenkelmuskulatur bis zur Teststufe 3 (insbesondere M. gastrocnemius, M. tibialis posterior und kleine Fußmuskeln)
- Sensibilität
- Pulse

Notiere
- Schmerzen und Beschwerden

Gesichtspunkte der Behandlung

1. **Förderung der Resorption** des Hämatoms und Ödems
2. **Lagerungskontrolle**
3. **Schulung der kleinen Fußmuskeln**
4. **Training** des M. gastrocnemius
5. **Erhaltung der Muskelkraft** des gesamten Beines
6. **Erhalten der Muskelkraft** der übrigen 3 Extremitäten
7. **Mobilisation** des unteren Sprunggelenkes

8. **Vorbereitung zur Belastung**
9. **Gehschulung**

Behandlungsmöglichkeiten
(Kalkaneusfraktur)

zu 1. Förderung der Resorption des Hämatoms und Ödems: Alle Maßnahmen aus der physikalischen Therapie können zur Anwendung kommen, wenn funktionell behandelt wird. Besonders herausgegriffen sei nur die Elektrotherapie mit diadynamischen Strömen, die Kryo- und Hydrotherapie mit Umschlägen, Tauchbädern, Packungen, die Massage in Form von Bindegewebs- oder Bürstenmassage und die Ratschowschen Umlagerungen. Zwischen den Behandlungszeiten sollte anfangs ein Kompressionsverband mit Schaumstoffabpolsterung angelegt werden. Da die Durchblutungsstörungen unangenehm hartnäckig sind und die Schwellung lange anhält, sollten die Maßnahmen nach 2–3 Wochen wechseln. Nicht verzichtet werden sollte selbstverständlich auf aktives isometrisches Spannen, das die beste Durchblutungsregulation darstellt.
Bei postoperativer Behandlung gelten die Kriterien der Wundheilung. Elektrotherapie entfällt wegen des Metallimplantats.

zu 2. Lagerungskontrolle: Vor allem bei doppelseitigen Kalkaneusfrakturen und solchen Patienten, die noch andere Frakturen erlitten haben, muß mit langen Liegezeiten gerechnet werden. Für diese Patienten ist eine sorgfältige Hochlagerung erforderlich, wie sie schon mehrfach vorher beschrieben wurde. Die Ferse muß gut freigelegt sein, sonst entsteht dort eine Druckstelle oder sogar ein Dekubitus. Ob in 90°-Stellung des oberen Sprunggelenkes gelagert werden muß, wird nach Betrachten des Röntgenbildes und Ausmessen des Tuber-Gelenkwinkels entschieden. Bei insuffizientem M. gastrocnemius und Testwerten unter 3 sollte nicht in seiner Dehnstellung gelagert werden. Es überwiegt häufig der Tonus der Pronatoren, so daß eine Fehlstellung entsteht.

zu 3. Schulung der Fußmuskulatur: Kleine Fußmuskulatur zu üben in einer entlasteten Position ist schwierig. Zehengreifübungen sind wenig effektvoll, erst in der Belastung werden die Zehenflexoren wirklich gefordert. Ein Kompromiß kann über Techniken des PNF gefunden werden, dabei sollen Kniegelenk oder Sprunggelenk wiederholte Kontraktionen durchführen, während die Zehen ein Seil, einen Stab, ein Tuch etc. halten.

Das Wegziehen einer glatten Resopalplatte unter der Fußsohle, die mit den Zehen festgehalten werden soll, erhöht auch die Kontraktion der Zehenbeuger.

zu 4. Training des M. gastrocnemius: Das Auftrainieren des M. gastrocnemius kann nach eingestauchten Frakturen gegen Kontakt/Widerstand ausgeführt werden, wenn man annehmen kann, daß sich die Stellung des Kalkaneus nicht mehr verändert. Wiederholte Kontraktionen, die Technik der wechselnden Drehpunkte sind inzwischen bekannte Übungsformen, die einem Krankengymnasten zur Verfügung stehen. Bei Schraubenosteosynthesen gelten die Regeln der AO, aktives Üben ist erlaubt. Auch der Pullingformer kann gut eingesetzt werden. Anfangs liegen beide Schlaufen oberhalb des Sprunggelenkes am Unterschenkel, nach einigen Monaten kann eine Schlaufe auch am Vorfuß liegen und auf diese Weise die Rotationsbewegung mit einbeziehen.

zu 5. Erhalten der Muskelkraft des gesamten Beines und

zu 6. Erhalten der Muskelkraft der 3 übrigen Extremitäten: Da lange Entlastungszeiten zu erwarten sind, werden die Patienten mit einem Entlastungsgehapparat versorgt.
Achtung: Schuherhöhung auf der gesunden Seite!
Das Auftrainieren der Bein- und Armmuskulatur ist vor allem bei doppelseitigen Kalkaneusfrakturen eine wichtige Aufgabe. Diese Patienten haben oft Serienfrakturen und liegen lange in der Klinik.
Übungen auf der Matte in verschiedenen Ausgangsstellungen bieten ein reichhaltiges Programm. Nicht erlaubt sind der Stand, der Sitz auf dem Hocker und der Halbkniestand (frakturiertes Bein vorne). Es können als Übungsgeräte z. B. Hanteln, Expander, Pullingformer, Medizinbälle, Stab, Seil und Baligerät vielseitig verwendet werden. Sind Gruppenbildungen möglich, können die Patienten zusammengefaßt werden und in Partnerarbeit üben. Wo ein Bewegungsbad vorhanden ist, kann es zu einem Schwimmtraining genutzt werden. Generell sind alle Übungsformen erlaubt, sofern sie ohne Belastung ausgeführt werden.

Aufstehen mit Unterarmstützen d. h. Hüpfen auf dem gesunden Bein wird im allgemeinen nach Resorption des Ödems erlaubt. Antiemboliestrümpfe oder Bandagen sollen zum Aufstehen angelegt sein.

zu 7. Mobilisation des unteren Sprunggelenkes: Die Mobilisation des unteren Sprunggelenkes kann erst nach erneuter Röntgenkontrolle und Beurteilung der Kalkaneusstellung intensiv vorgenommen werden. Bei lang andauernden Schwellungen und einer evtl. Entgleisung im Sinne des Sudeckschen Syndroms kann mit einer harten, arthrogenen Kontraktur gerechnet werden. Die Mobilisation erfolgt dann mit Maßnahmen der Manuellen Therapie und PNF-Techniken wie: „Langsame Umkehr – halten – entspannen", „Rhythmische Stabilisation – entspannen" und mit aktiv-passivem Weiterziehen. Der Kontakt/Widerstand muß möglichst am Rückfuß (Griff an der Ferse) (s. Abb. 153) sein, da sonst nur der Vorfuß in Adduktion bzw. in Abduktion mobilisiert wird. In der Mehrzahl der Fälle wirkt sich die überwiegende Spannung der Pronatoren als Pronationskontraktur aus. Da es sich vorwiegend um eine arthrogene Kontraktur handelt, wird ein Eiswasserumschlag um die Gelenke den besten Erfolg haben. Aktives Üben und Eiswasserumschläge werden gleichzeitig gemacht.

zu 8. Vorbereitung zur Belastung: Noch in der Entlastung werden Gehübungen auf der

Behandlungsbank oder Matte gegen Widerstand geübt. Im letzten Drittel der Entlastungszeit kann auch Widerstand am Fuß gegeben werden. Kurz vor der Teilbelastung kann nach Rücksprache mit dem Arzt übergangsweise im Sitz auf dem Pezziball oder Hocker geübt werden. Der labile Sitz auf dem Pezziball bietet gute Möglichkeiten, Unterschenkel- und Fußmuskulatur mit Haltearbeit zu fordern, wobei der Fuß auf der Waage stehen soll.

zu 9. Gehschulung: Bei entsprechend hoher Wassertiefe können die ersten Belastungsübungen im Bewegungsbad gemacht werden. Im allgemeinen wird aber die Belastung auf zwei Waagen genau bestimmt und eingeübt. Diese Übungen sollten unbedingt mit festen Schuhen und Einlagen erfolgen. Es ist Aufgabe des Krankengmynasten, dafür zu sorgen, daß die Einlagen rechtzeitig bestellt und geliefert werden. Orthopädische Schuhe werden vermutlich erst etwas später angefertigt werden können, wenn der Fuß seine endgültige Form erreicht hat (Atrophie).
Die Gehschulung wird sich vorwiegend auf den Einsatz des M. gastrocnemius konzentrieren und die im Kapitel „Unterschenkelschaftfraktur" angegebenen Vorschläge übernehmen. Ziel der Gehschulung ist der freie Zehenstand. Gezieltes Stabilisieren und Einsetzen der Fußmuskulatur kann auch auf dem Schaukelbrett geübt werden.

Schüleraufgabe

– Stellen Sie ein Trainingsprogramm zusammen, das die 3 übrigen Extremitäten optimal für das spätere Gehen fordert.

Übungsbeispiele

Kalkaneusfraktur, funktionell behandelt

Ausgangsposition: Rückenlage

<u>Übung:</u> Extension/Adduktion/Außenrotation mit gestrecktem Knie, wiederholte Kontraktion für die Zehenbeuger

Kontakt/Widerstand: Eine Hand distal am Unterschenkel dorsal/medial, andere Hand an Fußsohle und Zeigefinger unter den Grundgelenken

Übungsauftrag: Krallen Sie die Zehen ein, strecken den Fuß und das Bein nach unten/innen, halten. Zehen etwas nachgeben, wieder einkrallen usw.!

<u>Übung:</u> Fuß gegen glattes Brett anlehnen und halten lassen, Krankengymnast versucht es nach oben wegzuziehen

Übungsauftrag: Krallen Sie sich mit den Zehen gegen das Brett, festhalten und locker lassen!

<u>Übung:</u> Seil quer unter Zehen fassen und halten

Übungsauftrag: Halten Sie das Seil und lassen es nicht herausziehen!

<u>Übung:</u> Gummiball zwischen den Vorfüßen halten

Übungsauftrag: Halten Sie den Ball fest und lassen ihn nicht herausziehen!

Merke! Bei diesen Übungen muß vorher das Knie gestreckt werden, in Beugestellung ist das Knie instabil und weicht leicht in X- oder O-Bein-Stellung aus.

<u>Übung:</u> Extension/Adduktion/Außenrotation zum gebeugten Knie gegen Pullingformer

Schlaufenlage
a) Zwei Schlaufen distal am Unterschenkel
b) Eine Schlaufe distal am Unterschenkel, andere am Vorfuß. Das andere Schlaufenpaar wird an der Gegenhand angelegt (s. Abb. 102)

Übungsauftrag: Ziehen Sie Zehen und Fuß nach unten, beugen das Knie und schieben den Oberschenkel nach unten/innen, halten,

Knie etwas nachgeben, wieder beugen usw.! Wiederholte Kontraktionen für die Fußkomponente ist bei gebeugtem Knie gefährlich und nicht zu empfehlen (s. o.)

Übung: Extension/Abduktion/Innenrotation zum gebeugten Knie
Flexion/Adduktion/Außenrotation zum gebeugten Knie
Flexion/Abduktion/Innenrotation zum gebeugten Knie

Kontakt/Widerstand: In der ersten Behandlungszeit richtungsweisend am distalen Unterschenkel, dann auch am Fuß

Übung: Mobilisation der Pronationskontraktur in Nullstellung des oberen Sprunggelenkes: „Langsame Umkehr – halten – entspannen".

Kontakt/Widerstand: An der Ferse entsprechend mehr innen oder außen

Fixation: Distal am Unterschenkel

Übungsauftrag: Drehen Sie die Ferse so weit es geht nach innen, lehnen Sie die Ferse nun nach außen gegen die Hand des Therapeuten, lockerlassen, nun nach innen weiterziehen usw.!
Anschließend wiederholte Kontraktionen für die Supinatoren

dasselbe mit Plantarflexion/Supination

dasselbe mit Dorsalextension/Supination

dasselbe mit aktiv-passivem Weiterziehen

Übung: Gehmuster, s. auch vorherige Kapitel, als Umkehrbewegungen oder wiederholte Kontraktionen

Kontakt/Widerstand: Distal am Unterschenkel, später auch am Fuß entsprechend richtungsweisend

Ausgangsposition: Sitz auf dem Pezziball (ca. 10–11 Wochen nach Unfall)

Übung: Greifen und Halten von Tüchern, Stab, Seil oder Gummibändern gegen den Zug durch den Krankengymnasten

Übung: Abheben der Ferse gegen angepaßten Widerstand, Zehenstand auf Waage 7 kg

Widerstand: Über der Achillessehne und senkrecht am Knie

Übungsauftrag: Heben Sie die Ferse ab, halten, nachlassen, wieder hochziehen usw.!

Übung: Stabilisation auf dem Ball, Fuß auf Waage

Widerstand: Am Becken entsprechend richtungsweisend

Übungsauftrag: Lassen Sie sich nicht verschieben, spannen Sie die Füße fest gegen die Waage! (7 kg)

dasselbe auf einem Bein, Betonung der Verschiebung nach vorne

Übung: Hopsen auf dem Ball durch Abfedern mit den Füßen (nicht stampfen). Die Zehen sollen sich dabei nicht vom Boden lösen

Ausgangsposition: Stand (nach 16 Wochen) auf Waage

Übung: Leichte Kniebeugung, Rollen des Fußes von der Flachstellung zum Zehenstand (keinen Fersenstand). Achtung: Belastungsvorschrift einhalten

Übung: Tuch, Seil, Stab, Gummiband greifen und halten

Übung: Stabilisation in allen Richtungen bei bewußter Einhaltung des Bodenkontaktes mit dem ganzen Fuß (3-Punkte-Auflage)

Übung: Stabilisation mit Gewichtsverlagerung nach vorne

Übung: Stabilisation des Einbeinstandes

Übung: Stabilisation des Zehenstandes mit leichter Kniebeugestellung

dasselbe auf dem Schaukelbrett

Übung: Vorwärts- und Rückwärtsgehen gegen Widerstand
a) Am Becken oder Sternum, wenn noch Unterarmstützen erforderlich sind
b) An Armen, wenn keine Stützen mehr notwendig sind

Übung: Gehen mit großen Schritten nach rückwärts (Hindernisse aufbauen)

Übung: Zehengang

Übung: Gehen am Ort gegen Deuser-Band, Fahrradschlauch oder Pullingformer
Sonst s. Gehschulung in Kapitel „Schenkelhalsfraktur und Oberschenkelfraktur".

2. Talusfraktur

Die Talusfraktur ist heute nicht mehr so selten wie früher. Polytraumatisierte Patienten mit Serienfrakturen an den unteren Extremitäten zeigen häufig Trümmerfrakturen im Bereich der Fußwurzelknochen.
Eine Talusfraktur wird heute ebenfalls mit einer Zugschraube versorgt.
Die Entlastungszeiten gleichen denen der Kalkaneusfraktur. Aktives Üben des oberen und unteren Sprunggelenkes ist bei stabiler Osteosynthese möglich. Die Patienten werden mit einem Allgöwer Entlastungsapparat versorgt, wenn es sich um isolierte Frakturen handelt. Bei polytraumatisierten Patienten müssen evtl. ohnehin längere Liegezeiten in Kauf genommen werden.
Achtung: Bei Tragen eines Allgöwer-Apparates den Schuhausgleich der anderen Seite nicht vergessen!

3. Metatarsalfrakturen

Dislozierte Frakturen an den Metatarsalknochen werden heute nach dem Prinzip der AO mit Kleinfragmentplatten und Schrauben oder mit Kirschner-Pins versorgt. Bei Erreichung von Übungsstabilität werden aktive Übungen der Zehen durchgeführt. Die Sprunggelenkbewegungen können bei proximal liegendem Griff über dem Talus auch als Widerstandsübungen gemacht werden. Sind die Metatarsalköpfchen nicht verschoben, kann auch eine Ruhigstellung im Gips, also eine konservative Behandlung durchgeführt werden. Als Ursache liegt häufig eine Quetschungsverletzung vor, so daß der begleitende Haut- und Weichteilschaden den Beginn und die Grenzen der krankengymnastischen Behandlung setzt.
Die krankengymnastische Behandlung nach instabilen Osteosynthesen erfolgt nach Gipsabnahme ca. 4 Wochen postoperativ, wenn die Pins gezogen werden.

4. Zehenfraktur

Auch die Zehenphalangenfrakturen entstehen häufig über eine Quetschung und werden vor allem, wenn sie den 1. oder 5. Zeh betreffen, operativ versorgt (AO-Kleinfragmentinstrumentarium oder Kirschner-Pins). Fehlstellungen der Zehen und ausgeprägte Kontrakturen können zu lästigen Gehbeschwerden führen. Ist die Blutversorgung gefährdet und entwickeln sich im weiteren Verlauf Nekrosen, muß amputiert werden.
Die krankengymnastische Behandlung konzentriert sich auf:
– **Resorption des Hämatoms** und Ödems
– **Erhaltung der Funktion** der Beinmuskulatur
– **Vorbereitung zur Belastung**
– **Gehschulung**
Anschließend an die Entlastungszeit sollten geeignete Schuhe mit Einlagen getragen werden. In besonderen Fällen müssen auch orthopädische Schuhe verordnet werden.

Literatur

1. Achinger R (1974) Frakturenbehandlung im Bereich des Mittel- und Vorfußes, 9. Unfallseminar. Med Hochschule Okt 1974

2. Burri C et al. (1974) Unfallchirurgie. Springer, Berlin Heidelberg New York, S 92–95
3. Cailliet R (1972) Foot and ankle pain. Davis Co, Philadelphia, p 115
4. Heim U (1972) Periphere Osteosynthesen. Springer, Berlin Heidelberg New York
5. von Lanz-Wachsmuth (1972) Praktische Anatomie, Bein und Statik. Springer, Berlin Heidelberg New York, 2. Aufl, S 377
6. Seitz HD et al. (1973) Zur operativen Behandlung von Talusfrakturen. Unfallhkunde 76:326
7. Wilhelm K (1975) Neue Untersuchungsergebnisse zur Genese der traumatischen Achillessehnenruptur. Langenbecks Arch Chir [Suppl Chir] p 365
8. Zadravecz G (1984) Spätergebnisse unserer Behandlungsmethode der Fersenbeinfrakturen. Aktuel Traumatol 5:218

XX. Krankengymnastische Behandlung nach Amputationen an der unteren Extremität

Ursachen

- Traumen (Verkehrsunfälle, Arbeitsunfälle, z. B. bei Metzgern)
- Infektionen (Gasbrand, Osteomyelitis, Phlegmone, Empyem)
- Gefäßverschlüsse
- Diabetes
- Tumoren

Der Allgemeinzustand des Patienten ist je nach Anamnese unterschiedlich, ebenso auch die psychische Verfassung. Ein Patient, der sein Bein durch einen Unfall verloren hat, findet sich i.a. besser mit dieser Situation zurecht und kann sich aktiver an seiner Rehabilitation beteiligen.

Anders ist das bei Kranken, die schon lange bettlägrig waren.

Nach Sofortversorgung können Patienten am nächsten Tag aufstehen, die anderen Amputierten werden flach gelagert, der Stumpf hat nur einen sterilen Verband oder wird mit einem Schlauchverband extendiert.

Die Übungsbehandlung kann bei komplikationslosem Heilungsverlauf innerhalb der ersten postoperativen Woche erfolgen.

Nach Fädenentfernung wird der Stumpf bandagiert, um die gewünschte konische Form zu erhalten.

Allgemeine Richtlinien der Behandlung, Symptomatik und ärztliche Maßnahmen

Als Folgen von Unfällen am Arbeitsplatz und im Straßenverkehr werden auch heute noch Amputationen vorgenommen. In der Mehrzahl der Fälle sind es Oberschenkelamputationen. Seit ca. 20 Jahren werden in vielen Ländern myoplastische Amputationen durchgeführt, denen sich eine Sofortversorgung mit einer improvisierten Prothese mit Gipsköcher und Rohrskelett (oder ähnlicher Konstruktion) anschließen können. Diese Technik kann als ideal angesehen werden. Sie erfüllt die an einen prothesefähigen Stumpf zu stellenden Kriterien:

ausreichend großes Weichteilpolster am Stumpfende, in das die freien Nervenenden eingebettet sind

kontraktionsfähige Muskulatur
konische Stumpfform
frühestmögliche Funktionsbereitschaft.

Die Länge des Stumpfes richtet sich nach der Durchblutung und der vorhandenen Muskelschlinge. Jedoch läßt sich aus Erfahrung sagen, daß ein ca. 22–25 cm langer Oberschenkelstumpf für eine prothetische Versorgung gut geeignet ist. Ebenso wichtig für das Tragen einer Prothese ist die spannungsfreie Hautnarbe und die Durchblutung des Stumpfes.

In letzter Zeit wurden wiederholt Kniegelenkartikulationen erfolgreich durchgeführt. Die entsprechende Prothese konnte frühzeitig angepaßt und getragen werden, das Femurende erwies sich als belastungsfähig.

Eine frühfunktionelle Prothesenversorgung war bei den in unserer Klinik amputierten Patienten kaum durchführbar. Die meisten Patienten waren mehrfach verletzt, so daß primär der Versuch der Beinerhaltung unternommen wurde.

Komplikationen

– Sekundärheilung mit Narbenbildung
– Neurome
– Phantomschmerzen
– Kontrakturen

Befunderhebung

Beurteile
– Allgemeinzustand
– Operationsnarbe
– Schwellung
– Muskelrelief
– Haut
– Beinstellung
– Beckenstellung

Messe
– Funktionelle und absolute Stumpflänge
– Umfang distal vom Trochanter major in 10 und 15 cm Abstand
– Aktive Hüftgelenksmaße

Prüfe
– Muskeltestwerte der Mm. glutaei, der Bauchmuskeln, M. iliopsoas, Mm. adductores
– Sensibilität
– Leistenpuls bei entsprechender Anamnese

Notiere
– Schmerzen (Lokalisation und Art)
– Phantomempfindung

Gesichtspunkte der Behandlung

Zeitraum bis zur Fädenentfernung
1. Pneumonieprophylaxe
2. Thromboseprophylaxe
3. Lagerungskontrolle
4. Erhalten der Armmuskelkraft
5. Erhalten der Muskelkraft des anderen Beines
6. Spannungsaufbau der Muskulatur des Stumpfes
7. Kontrakturprophylaxe

Nach Fädenentfernung
8. Stumpfpflege
9. Intensives Training der Muskulatur des Stumpfes
10. Mobilisation von Kontrakturen
11. Schulen des Gehmusters für das spätere Prothesengehen

Nach Erhalten der Prothese
12. Intensives Gehtraining
13. Einüben von Alltagsbewegungen
14. Versehrtensport oder Gymnastik

Behandlungsmöglichkeiten

Oberschenkelamputation

zu 1. u. 2. Pneumonie- und Thromboseprophylaxe: s. Kapitel „*Grundzüge prä- und postoperativer krankengymnastischer Behandlungen*"

zu 3. Lagerungskontrolle: Der Oberschenkelstumpf sollte unbedingt in Nullstellung des Hüftgelenkes, d. h. nicht auf einem Sandsack gelagert sein. In manchen Kliniken wird ein Schlauchverband mit Gewichtszug angelegt, diese behindert jedoch u. E. die Stumpfdurchblutung und zwingt den Patienten zu unnötiger Bewegungseinschränkung. Zur Hochlagerung sollte üblicherweise das Bettende hochgestellt werden.

zu 4. u. 5. Erhalten der Arm- und Beinmuskulatur: Intensive Widerstandsübungen und Ausdauertraining sollten für die beim Gehen mit Unterarmstützen besonders beanspruchte Muskulatur der Arme durchgführt werden.
Dies geschieht am besten durch Komplexbewegungen gegen manuellen Widerstand, aber auch gegen Pullingformerzug, Expander, mit Hanteln oder Holzböckchen. Auch das andere Bein muß auf seine vermehrte Arbeitsleistung hin trainiert werden (M. gastrocnemius, Mm. glutaei), wenn dies möglich ist (Polytrauma?).

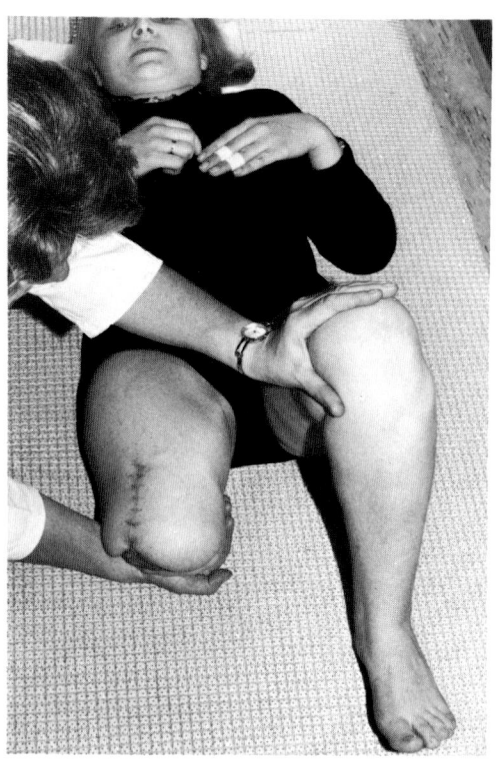

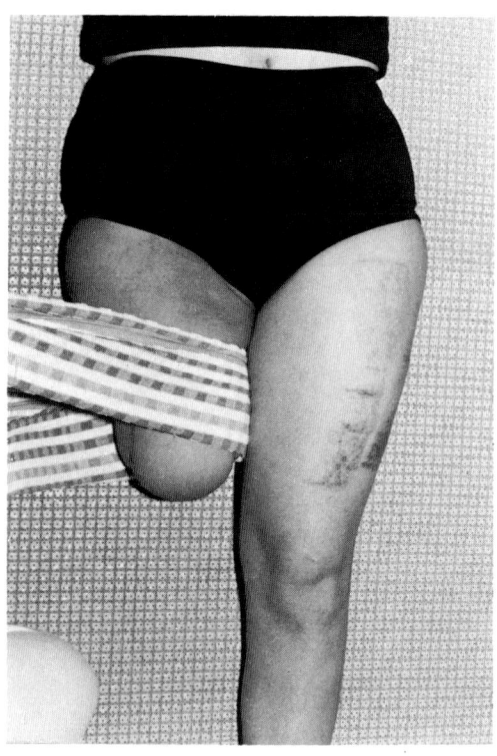

Abb. 156. Spannen des Stumpfes in Extension/ Adduktion, Verstärkung durch Haltespannung des anderen Beines in Flexion/Adduktion

Abb. 157. Anstelle des Handkontaktes Widerstand über eine Handtuchschlaufe

zu 6. Spannungsübungen gegen Führungskontakt verbessern die Durchblutung der Stumpfmuskulatur und fördern die Kontraktionsbereitschaft der neu fixierten Muskulatur des Stumpfes. Verstärkungstechniken durch maximales Spannen der kontralateralen Muskulatur können eine Kontraktionshilfe sein. Besonderer Wert muß auf die Herstellung des Muskelgleichgewichtes zwischen den schwächeren Mm. adductores, Mm. ischiocrurales und den in ihrer ursprünglichen Situation verbliebenen Mm. glutaeus maximus, medius, minimus und M. iliopsoas gelegt werden. Dieses fehlende Spannungsgleichgewicht verursacht eine Gewohnheitsstellung des Hüftgelenkes in Flexion, Abduktion und Außenrotation. Es ist deshalb sinnvoll, von Anfang an Spannungsübungen gezielt für die Extensoren, Adduktoren und Innenrotatoren durchzuführen (Abb. 156).

zu 7. Diese Spannungsübungen können als erste **Kontrakturprophylaxe** angesehen werden. Sobald es die Wunde erlaubt, werden jedoch dynamische Übungen in die genannten Bewegungsrichtungen durchgeführt. PNF-Muster werden entsprechend abgeändert. Es bewährt sich, die Übungen gegen eine Handtuchschlaufe auszuführen an Stelle des Handkontaktes (Abb. 157). Der Patient soll, wenn möglich, stundenweise in Bauchlage gelagert werden.

zu 8. Die Stumpfpflege sollte abends vorgenommen werden. Der Stumpf sollte kalt gewaschen und nach unten hin frottiert werden. Dies gewohnheitsmäßig morgens zu tun, könnte dazu führen, daß der Stumpf noch feucht in den Holzköcher eingebracht wird, wodurch Hautschäden entstehen können.

Manche Patienten pudern ihren Stumpf, das verstopft jedoch die Poren und sollte vermieden werden.

Der Amputierte soll jedoch selbst seinen Stumpf abhärten und ihn leicht distalwärts massieren. In jedem Fall muß er lernen, seinen Stumpf fest zu bandagieren. Dies geschieht in diagonalen Touren (Abb. 158). Das Stumpfende soll frei bleiben. Es muß darauf geachtet werden, daß bis zur Leiste gewickelt wird, evtl. kann ein Netzverband als Fixierung dienen. Am günstigsten ist das Anlegen des Verbandes im Stand, hier können Fehler leicht vermieden werden, z. B. das Fixieren des Stumpfes in einer Beugestellung durch die Beckentour. Der Verband soll andauernd getragen werden bis zum Tragen der Prothese. Er dient der Formung des Stumpfes.

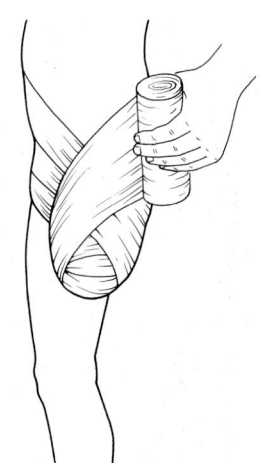

Abb. 158. Bandagieren des Stumpfes

zu 9. Das Training der Stumpfmuskulatur soll sehr intensiv sein, d. h. gegen maximalen Widerstand ausgeführt werden. Training bedeutet eigentlich „Übertraining", da an einen Prothesenträger wesentlich höhere Anforderungen gestellt werden als an einen gesunden Menschen. Stumpftraining heißt Üben gegen maximalen Widerstand, bei häufigen Wiederholungen und kurzen Pausen. Üben auf der Matte bietet auch die Möglichkeit, die Körperschwere als Widerstand einzusetzen (Abb. 159 u. 160). Als Techniken kommen „Wiederholte Kontraktionen" aus der PNF-Methode und Stabilisationsübungen in Frage.

Besonders trainiert wird die Beckenextension und Innenrotation. Diese Bewegungen garantieren später die Stabilisation des künstlichen Kniegelenkes im Stand. Gleichermaßen wichtig ist das Training der Beckenabduktion bei in Nullstellung fixiertem Oberschenkelstumpf.

zu 10. Mobilisation: Sind Kontrakturen entstanden, werden die Mobilisationstechniken „Langsame Umkehr – Halten – Entspannen – Aktiv/Passives Weiterziehen" oder „Rhythmische Stabilisation – Entspannen – Aktiv/Passives Weiterziehen" durchgeführt.

Bei traumatisch bedingten Amputationen kann eine Eisbehandlung hinzugenommen werden. Kontraindiziert ist sie bei Amputationen nach Gefäßverschlüssen. Der Patient wird außerdem aufgefordert, stundenweise auf dem Bauch zu liegen, während der Stumpf entsprechend gelagert ist.

zu 11. Der Bewegungsablauf des Gehens kann in Rückenlage und Seitenlage vorgeübt werden. Einzeln werden die Stumpf- und Beckenbewegungen durchgeführt, dann als Umkehrbewegung mit dem anderen Bein koordiniert (Abb. 161 u. 162).

Die PNF-Übung „Langsame Umkehr" von Extension/Abduktion/Innenrotation zu Flexion/Adduktion/Außenrotation und zurück kann als Grundmuster angesehen werden. Die notwendige Beckenabduktionsbewegung und die von Orthopädiemechanikern als „Sitzen" beschriebene Bewegung des Tuber ossis ischii gegen den hinteren Köcherrand müssen gesondert eingeübt werden.

12. Das Gehtraining wird am besten im Gehbarren vor dem Spiegel durchgeführt. Unter optischer Kontrolle werden **Gesamthaltung, Schwingen der Prothese, Belasten der Prothese, Schritte und Schrittfolgen** nach seitwärts, vorwärts und rückwärts geübt. Häufig durchgeführte Übungszeiten, auch in Anwe-

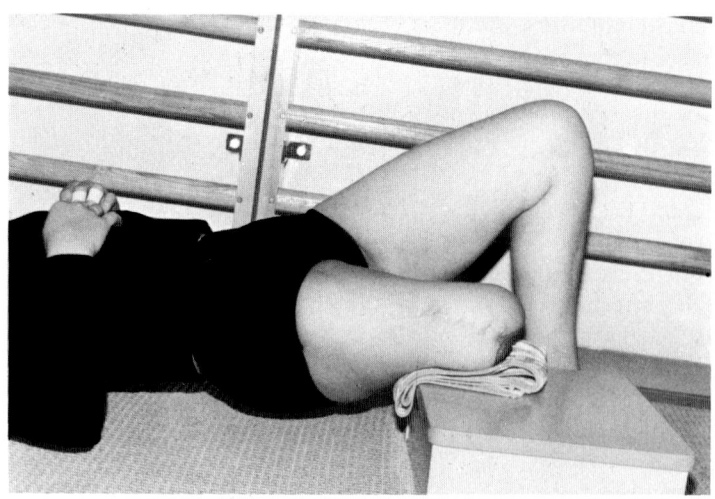

Abb. 159. Abheben des Beckens durch Extension des Stumpfes gegen die Unterlage

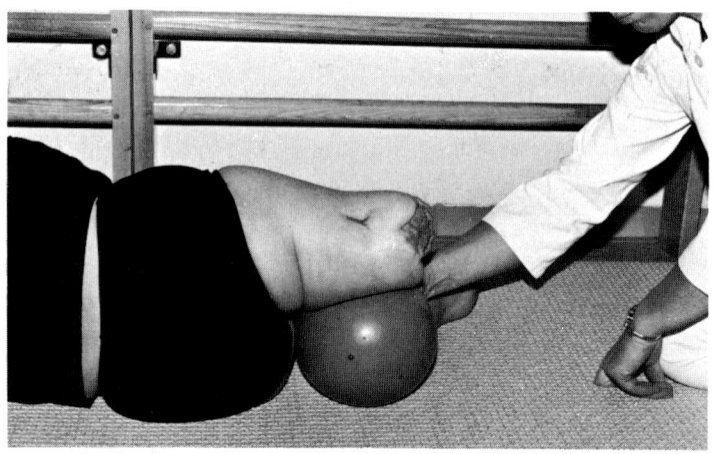

Abb. 160. Adduktion des Stumpfes aus Seitenlage, Versuch das Becken abzuheben

senheit des Orthopädiemechanikers, sind anfangs günstiger. Nach dem Gehtraining sollte immer der Stumpf auf Druckstellen angesehen werden. Schmerzen und Druckstellen führen zu Ausweichbewegungen, das Gehen wird anstrengender, so daß die Prothese letztlich nicht mehr getragen wird. Der Krankengymnast sollte zunächst versuchen, die Gehfehler selbst zu korrigieren, d. h. Ursachen abzuklären und sein Training zu überprüfen. Erst dann sollten Änderungen an der Prothese vorgenommen werden.

Auf folgende **Fehler** ist besonders zu achten:

Breitbeiniges Gehen
Seitliches Rumpfneigen
Zirkumduktionsgang
Rotation der Ferse beim Aufsetzen
Rotation der Ferse beim Ablösen
ungleiche Schrittlänge
vermehrte Lendenlordose bei Belastung der Prothese
Hochfedern des anderen Beines bei der Schwungphase der Prothese

206

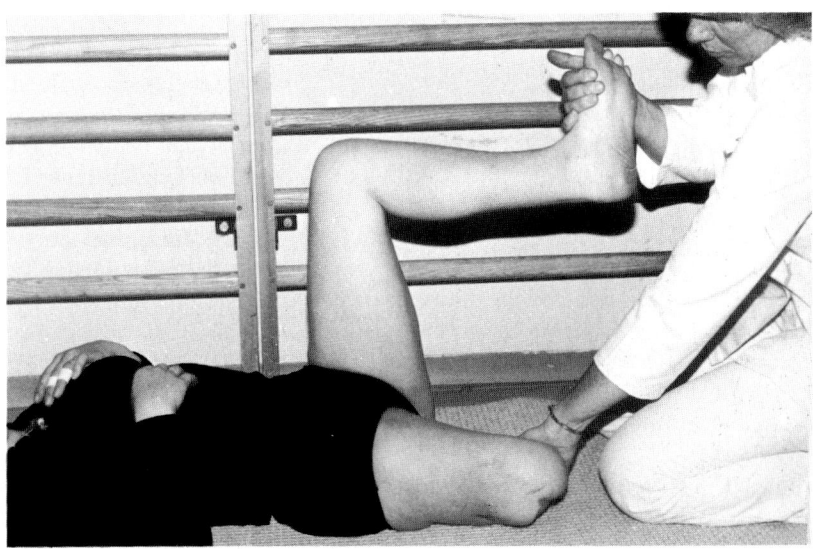

Abb. 161. Üben des Gehmusters aus Rückenlage

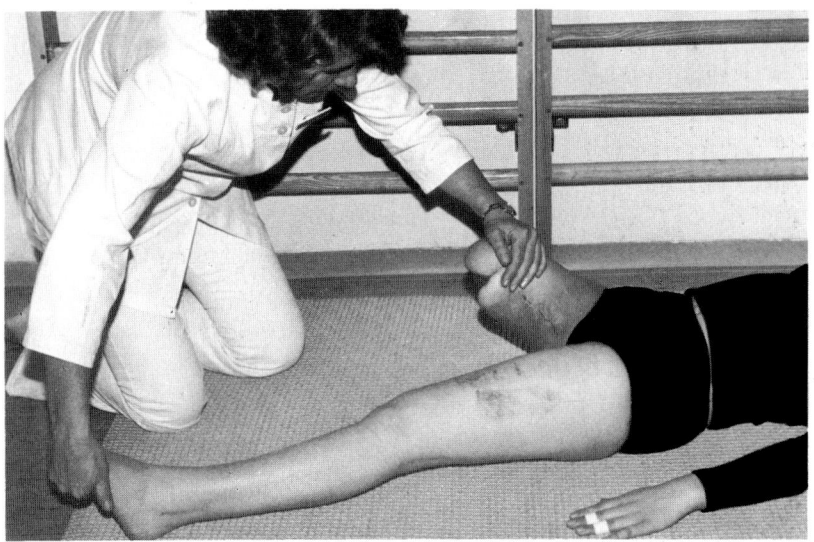

Abb. 162. Üben des Gehmusters als Umkehrbewegung

ungleiches Anheben des Prothesenunterschenkels bei der Schwungphase
Vorschleudern der Prothese

Die **Ursachen** können medizinischer, mechanischer oder sozialer Art sein.
Zu den medizinischen Ursachen zählen:

– **Kontrakturen**
– **Muskelschwächen**
– **Neurome**
– **Narben**
– **Durchblutungsstörungen**
– **Schmerzen**
– **schlechter Allgemeinzustand**

Die **Fehler,** die in der Prothesenkonstruktion liegen, können betreffen:
– **Prothesenlänge**
– **Köchersitz**
– **Kniegelenkreibung**
– **Sprunggelenksreaktionen** und
– **Befestigung.**

Darüber hinaus spielen soziale und psychische Faktoren eine nicht unwesentliche Rolle. In dieser Rehabiliationsphase ist es besonders wichtig, daß Arzt, Orthopädiemechaniker, Krankengymnast und Patient besonders gut zusammenarbeiten.

zu 13. Üben von Alltagsbewegungen: Um dem Patienten die notwendige Selbständigkeit wiederzugeben, müssen Alltagsverrichtungen und Variationen des normalen Gehens eingeübt werden, z. B. **Gehen auf einer Rampe,** auf **unebenem Boden,** auf einer **Treppe** oder **Rolltreppe.** In manchen Kliniken stehen Gehgärten zur Verfügung.

Ebenso zählt dazu das Aufstehen vom Boden, das **Hinsetzen** und **Aufstehen** von verschieden hohen Stühlen, das **Aufheben** von Gegenständen oder das **Gehen mit Richtungs- und Tempowechsel** und natürlich das **An- und Ausziehen der Prothese** (Abb. 163).

zu 14. Versehrtensport: Unauffälliges und kraftsparendes Gehen mit einer Prothese erfordert ein ständiges Training. Die Motivation und die Durchführung ist sicher am besten innerhalb einer Gruppe, wahrscheinlich am besten im Versehrtensportverein möglich. Die Auseinandersetzung mit seiner eigenen Behinderung im Vergleich zu anderen Amputierten kann ein positives Erlebnis sein und wird eher zur aktiven Mitarbeit an der eigenen Rehabilitation führen. Jüngere Patienten haben das immer wieder bestätigt.
Ein Amputierter kann jederzeit nach Abheilung der Wunden schwimmen.

Schüleraufgabe

Stellen Sie Spiele zusammen, die den Gesichtspunkten der krankengymnastischen Behandlung eines Oberschenkelamputierten gerecht werden. Begründen Sie jedes Spiel.

Übungsbeispiele

Ausgangsposition: Rückenlage

Übung: Spannungsaufbau der Extensoren

Kontakt: Dorsal

Übungsauftrag: Drücken Sie den Stumpf nach unten!

dasselbe mit Verstärkung durch das in Flexion spannende andere Bein (s. Abb. 156)

dasselbe mit Verstärkung über Kopf- und Armextensionsspannung

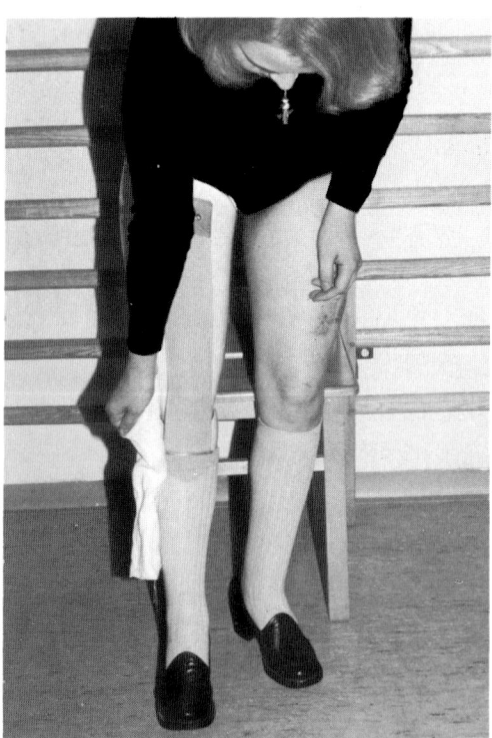

Abb. 163. Anziehen der Prothese

Übung: Extension des Beckens gegen Körperschwere bei aufgestelltem anderem Bein

Kontakt: An beiden Spinae iliacae anteriores

Übungsauftrag: Heben Sie das Becken ab, bleiben aber mit dem Stumpf unten!

Übung: Stabilisation des Beckens bei flach aufliegenden Beinen

Kontakt: Wechselnd ventral und lateral

Übungsauftrag: Heben Sie das Becken ab und lassen sich nicht verschieben!

Übung: Zusammengerolltes Handtuch oder kleines Kissen unter dem Stumpf festhalten

Übungsauftrag: Heben Sie das Becken etwas ab, lassen sich aber das Handtuch nicht herausziehen!

dasselbe mit in der Luft angebeugtem 2. Bein

Übung: Adduktion des Stumpfes gegen Handtuchschlaufe

Übungsauftrag: Klemmen Sie das Handtuch fest ein!

dasselbe mit Verstärkung vom anderen Bein, das gegen maximalen Widerstand in Adduktion spannt

Übung: Rolle oder Keule zwischen den flach aufliegenden Oberschenkeln halten lassen

Übung: Extension/Adduktion gegen Handtuchzug

Übungsauftrag: Halten Sie den Stumpf unten/innen fest! (s. Abb. 157)

dasselbe nur mit Innenrotation. Der Krankengymnast versucht das obere Handtuchende nach oben und außen zu ziehen.

Alle Übungen können auch zum Selbstüben verwendet werden.

Steigerung des Trainings bezüglich Kraft und Ausdauer

Übung: Wiederholte Kontraktionen
– Extension
– Extension/Adduktion
– Extension/Adduktion/Innenrotation
gegen Handtuchzug oder Pullingformer

dasselbe auch aus Seitenlage

Ausgangsposition: Rückenlage, Stumpf auf Ball, Rolle oder Schemel

Übung: Becken abheben, das 2. Bein ist aufgestellt oder in der Luft angebeugt (s. Abb. 159)

Widerstand: An beiden Spinae iliacae anteriores

Übungsauftrag: Drücken Sie den Stumpf fest herunter und heben das Becken ab, halten und lockerlassen!

Ausgangsposition: Seitenlage auf der gesunden Seite, Stumpf auf Ball etc.

Übung: Adduktion aus Seitenlage

Übungsauftrag: Drücken Sie den Stumpf fest gegen den Ball und heben das Becken ab! (s. Abb. 160)

Übung: Adduktion aus Seitenlage auf der Stumpfseite

Fixation: Der Krankengymnast fixiert den Stumpf gegen den Boden

Übungsauftrag: Hochschrauben zum Sitz (Abb. 164)

Übung: Abduktion des Beckens aus Seitenlage auf der Stumpfseite

Übungsauftrag: Stumpf gegen den Boden drücken und dabei Becken etwas abheben!
Die Übung kann erschwert werden durch Abheben des anderen Beines

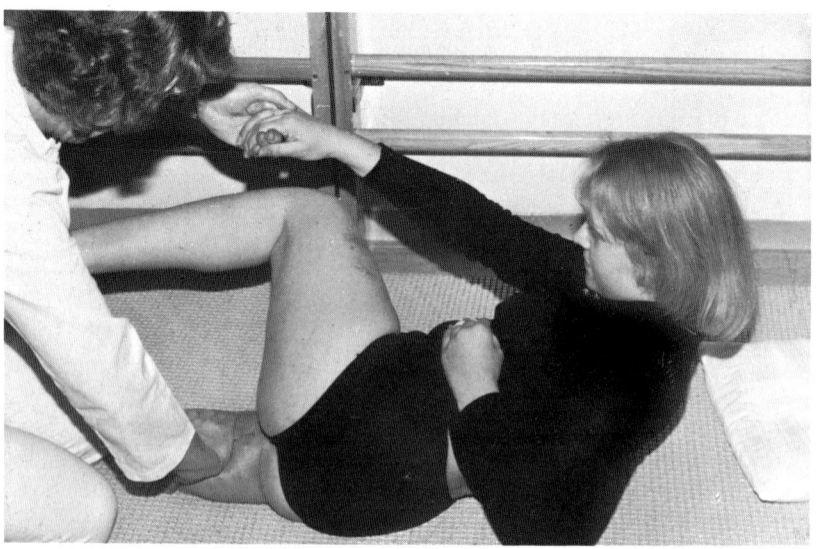

Abb. 164. Hochschrauben zum Sitz gegen fixierten Stumpf

Ausgangsposition: Bauch- und Seitenlage

Übung: „Langsame Umkehr – Halten – Entspannen" – Aktiv/Passives Weiterziehen gegen Beuge- und Abduktionskontraktur

Ausgangspotition: Rückenlage oder **Seitenlage**

Übung: Gehmuster aus der PNF-Methode:
„Langsame Umkehr und Langsame Umkehr
– Halt" für die Bewegungsrichtungen Exten-
sion/Abduktion/Innenrotation und Flexion/
Adduktion/Außenrotation (Abb. 165 u. 166)

Beispiele aus der Prothesengehschule
Patient steht im Gehbarren
– Auf dem Boden oder auf zwei Waagen ste-
  hend **Gewichtverteilung** auf beide Beine
– **Gewicht auf Prothese** übernehmen durch
  Beckenvorschieben, Abduzieren und **Tu-
  bersitz**
– **Prothese** vorwärts, rückwärts und seitwärts
  schwingen
– **Prothese** mit „Ferse" aufsetzen und **rotie-
  ren**

– **Prothese** mit „Fußspitzen" aufsetzen und
  rotieren
– Aus Schrittstellung, Prothese ist vorn/hin-
  ten, **Gewicht verlagern,** bis anderes Bein
  abgehoben werden kann
– **Gesundes Bein schwingen**
– **Einen Schritt einüben,** seitwärts, dann vor-
  und rückwärts
– **Schrittfolge** mit Hilfe durch Stretch und
  Druck am Becken (PNF)
  Druck kurz vor der Mittelstandphase ge-
  ben.
– **Schrittfolge** außerhalb des Gehbarrens
  evtl. mit Stützen
– **Figurengehen**
– **Rhythmisches Gehen** zu Musik
– **Gehen,** dabei **Ball werfen** oder prellen
– **Steigen auf Stufe** und **von Stufe,** zunächst
  mit gesundem Bein hinauf und mit Pro-
  these herunter, dann „Taschenmesserprin-
  zip"
– **Gehen auf Rampe**
– **Gehen auf unebenem Boden** und über Hin-
  dernisse
– **Hinsetzen** auf Stuhl und Boden
– **Aufstehen** von Stuhl und Boden
– **Einsteigen** in Auto

210

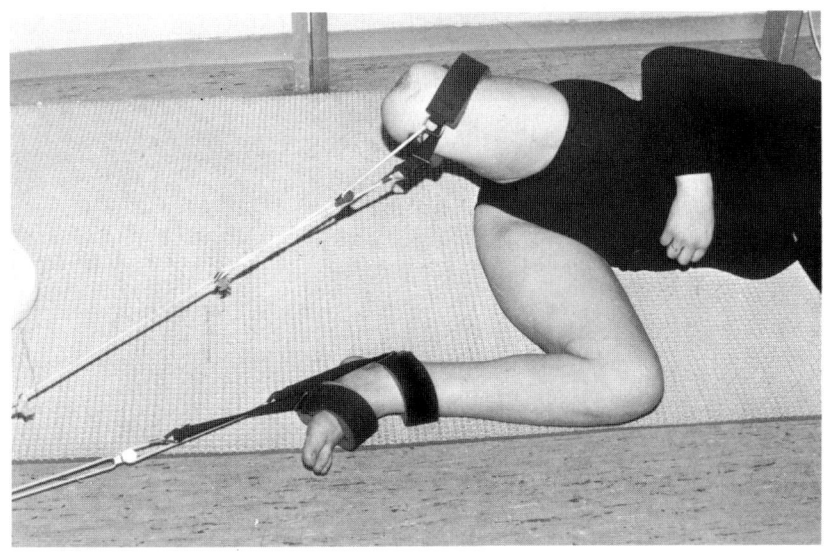

Abb. 165. Gehmuster aus Seitenlage gegen Pullingformerzug

- **Gegenstand** vom Boden **aufheben**
- **Gehen im Gehgarten auf verschiedenen Böden** (Kies, Sand, Gras, Pflaster, Holzplanken, Geröll etc.)

Allgemeine Richtlinien zur Behandlung anderer Amputationen

In Ergänzung zu ausführlich beschriebenen krankengymnastischen Behandlung der Oberschenkelamputation sollen auch die wichtigsten Gesichtspunkte für die Behandlung anderer Amputationen an der unteren Extremität erwähnt werden. Der Krankengymnast kann, dem angegebenen Schema folgend, eine Befunderhebung durchführen, die ihm ein Bild über die funktionellen Möglichkeiten der verbliebenen Extremitäten vermittelt. Entsprechend diesem Befund wird er seine Behandlung ableiten.

Bei der **Hüftgelenksexartikulation oder der Hemipelvektomie** werden die Gehübungen für den Gebrauch der Spezialprothese im Vordergrund stehen.
Da es sich bei diesen Patienten meist um maligne Grunderkrankungen handelt, ent-

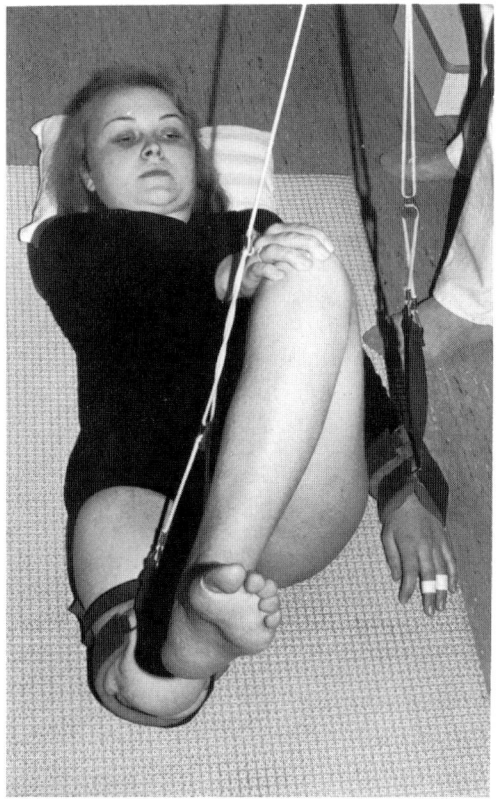

Abb. 166. Gehmuster aus Rückenlage

211

fällt oft das Training im Sinn des vorher aufgestellten Programms.

Anders ist es bei den traumatisch bedingten **Unterschenkelamputationen.** Volle Beweglichkeit des Kniegelenkes und eine kräftige Oberschenkelmuskulatur bilden die Voraussetzung für ein einwandfreies Gehen mit der Prothese. Mit besonderer Sorgfalt sollte der sich schnell entwickelnden Beugekontraktur des Kniegelenkes entgegengewirkt werden.

Fuß-, Vorfuß- und Zehenamputationen bieten oft schwierige Probleme in der Herstellung von Innenschuhprothesen. Ist die Belastbarkeit des Kalkaneus erhalten geblieben, werden evtl. orthopädische Schuhe ein besseres Ergebnis erbringen. Die Entscheidung wird jedoch immer individuell getroffen werden müssen.

Nicht einfach ist auch das Problem des Spitzfußes zu lösen, wenn der Fußstumpf sehr kurz ist. Unter Umständen muß eine Arthrodese diskutiert werden, wenn Nachtschienenbehandlung und mobilisierende krankengymnastische Maßnahmen nicht erfolgreich waren.

Besondere Beachtung sollte auch der Durchblutung des restlichen Fußes geschenkt werden.

Doppelamputierte können nach gleichen Behandlungsvorschlägen behandelt werden. Daß das gesteckte Ziel niedriger sein muß, ist selbstverständlich, jedoch sollten sie auch nicht unterfordert werden. Viele Beispiele beweisen, daß auch sie gehfähig werden können.

Literatur

1. Baumgartl F et al. (1980) Amputation und Nachamputation am Oberschenkel. In: Spezielle Chirurgie für die Praxis III/2. Thieme, Stuttgart
2. Baumgartner R (1973) Beinamputationen und Prothesenversorgungen bei arteriellen Durchblutungsstörungen. Enke, Stuttgart
3. Brunk B et al. (1974) Rehabilitation of lower limb amputees in Sweden. Proceedings, 7. WCPT congress
4. Dederich R (1967) Moderne Entwicklung in der Amputationschirurgie (APO). Orthop Techn 19:242
5. Dederich R (1968) Erster Erfahrungsbericht über die prothetische Sofortversorgung Beinamputierter. Orthop Techn 20:242
6. Dederich R (1969) Sofort- und Frühprothesen (operative und prothetische Probleme). Unfallkunde 2:100
7. Dederich R (1970) Amputationen der unteren Extremität. Thieme, Stuttgart
8. Faubel W (1972) Probleme der Gehschulung für Amputierte. Orthop Techn 5
9. Kersten H (1961) Gehschule f. Beinamputierte. Thieme, Stuttgart
10. Lindenmaier HL et al. (1975) Die prothetische Sofortversorgung bei Oberschenkelamputation. Med Welt 26:894
11. List M (1966) Amputationen der unteren Extremität. Krank Gymn 7:219
12. Mensch G (1970) Cast applications for B/K and A/K amputees prior to prothetic fitting. Proceedings of the 6. WCPT congress
13. Mensch G (1974) Stump problems in postoperative amputation care. Proceedings of the 7. WCPT congress
14. New York University Postgraduate Medical School, Proceedings course (1968) Lower Extremity Prothetics for Therapists
15. Plato G (1972) Amputationen im Fußbereich. OSM, H 9
16. Rabl C (1975) Orthopädie des Fußes. Enke, Stuttgart, S 438–451
17. Rieble R et al. (1974) Beinamputierte und ihre funktionelle Rehabilitation. Pflaum, München

XXI. Krankengymnastische Behandlung polytraumatisierter Patienten

Ursachen

Schwere Arbeits-, Sport- und vor allem Verkehrsunfälle

Allgemeine Richtlinien zur Behandlung polytraumatisierter Patienten

Während der Phase der Intensivstation steht die Erhaltung der Vitalfunktionen im Vordergrund. Das Team der Intensivstation wird sich abwechseln in den Aufgaben:
- Lagerung
- Absaugen – Blähen
- passiv Bewegen, dort wo stabile Osteosynthesen dies erlauben
- Aufsetzen – Aufstehen, wenn dies möglich ist.

Krankengymnasten übernehmen die mehrmalig am Tag durchzuführende Atemtherapie und die gezielt angesetzte und befundbezogene Bewegungstherapie.
Kochbuchmäßiges Vorgehen ist bei der Behandlung polytraumatisierter Patienten nicht möglich. Die Probleme sind vielfältig und müssen individuell gelöst werden.
Bei den schweren Motorrad-, Auto- und Fahrradunfällen kommt es häufig zu schweren Schädelhirnverletzungen und Serienfrakturen, die von Gefäßzerreißungen und schweren Hautablederungen begleitet sein können.
Lungenkontusionen, Leber- und Milzrupturen und Verletzungen der Beckenorgane erschweren die Behandlung der ersten Tage.
Für die Prognose mehrfachverletzter Patienten stellt die frühzeitige Stabilisierung stammnaher Frakturen einen entscheidenden Faktor dar. Anzustreben ist eine frühe Mobilisation und Rehabilitation. In unserer Klinik wird deshalb eine operative Versorgung der Extremitätenfrakturen innerhalb der ersten 24 Stunden angestrebt. Zur Anwendung kommen Plattenosteosynthesen, Marknagelungen, der Fixateur externe oder Kirschnerdrahtfixationen.
Überleben polytraumatisierte Patienten mit Schädelhirntraumen, zeigen sie ein unruhiges, oft unkonzentriertes und emotional labiles Verhalten. Sie sind ängstlich und unsicher. Nach der Verlegung von der Intensiv- auf eine Normalstation bestehen Probleme, Kontakte zu einem neuen Behandlerteam aufzunehmen. Patienten, die einige Zeit bewußtlos waren, verhalten sich evtl. unkritisch oder auch sehr aggressiv. Die Führung des mehrfach verletzten Patienten sollte deshalb besonders behutsam sein. Arzt, Schwester und Krankengymnastin sollten sich absprechen und gemeinsam einen Plan erarbeiten.

Auch wenn die Verletzungen viele Varianten aufweisen, kann eine gewisse Systematik aufgestellt werden. Es gibt vier Gruppen von Kombinationsverletzungen:
1. Serienverletzung einer Körperseite
2. beidseitige Einzelfrakturen
3. Einseitige Serienfrakturen und eine Einzelfraktur der Gegenseite
4. beidseitige Serienfrakturen.

Befunderhebung

Beurteile
- Allgemeinzustand, Atmung, Röntgenbilder, Computertomogramme

- Achsen, Gelenkkontur, Muskelrelief
- Ödeme, Atrophie
- Operationsnarbe
- Wunden, Hautdurchblutung
- Lagerung

Messe
- Aktives Bewegungsausmaß, soweit dies aus Rückenlage möglich ist. Möglich auch nur bei stabilen Osteosynthesen, sonst aktives Gelenkmaß unter abgenommener Schwere (mit einer Hilfsperson)
- Umfangmaße, soweit es die Verbände erlauben.

Prüfe
- Muskelwert bis zur Stufe 3 im Bereich stabiler Osteosynthesen
- Muskelwerte unter der Stufe 3 im Bereich instabiler Osteosynthesen
- Sensibilität
- lokale Temperatur
- Pulse

Notiere
- Schmerzen
- Bewußtseinslage des Patienten
- Orientierung, Konzentration, Merkfähigkeit
- Kooperation
- Sprache
- Beschwerden durch Nebenverletzungen, z. B. Puffi, Kieferverschnürung, Drainagen etc.

Gesichtspunkte der Behandlung

1. **Pneumonieprophylaxe**
2. **Thromboseprophylaxe**
3. **Dekubitusprophylaxe** (schwierig, da Lagewechsel meist nicht möglich)
4. **Lagerungskontrolle**
5. **Erhalten der Muskelkraft** nicht verletzter Extremitäten
6. **Aufbau der Muskelspannung zur Sicherung der Fraktur**
7. **Kräftigung geschwächter Muskulatur**
8. **Mobilisation eingeschränkter Gelenke**
9. **Vorbereitung zum Stehen und Gehen**

10. **Gehschulung**
11. **Schulen von Gebrauchsbewegungen**

1. Einseitige Serienfrakturen

Folgendes Beispiel soll die Problematik verdeutlichen:
Ein Patient erlitt ein **Schädelhirntrauma,** eine **Le Fort III Fraktur,** eine **Unterarm- und Oberschenkelfraktur** einer Seite, eine **Bandruptur des Ligamentum fibulotalare anterius** und eine **Parese des N. peroneus.**
Die ärztliche Versorgung bestand in einer kieferchirurgischen Osteosynthese mit Verschnürung des Kiefers, einer Plattenosteosynthese der Unterarmfraktur, eine Femurmarknagelung sowie einer Bandnaht am Sprunggelenk.
Der Unterschenkel wurde in einem aufgeschnittenen Liegegips ruhiggestellt.
Die krankengymnastische Behandlung begann am 2. postoperativen Tag.
Probleme ergaben sich bezüglich der **Lagerung,** vor allem mit der Lagerung des Beines. Das Bein sollte in einer 90–90 Grad Stellung gelagert werden, jedoch war dies wegen der motorischen Unruhe des Patienten nicht möglich. Deshalb wurde auf jegliches Lagerungsmaterial verzichtet, das Bett aber mit Gittern abgesichert.

Behandlungsmöglichkeiten

Aufbau der Muskelspannung zur Sicherung der Frakturen:
Gezielt angesetzte Spannungsübungen am Unterarm und am Oberschenkel wurden nur kurzzeitig und sporadisch durchgeführt, da der Patient sich nicht länger konzentrieren konnte. Ein ausreichender Spannungsaufbau zur Vermeidung von Atrophien war deshalb nicht möglich. Bewegungsaufträge wurden nicht umgesetzt.

Mobilisation:
Subtile Mobilisationstechniken, die ein konzentriertes Mitdenken des Patienten erfor-

dern und bei denen Spannung und bewußtes Entspannen durchgeführt werden müssen, war nicht möglich.

Vorbereiten zum Gehen ohne Belastung:
Die allgemeine Kreislaufsituation konnte durch Ratschowsche Umlagerungen mit dem kippbaren Bett durchgeführt werden. Außerdem konnte Aufsetzen im Bett eingeübt werden.

Stehen auf dem nicht verletzten Bein war wegen der Verständigungsschwierigkeit zu problematisch.
Erst am 10. Tag war der Patient so kooperativ, daß er Aufträge umsetzen und gezielt über kurze Zeit üben konnte. Die stabile Marknagelung konnte bei diesem Patienten wegen der Bandverletzung am Sprunggelenk und der Fußheberparese nicht ausgenützt werden. Vier Wochen nach der Operation konnte mit einem Sarmientogips eine Teilbelastung begonnen werden. Als Gehhilfen wurden eine Achselstütze und eine Unterarmstütze eingesetzt, bis die Unterarmfraktur ausgeheilt war.

2. Beidseitige Einzelfrakturen

Der im folgenden beschriebene Patient hatte eine **Lendenwirbelkörperfraktur des 3. LWK**, eine **Oberschenkelschaftfraktur** und eine **drittgradig offene Unterschenkelfraktur** am anderen Bein erlitten. Die Lendenwirbelkörperfraktur wurde konservativ, die Oberschenkelfraktur mit dynamischem Verriegelungsnagel und die Unterschenkelfraktur der Gegenseite mit einem Fixateur externe versorgt.
Es bestand kein Schädelhirntrauma.
Probleme ergaben sich zu folgenden Behandlungspunkten:

Behandlungsmöglichkeiten

Lagerung:
Unvereinbar war die Forderung nach flacher, bzw. hyperlordotischer Lagerung der Lendenwirbelsäule bei Hochlagerung beider Beine. Insbesondere der Unterschenkel sollte freischwebend aufgehängt werden, damit die Wunden abheilen konnten. Kompromisse mußten gefunden werden durch Lagerung auf einem Quaderbett.

Durchblutungsverbesserung:
Es gab keine Probleme bei der Behandlung des Beines mit der Oberschenkelschaftfraktur, dort konnten alle Techniken angewendet werden. Eine aktive Durchblutungsverbesserung und Ödemresorption war auf der Seite der offenen Unterschenkelfraktur nicht möglich.
An diesem Bein entwickelte sich in der folgenden Zeit eine Thrombose.

Spannungsaufbau:
Auf der Seite der Unterschenkelfraktur konnte die gezielte Übungsbehandlung erst nach 8 Wochen beginnen, nachdem eine Spongiosaplastik und eine stabile Osteosynthese mit einer DC-Platte durchgeführt worden war.
Erst danach konnten Muskelwerte 3 für die Unterschenkelmuskulatur erarbeitet werden.

Das Bein mit der Oberschenkelfraktur hatte zu diesem Zeitpunkt gute Muskelkraft und ausreichende Festigkeit für eine Teilbelastung von ca. 30–35 kg.

Mobilisation:
Erst nach 8 Wochen konnte das Sprunggelenk und Kniegelenk der Seite mit der Unterschenkelfraktur mobilisiert werden. Aktive Techniken reichten für die inzwischen hart-elastischen Kontrakturen nicht aus, mußten jedoch wegen der jetzt erst übungsstabilen Fraktur durchgeführt werden. Nach 4 Monaten mußte eine Narkosemobilisation vorgenommen werden.

Gehschulung:
Die Wirbelfraktur und die doppelseitigen Beinfrakturen zwangen den Patienten zu einer sonst nicht üblichen Bettlägrigkeit. 8 Wochen nach der Verletzung konnte der Patient

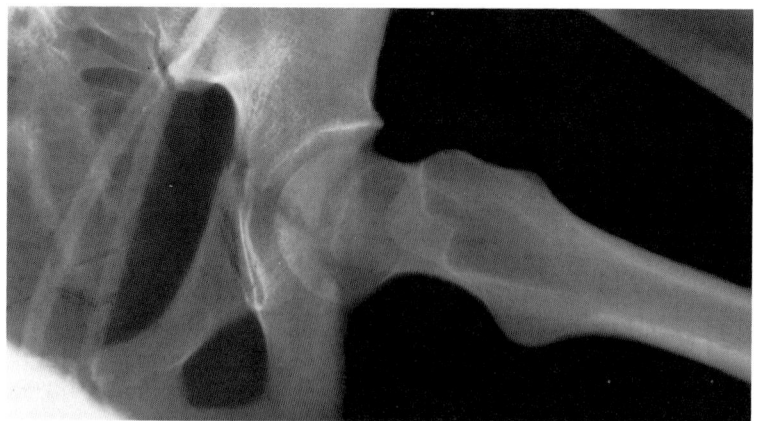

Abb. 167. Acetabulumfraktur

mit einem 3-Punkt-Korsett, mit Sohlenkontakt auf der Seite der Unterschenkelfraktur und mit 30 kg Belastung auf der Seite der Oberschenkelfraktur aufstehen.

Der Patient konnte Stehübungen mit der vorgeschriebenen Belastung im Gehwagen

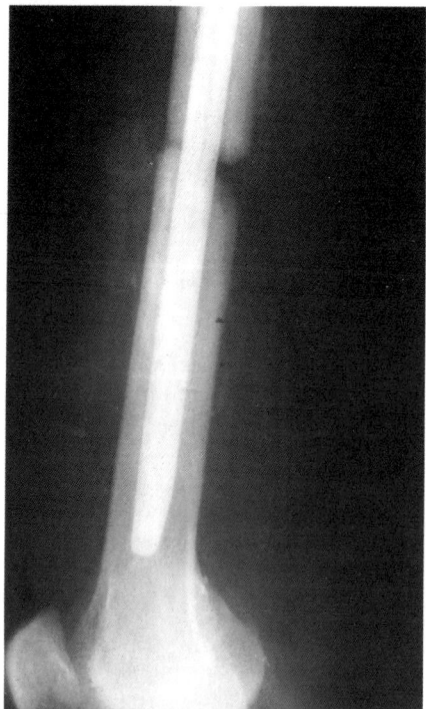

Abb. 168. Oberschenkelmarknagel

mit hocheingestellten Achselstützen, jedoch selbständiges Gehen nur mit einem Allgöwer-Gehapparat durchführen. Erst bei möglicher Vollbelastung der Seite der Oberschenkelfraktur konnte der Gehapparat weggelassen werden.

Gehübungen im Bewegungsbad waren schon vorher möglich.

3. Einseitige Serienfrakturen und Einzelfraktur der Gegenseite

Als Beispiel für diese Kombinationsverletzung soll ein Patient beschrieben werden mit folgenden Verletzungen:

Schädelhirntrauma, Unterkieferstückfraktur, Occipitalfraktur, Lungenkontusion, Leberruptur, multiple Mesenterialeinrisse, retroperitoneales Hämatom, Acetabulumfraktur links (Abb. 167), **Os Pubisfraktur links, Oberschenkelfraktur links** (Abb. 168), **offene Unterschenkelfraktur links** (Abb. 169), **Mittelfußfrakturen mit Luxation links, und auf der rechten Seite eine Unterschenkelfraktur** (Abb. 170).

Die operative Versorgung umfaßte eine Laparotomie mit Übernähung der Leberruptur, Übernähung der Mesenterialeinrisse, Femurmarknagelung, DC-Platte der linken Tibia, Stabilisierung der Mittelfußknochen mit Kirschner-Pins, Unterkieferosteosynthese mit Verschnürung des Kiefers.

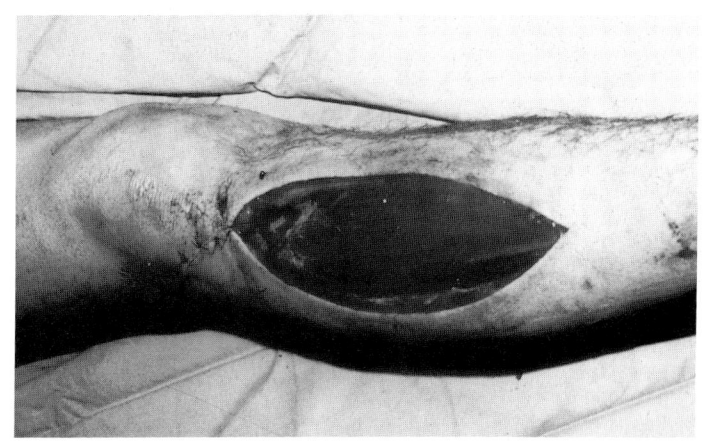

Abb. 169. offene Unterschenkelfraktur

Die Tibiafraktur der rechten Seite wurde ebenfalls mit einer DC-Platte stabil versorgt.

Nach 14tägigem Aufenthalt auf der Intensivstation, wo künstliche Beatmung und Stabilisierung des Kreislaufes im Vordergrund standen, ist der Patient bei vollem Bewußtsein, jedoch in reduziertem Allgemeinzustand auf eine Allgemeinstation verlegt worden. Der Patient ist schnell ermüdbar. Probleme ergeben sich bezüglich der Lagerung nicht.

Behandlungsmöglichkeiten

Spannungsaufbau:

Wegen der instabilen Osteosynthese am linken Fuß muß der linke Unterschenkel trotz stabiler Osteosynthese der Tibiafraktur mit einem Liegegips ruhiggestellt werden. Die Immobilisation betrug 4 Wochen, dann konnten die Kirschner-Pins entfernt werden. Spannungsübungen für die kleinen Glutäen müssen wegen der Druckwirkung auf den Pfannenboden unterlassen werden. Bei abgenommener Schwere des Beines können jedoch aktive Umkehrbewegungen stattfinden. Wegen der schnellen Ermüdbarkeit sind längere Behandlungszeiten nicht angezeigt, die Kräftigung der Oberschenkelmuskulatur geht langsamer vor sich als üblich. Der Allgemeinzustand des Patienten bessert sich erst nach ca. 3 Wochen.

Die Kräftigung des M. rectus femoris kann evtl. Schmerzen bereiten an der Os pubis Fraktur. Bei abgenommener Beinschwere kann jedoch ein Versuch unternommen werden, den M. quadriceps zu kräftigen. Die

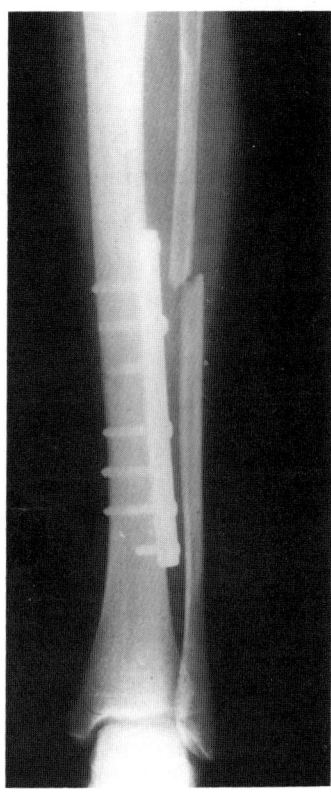

Abb. 170. Unterschenkelplattenosteosynthese

217

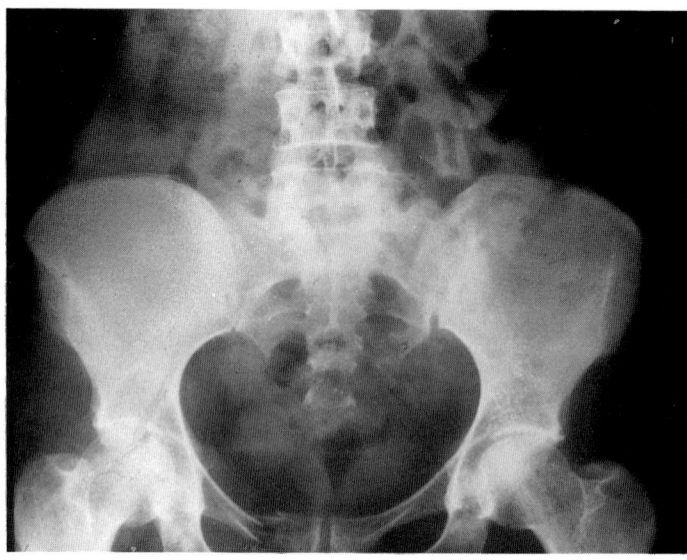

Abb. 171. Beckenfraktur mit Sprengung des Iliosakralgelenkes

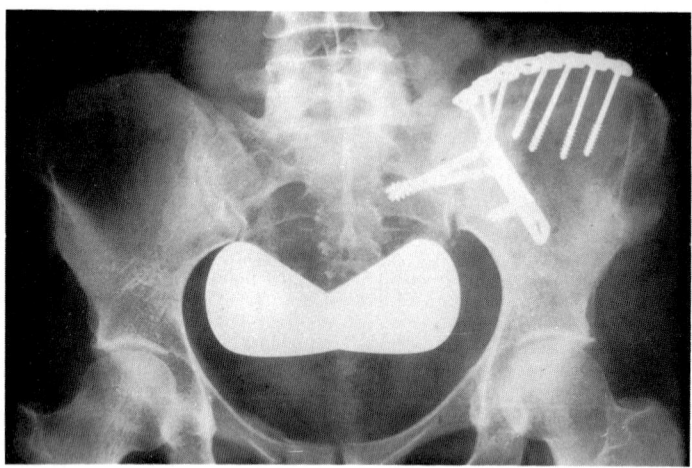

Abb. 172. stabile Osteosynthese des Beckens

Dosierung und Technik muß mit dem Patienten abgesprochen werden.
Alle Bewegungen sollten schmerzfrei sein.

Mobilisation:
Probleme der frühen Mobilisation bestehen für das linke Sprunggelenk, das wegen der Mittelfußfrakturen erst nach 4 Wochen zur Behandlung freigegeben werden kann.
An Techniken müssen nun aktiv/passive PNF-Techniken gewählt werden bei exakter Fixation des distalen Unterschenkels.

Vorbereitung zur Gehschulung
Die konservativ behandelte Acetabulumfraktur erfordert eine Liegezeit von ca. 8–10 Wochen, bzw. eine entsprechende Entlastungszeit. Um den Patienten während dieser Zeit nicht ständig nur im Bett lassen zu müssen, wurde nach 6 Wochen für den rechten Unterschenkel ein Sarmiento-Gehgips für weitere 2 Wochen angelegt. Mit diesem Gips konnte der Patient Stehübungen machen und mit Sohlenkontakt auf der linken Seite beginnen.

218

In dieser Zeit wurde begonnen, die Glutäal-muskulatur für die Standphase zu kräftigen, so daß allmählich mit zunehmender Muskel-kraft eine 20 kg Teilbelastung aufgebaut wer-den konnte. Auch der M. quadriceps zeigte erst nach ca. 9 Wochen gute Kraft (Testwert 3–4).

4. Beidseitige Serienfrakturen

Folgende Anamnese soll als Beispiel ange-führt werden (Abb. 171–177):
Patient erlitt bei einem Motorradunfall eine **intrakondyläre Humerusfraktur links,** bei **gleichseitiger Ober- und Unterschenkelfrak-tur und Beckenfraktur mit Iliosakralgelenk-sprengung.** Auf der rechten Seite zog er sich eine **Oberschenkel- und eine Tibiakopffrak-tur zu.** Zusätzlich bestand ein **Pneumotho-rax.** Die operative Versorgung erfolgte 9 Ta-ge nach dem Unfall. Die linke Unterschen-kelfraktur wurde mit einer 8-Loch-DC-Plat-te, die linke Oberschenkelfraktur mit einer Spongiosaplastik und 14-Loch-DC-Platte versorgt. Der linke Humerus wurde mit einer Drittelrohrplatte, der rechte Oberschenkel mit einem Marknagel stabilisiert.
Die Tibiakopffraktur des rechten Beines wurde erst 3 Wochen später mit einer Ab-stützplatte und Zugschraube versorgt. Die erste krankengymnastische Behandlung der Extremitätenverletzungen begann 4 Tage nach der ersten Operation.
Nach 14tägiger Intensivstationsbehandlung war der Allgemeinzustand des Patienten noch so schlecht, daß selbst isometrische Spannungsübungen gegen Handkontakt zu erhöhter Atemfrequenz und Pulsbeschleuni-gung führte.

Probleme bestanden bezüglich der Behand-lung des rechten Beines. Die verzögerte Ver-sorgung der Tibia mit einer Spongiosaplastik machte eine erneute Gipsruhigstellung nötig. Die funktionellen Vorteile der Marknage-lung des Femur konnten deshalb nicht aus-genützt werden.

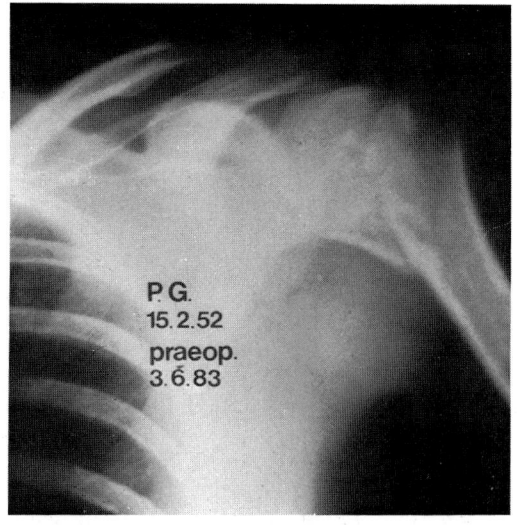

Abb. 173. Oberarmkopffraktur

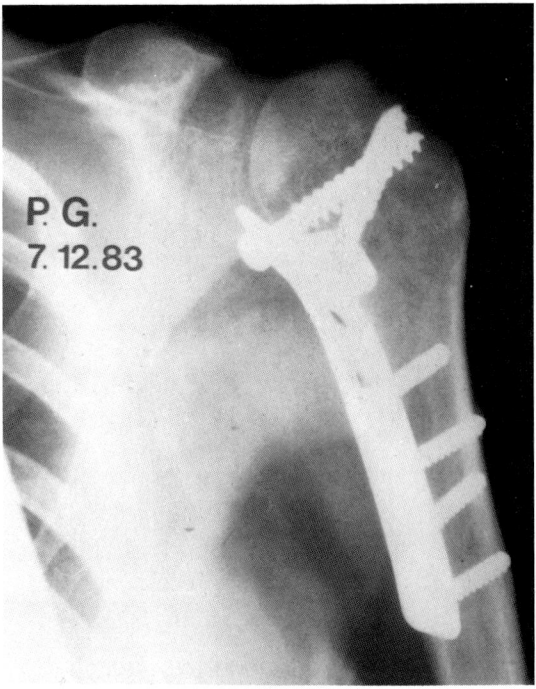

Abb. 174. Osteosynthese mit Drittelrohrplatte, 6 Monate später

219

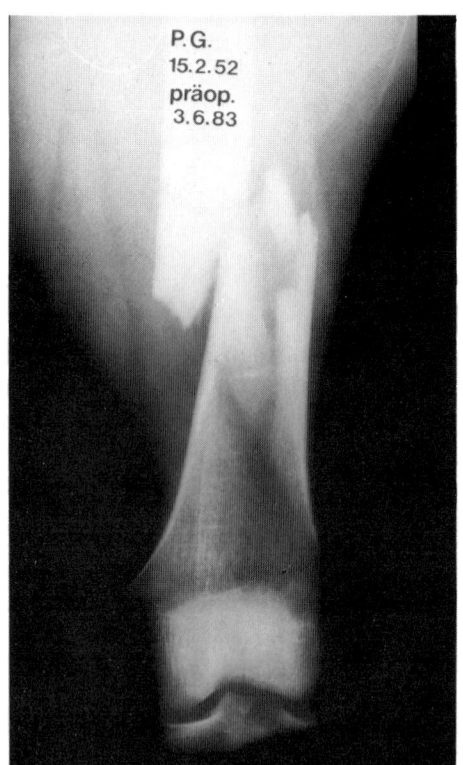

Abb. 175. Oberschenkelschaftfraktur

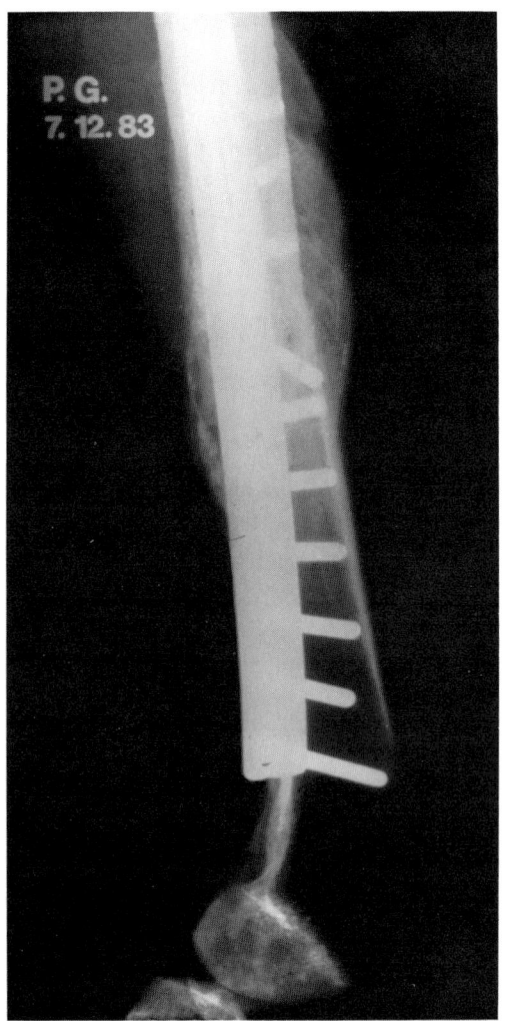

Abb. 176. Plattenosteosynthese

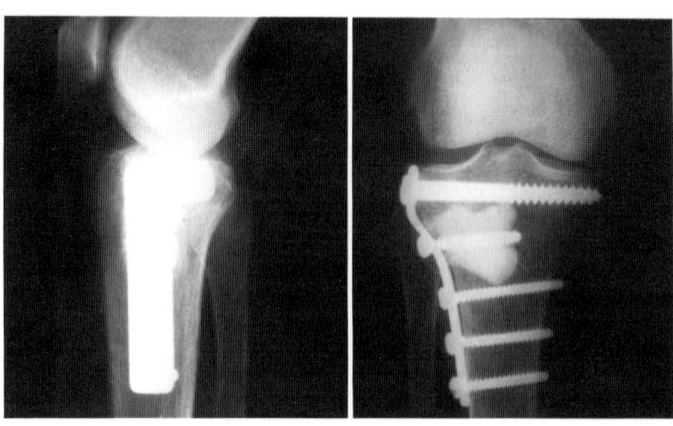

Abb. 177. Tibiakopffraktur mit Abstützplatte

Spannungsübungen für das linke Bein konnten durchgeführt werden, jedoch entfiel wegen des schlechten Allgemeinzustandes der Einsatz von Verstärkungstechniken über Haltearbeit des intakten rechten Armes.
Ein Training konnte über viele Wochen nicht exakt durchgeführt werden. Durch die Instabilität des rechten Kniegelenkes lösten dort intensive Muskelkontraktionen der linken Seite Schmerzen aus.

Behandlungsmöglichkeiten

Die Mobilisation des linken Sprunggelenkes und Kniegelenkes gestalteten sich gleichermaßen schwierig. Vor allem das Kniegelenk zeigte in der ersten Zeit einen deutlichen Gelenkerguß, der eine Limitierung der Flexion bis 20 Grad verlangte.
Gleichermaßen ausgiebig war das Ödem an Ober- und Unterschenkel. Die Rehabilitation des linken Beines erwies sich als schwierig, obwohl der Patient sehr kooperativ war.
Erst nach 10 Wochen konnte eine aktive Funktion von 0–10–136 am linken Kniegelenk gemessen werden. Das Sprunggelenk war zu diesem Zeitpunkt frei beweglich. Das rechte Kniegelenk zeigte eine Beweglichkeit von 0–20–80.

Gehschulung:
Der Patient war 10 Wochen lang bettlägrig, bzw. an den Rollstuhl gebunden, da die Funktion des linken Kniegelenkes und die Instabilität der rechten Seite eine Belastung nicht früher erlaubten. Zu diesem Zeitpunkt wurde für das linke Bein eine Teilbelastung von 15 kg und für das rechte Bein Sohlenkontakt verordnet. Der linke Arm war wegen einer Infektion nicht einsetzbar. Stehversuche wurden mit hocheingestellten Achselstützen gemacht. Wöchentlich konnte um 10 kg auf der linken Seite gesteigert werden, als Gehhilfen konnten eine Unterarm- und eine Achselstütze gegeben werden. Die Belastungssteigerung des rechten wurde langsamer vorgenommen.
Der Patient konnte 13 Wochen nach der ersten Operation aus der Klinik entlassen werden, er wurde in eine Rehabilitationsklinik zu weiterer intensiver krankengymnastischer Behandlung verlegt.
Spätprobleme traten im Bereich des Ellbogengelenkes auf.
Es hatte sich eine Fistel gebildet, die zwischenzeitlich zur Reduzierung der Bewegungstherapie zwang. Aktive, geführte Bewegungen im aktuellen Bewegungsausmaß wurden toleriert, wenn sie mit Eisabtupftechnik abwechselten. Jegliche Technik verursachte Schmerzen im Bereich des N. ulnaris.
Das funktionelle Ergebnis während der stationären Zeit war unbefriedigend, gemessen wurde eine aktive Gelenkbeweglichkeit des Ellbogengelenkes von 0–20–80.
Bei der Kontrolle nach 6 Monaten bestand eine deutliche Kalzifikation im Sinn der Myositis ossifikans.
Eine Arthrolyse wurde durchgeführt, unter Einsatz der (CP)-Motorschiene. Mit einer Eislangzeitbehandlung während der mehrmaligen aktiven krankengymnastischen Behandlung konnte das Ergebnis verbessert werden, eine volle Funktion wurde jedoch nicht erreicht.

Literatur

1. Allgöwer M (1983) Management of open fractures in the multiple trauma patient. World J Surg 7:1
2. Bakay L (1983) Brain injuries in polytrauma. World J Surg 7:1
3. Boyd DR (1983) Comprehensive regional trauma, emergency medical services. World J Surg 7:1
4. Dekker M et al. (1983) Total care of the severely injured. Series: the Science and Practice of Surgery
5. Dittel H, Weller S (1981) Zur Problematik des polytraumatisierten Patienten. Aktuel Traumatol 11:35
6. Goris RJ (1983) The injury severity. World J Surg 7
7. Heberer G et al. (1983) Vascular injuries in polytrauma. World J Surg 7:1
8. Jahna H (1976) Konservative und operative Behandlung der Mehrfragmentbrüche am Oberschenkel. Unfallkunde 79
9. Kuner EH (1976) Priorität bei der Versorgung von Mehrfachverletzungen aus der Sicht des

Allgemeinchirurgen und Unfallchirurgen. Therapie Wo 26:6675

10. Laver MB (1983) The pulmonary response to trauma and mechanical ventilation. World J Surg 7:1

11. London PS (1983) Progress in the care of the victim of multiple injuries. World J Surg 7:1

12. Messmer KF (1983) Traumatic shock in polytrauma. World J Surg 7:1

13. Molnar JA (1983) Prevention and management of infection in trauma. World J Surg 7:1

14. Olerud S, Allgöwer M (1983) Evaluation and management of the polytraumatized patient in various centers. World J Surg 7:1

15. Pannike A et al. (1981) Behandlungsgrundsätze und Prioritäten des Polytraumas in der Unfallchirurgie. Unfallchir 7:76

16. Peter K et al. (1982) Der polytraumatisierte Patient. Thieme, Stuttgart

17. Rehn J et al. (1983) Our experience with the changes in the care of the multiple trauma patient over the past twenty years. World J Surg 7:1

18. Salter RB et al. (1980) The biological effect of continuous passive motion on the healing of full-thickness defects in articular cartilage. J Bone Joint Surg [Am] 62:1232

19. Sander E (1983) Progress in care and treatment of the multiple trauma patients during the last twenty years. World J Surg 7:1

20. Shaftan GW (1983) The Initial evaluation of the multiple trauma patient. World J Surg 7:1

21. Tscherne H et al. (1983) Osteosynthesis of major fractures in polytrauma. World J Surg 7:1

22. Tscherne H et al. (1980) In: Hebrer G (Hrsg) Chirurgie. Springer, Berlin Heidelberg New York

23. Walt A (1983) Progress in the treatment of polytrauma over the past twenty years. World J Surg 7:1

24. Weber BG et al. (1980) Fixateur externe. Springer

25. Wolff G et al. (1978) Klinische Versorgung des Polytraumatisierten. Indikationsprioritäten und Therapieplan. Chirurg 49:737

26. Wolff G et al. (1978) Koordination von Chirurgie und Intensivmedizin zur Vermeidung der posttraumatischen respiratorischen Insuffizienz. Unfallhkunde 81:425

XXII. Sachverzeichnis